岳麓書社

读名著　选岳麓

古 典 名 著 普 及 文 库

黄帝内经

郭 刚　导读 注译

岳麓書社·长沙

图书在版编目(CIP)数据

黄帝内经/郭刚导读、注译.—长沙:岳麓书社,2021.1
(古典名著普及文库)
ISBN 978-7-5538-1126-0

Ⅰ.①黄… Ⅱ.①郭… Ⅲ.①《内经》—注释②《内经》—译文
Ⅳ.①R221

中国版本图书馆 CIP 数据核字(2019)第 097046 号

HUANGDI NEIJING

黄帝内经

导读注译:郭　刚
责任编辑:周家琛
责任校对:舒　舍
封面设计:罗志义

岳麓书社出版发行
地址:湖南省长沙市爱民路 47 号
直销电话:0731-88804152　0731-88885616
邮编:410006

版次:2021 年 1 月第 1 版
印次:2021 年 1 月第 1 次印刷
开本:890mm×1240mm　1/32
印张:11.75
字数:327 千字
ISBN 978-7-5538-1126-0
定价:34.00 元

承印:湖南众鑫印务有限公司

如有印装质量问题,请与本社印务部联系
电话:0731-88884129

出版说明

　　中国古典名著是中华优秀传统文化的重要载体，今天人们要学习传统文化，如果说有所谓捷径可寻，那恐怕就是直接阅读古典名著了。长期以来，为大众读者出版古典名著的普及读物一直是本社的重要使命。约三十年前，我们便出版了"古典名著普及文库"，收书五十余种，七十余册，蔚为大观。这套书命名为"普及"，首先是因为采用了简体字横排的排版方式。当时的古典名著图书，以未经整理的影印本和繁体竖排本居多，大众读者阅读有障碍，故本文库的推出，确有普及之效。其次，我们提出要让读者"以最少的钱买最好的书"，定价远低于当时同类型品种。基于此，这套"普及文库"迅速流向读者的书架，销量极大，功在普及不浅。

　　当年这套书，所收各书都是文言文全本，无注释，不翻译，对于今天的大众读者来说，已经很难起到普及作用了。而且，读者如果仅仅出于品鉴、入门的需要，也无须通读大部头的全本古籍。因而，我们推出这套全新的"古典名著普及文库"，在选目上广泛听取国内名校学者们的建议，收录经、史、子、集四部之中第一流的名著一百余种，邀请学有专攻的学者精心注释、翻译，并加以导读。篇幅大的经典，精选菁华，篇幅适中的出版全本，个别篇幅小的，则将主题相近的品种合刊为一册。

我们希望有更多的人能够买得起、读得懂中国的古典名著，接受中华优秀传统文化的滋养。这一套轻松好读又严谨可靠的普及文库，便是我们努力实践这一理念的结果。

前　言

　　健康对于一个人，对于一个民族，乃至全人类的发展，都是至关重要的。中医学在长期的临床实践过程中积累了丰富的健康养生理念和治病原则与方法，为中华民族的健康长寿做出了极为卓越的贡献。从目前的资料来看，《黄帝内经》是一部最早的探究生命规律、摄生和诊疗原则等的综合性典籍，此书由《素问》和《灵枢》两部分组成，各包括八十一篇。经古今学者考证，大致推断《黄帝内经》成书年代为春秋至东汉时期[1]，且不是出自某一时、某一人之手，而是中华民族集体智慧的结晶。

　　《黄帝内经》是一部汇集且创新了汉代以前中国古代科学文化知识集大成的巨著，运用了原创性的哲学、天文学、气象学、地理学、生物学、心理学、体质学、社会学、历法等多方面的理论知识与方法来探索生命规律。这部著作是以黄帝与其臣子岐伯、伯高、鬼臾区、少师、少俞、雷公等问答讨论的形式记载下来，主要阐述人体生命医学规律，蕴含着天人论、气化论、阴阳论、五行论、形神观、养生观、治病观，创立了中医学的"阴阳五行学说""藏象学说""经络学说""脉象学说""运气学说""养生学说""病因学说""病机学说""诊法治

1　关于《黄帝内经》的成书年代，可归纳为几种观点：战国成书说，战国至秦汉成书说，西汉成书说，汉武帝之前成书说，汉武帝之后成书说，东汉成书说，等等。

法"等，构建了一个集自然、生物、心理、社会于一体的"整体医学模式"。

阴阳是《黄帝内经》中的核心概念，是洞悉天地奥秘的易简原理，也是认识人体生命本质的总枢纽和总原则。换言之，阴阳作为宇宙万物的纲纪，是中医认识人体生命健康和疾病的总纲。凡一物两体，相反相成，互为依赖，互为转化，皆可称为阴阳。阴阳所代表的事物、性质或状态，如天与地、上与下、动与静、寒与热、虚与实、散与聚等等，虽互相排斥，但又互为存在的条件。中医对人体的结构、功能乃至于人体病理变化，都是用阴阳理论进行解释。辨别阴阳是中医辨证的总纲。阴阳互根互用，阴阳格拒互损，阴阳盛衰互化，如此等等，是中医解读人体脏与腑、气与血、功能与结构等生理病理变化现象。调理阴阳，补其不足，泻其有余，恢复阴阳的平衡，是中医治疗的基本原则。纵观中医发展史，历代医家无不以阴阳作为说理工具，把阴阳视为临床辨证施治的总依据。

阴阳生五行，五行含阴阳。五行指木、火、土、金、水，木有生发、柔和、条达舒畅的特性，火有温热、升腾、明亮的特性，土有运化、承载、受纳的特性，金有肃降、顺从、收敛的特性，水有寒凉、滋润、向下的特性。其中，木为阳，金为阴，火为阳，水为阴，土集金、水、木、火之性而含阴藏阳。五行学说不仅仅是认识到木、火、土、金、水为宇宙万物必不可少的最基本构成要素，更为重要的是五行之间的生克乘侮的作用关系是探索宇宙万物存在的思维工具，即解读万物之间及其内部诸要素之间的整体平衡（不平衡）关系。理论指导实践，《黄帝内经》是把五行理论作为认识工具巧妙地运用于医学领域，不仅用五行解释和阐明人体的整体性及天人相应的关联性，赋予脏腑及其类属合于五行的特性，将自然界的五方、五季、五色、五味、五音等与人体的五脏、五体、五官、五志、五声等相比类、相联系，而且运用五行的生克制化，即以生我、我生、克我、我克为立论，解读五脏之间的相互生成、相互制约的关系，通过克、复、乘、侮等变化形式，来认识人体生命活动及其与外界环境互动的整体平衡机制，具有很强的临床指导意义。

《黄帝内经》整体医学模式是基于"气一元论"的表达形式，内含着"天人合一"整体观之上人与自然万物的气化互动现象，表征着人是自然万物的一份子，从本质上揭示出"天人相合"。天人合一整体观的另一个含义是"天人相应"，体现着人与自然界相似类比的对待关系，即所谓的"人副天数"。这种整体思维模式孕生出中医学认识人体生命健康、治疗疾病的独特的理论体系，包括自然养生、药物针灸、推拿按摩、气功治疗、辨证论治等丰富多样的养生理念和治疗方法。

《黄帝内经》中的养生就是"顺应自然"。这里所谓的"自然"就是"自然而然"，即自然存在和变化的过程、规律及状态。养生的大前提就是人在天（气）地（形）相感中以和顺为性，内含着顺应自然，维持人体生命的"生化极变"，顺应着生、长、壮、老、已的自然过程。同时，人体具有自我调节适应自然变化的能力，不仅能够对自然界的四时转换、气候变化、日月运行、地理环境变迁等做出一定程度的相应调整，而且能够利用天地万物的变化机理来调节自我、安顿身心。

《黄帝内经》对人体体质已有初步的认识，并做出了不同的分类。如，阴阳五行分类法是根据人的体形、肤色、认识能力、情感反应、意志强弱、性格静躁，以及对季节气候的适应能力等方面的差异，将体质分为木、火、土、金、水五大类型；然后又根据五音的太少，以及左右手足三阴阳经，气血多少反映在头面四肢的生理特征，将每一类型再分为五类，共为五五二十五型，统称"阴阳二十五人"。阴阳太少分类法是把人分为太阴之人、少阴之人、太阳之人、少阳之人、阴阳和平之人等五种类型，这是根据人体先天禀赋的阴阳之气的多少，来说明人的心理和行为特征，即气质差别的分类方法。禀性勇怯分类法是根据人体脏气的强弱之分，禀性的勇怯之异，再结合体态、生理特征，把体质分为两类：心胆肝功能旺盛，形体健壮者，为勇敢之人；心肝胆功能衰减，体质屡弱者，多系怯弱之人。体型肥瘦分类法是将人分为肥人、瘦人、肥瘦适中人三类；又将肥人分为膏型、脂型、肉型三种，并对每一类型人在生理差别、气血多少、体质强弱方面皆作了比较细致的描述，如此等等。

运气学说是源于古人对自然界气化现象及其影响生物界的长期观察、推理和体悟之上，通过"法天则地"的形式，利用阴阳五行模式进行推演和预测，主要借五行之间相生相克胜复关系推导出一年中的主运、司天、在泉、主气、客气等，探讨自然变化的周期性规律及其对疾病的影响。运气学说是以维持五行系统的动态平衡机制为根蒂，以整体性、系统性、循环性、周期性、推理性、关系性、复杂性与不确定性为主要特色，而蕴含着宇宙以一种整体动态化的生命形式而存在。它基于一种知常达变的认识路径，是把自然气候变化与生物生命现象相统一，来探讨气候变化与人体生理病理变化以及疾病预防和治疗的密切关系。

藏象学说是《黄帝内经》的理论体系核心，也是中医基础理论的基本内容之一。藏象学说研究重点是以五脏为中心的系统整体观，包括脏腑、经脉、形体、官窍等的活动规律及其关系。具体地说，藏象学说以肝、心、脾、肺、肾五个系统的生理活动，包括六腑、奇恒之腑、经脉、形体、官窍、气血津液、精神学说，甚至把宇宙万物及其自然现象都联系起来，涉及阴阳五行理论、经络学说、病因病机、治则治法等。藏象学说主要运用了司外揣内的观察研究方法，认为人体脏腑虽然藏于体内，但这些脏腑通过经络系统与体表的形体官窍相联系，其生理功能和病理变化均有征象显现于外，出现各种体征和症状，如以舌象、脉象等形式表现出来，临床上通过观察相关病理现象，根据这些现象与脏腑的联系，来推断体内脏腑的病变，为治疗用药提供理论上的依据。

经络与针灸也是《黄帝内经》理论中的重要部分。《灵枢》中的《经脉》《经别》《经筋》等篇比较完整和系统地论述了经络学，《九针十二原》《九针论》等篇论述了针刺器材的制备，《九针十二原》《邪客》等篇又论述了持针法则，《禁服》等篇论述了针刺禁忌以及各种疾病的针刺疗法；《素问》中的《气穴论》《气府论》《骨空论》

《水热穴论》等篇论述了腧穴分布，《八正神明论》《离合真邪论》等篇论述了针刺的补泻方法；等等。经络学是探究人体经络系统的循行分布、生理功能、病理变化及其与脏腑和体表相互关系，以及经络中血气运行与自然界的关系。针灸学是研究人体经络、腧穴及刺灸方法，以针法和灸法为主要治疗方法，通过刺激经脉和腧穴来调整机体功能，以达到防治疾病的目的。总的来看，经络与针灸都不同程度地涉及经脉循行路线上的穴位、经络与脏腑的关系及临床治疗等等。

在病因方面，《黄帝内经》以阴阳为纲系统阐述了"六淫""七情""饮食""环境"等致病因素及其特点。"六淫"一向是古人最为关注的致病因子，属于病因理论体系中的外感之邪。关于情志致病因素，是以心神为主导，以脏腑中的精气血为基础，解释情志变动也是导致机体产生病变的重要因素。除了上述六淫、七情致病因素外，《黄帝内经》还十分注重饮食劳逸等多方面的致病原因，以及毁伤的病因、寄生虫致病、误服药物致病、先天致病因素等，并涉及不同的地域、时间、体质、社会环境等诸多因素。在病机方面，《素问·至真要大论》的"病机十九条"奠定了脏腑病机、六气病机理论基础，包括邪正盛衰、阴阳失调、精气血津液失常等基本病机，以及系统化的经络病机、脏腑病机等。病机包含有病因、病位、病性、病势四个要素，是从整体和动态中对患病机体所呈现的病理状态和病理变化进行高度抽象与概括，揭示病证的本质，阐释疾病过程中的各种临床现象，对确立治疗方案、处方用药能够提供科学合理的依据。

关于诊法，《黄帝内经》对诊断的最佳时间、脉应四时以及四诊合参诊法等方面进行综合分析，涉及整体审察、诊法合参、病证结合等诊断原则，体现了中医学诊法的恒动整体观。关于治疗，《黄帝内经》强调依据逆从、上下、内外、寒热、阴阳等理论对人体进行针对性治疗，遵循三因制宜、治病求本、协调阴阳、攻邪养正、因势利导、标本先后等治疗原则，注重遵循正治与反治的治疗原则，善于运用寒热温清、虚实补泻、正反逆从、解表攻里等具体治疗方法。

《黄帝内经》是中国古代先民历经几个世纪对生命健康和疾病预防探究的积累、提取、综合而成的智慧宝典。她试图从纷繁复杂的生命进程中寻求一种现象背后永恒不变的模式，旨在用"以一知万，以微知明"的形式揭示各种生命现象，把握生命本质，探赜生命健康长寿秘诀。实质上，这种模式所蕴含的生命信息流既是一种现象，又是一种过程，更是在过程中呈现生命本相的"自然"之性。同时，她提供给人们以把握人的生命本质在于人体自身及其与外在环境相协调、相一致的整体平衡关系，蕴含着生命历程的永恒性与变动性、时间的方向性与空间的交互性、诊断的辩证性与治病的灵活性等基本特征。

　　《黄帝内经》的理论思维则体现了古人运用思维方法，借助思维形式，通过对人体生命形态的整体认识和动态把握，创立了一种人体与宇宙相统一的理论模型，描绘出一幅基于人体生理、病理基础之上追求生命健康的知识画卷。具体言之，在"天人合一"理念导向下，她立于人的生命有机体之上，运用理性与直觉、过程与本质、具象与抽象、关系与系统、整体与平衡等相统一的思维形式，内含明道悟神、知常达变、取象比类、辩证分析、综合论治等思维方法，探究着人体在动态中与宇宙一体的、内在的、关系的、整体的、平衡的规则，演绎着一个生、长、壮、老、已的人体生命运动变化过程，运思出以人体脏腑经络气血为中心的升降出入运动机制与变化规律的整体生成性思维模式。这一整体生成性思维模式强调在动态的整体中把握人体生理、病理现象，旨在对人的健康和生命完善的追求，是有别于西医的"生物医学模式"，而更接近于联合国卫生组织提出的"生物—心理—社会"医学模式。

　　总之，《黄帝内经》代表着我国传统医学的特色，也是我国优秀文化的重要组成部分。几千年来，她不仅为中华民族的繁衍昌盛做出了不可磨灭的贡献，也对人类健康和世界文明产生了积极的影响。在历史与时代的更迭与延续中，她能够以自身的特色和优势为根基，进行自我积累、创造和转化，适应不同历史时期人类社会的医疗保健需求，不断获得历史性的自我转型和可持续发展。这里，我们以"以人弘道"的文化自觉和文化自信诠释《黄帝内经》这部医学典籍，共同传承和弘扬中医文化。本书译注的目的就在于，在新的历史时期和社会转型的过程中，尝试以一种传承和弘扬文化精神血脉的姿态揭开《黄帝内经》神秘的面纱。

凡 例

一、本书所选底本为学术界公认的善本。《黄帝内经·素问》选用明嘉靖二十九年武陵顾从德影宋刻本，《黄帝内经·灵枢》为明嘉靖赵康王朱厚煜居敬堂刻本。断句和分段既参照传统译本和现代校本，如参阅郭霭春《黄帝内经素问校注语译》、刘衡如《灵枢经》校勘本，又根据对本书的理解而展开，尽量还原本真面目。

二、凡底本文字，一律不予改动，像保留"藏""府""藏府""写"等，即指现代汉语的"脏""腑""脏腑""泻"等。

三、本书依据中医学学科特色，结合现代科学方法和养生理念，尝试将《黄帝内经》的思想分为八大类，形成八编。全书分类的特色在于由"治未病"而"治已病"的医疗健康理念，它能够呈现出中医学未病先防和既病防变的保健原则。

四、本书以编章的形式展开。每编开头都有一段总括性的文字，以概括该编的主要思想。每章先以导读解释内容大意，再精选原文，接着加以译文，后对原文疑难字词加以注释。

五、每章原文都注明出处，出处遵循先《素问》后《灵枢》的顺序，而且以善本章节为序排列，以方便读者查阅。

六、为了合乎现代汉语的要求，本书译文用"[ ]"表示翻译中补译的文字，属于原文中没有但暗含的内容。

七、本书简注侧重疑难，文中无歧义，或常用字书可查实，均不注。

目 录

天人合一

第一编

天人合一思想在《黄帝内经》中是以"气为一元"为逻辑前提。在中医看来，气是产生天地万物的根源，是万物交感相应的中介，蕴含着"气一元论"的宇宙本体论和生命宇宙观。首先，气是构成天地万物的本原，也是宇宙万物的存在样态。其次，宇宙万物的生成皆表现为气化过程，气化的动因在于阴阳，即阴气和阳气的互为作用。再次，万物是气化的不同形态，其相似性是天人相参、天人相应的根据，如天有四时五行，人有四肢五脏，有着相类比的象数思维方式。如此，天人合一包含有"人天同构""人天同类""人天同律"和"人参天地"等方面。

第一章

气不仅是构成天地万物的本原，也是构成人体的根本元素。人是气化（或气交）的产物，是由天气与地气（或天道与地道）上下交流而成，这蕴含着天人一气的生命特征。

原文

天覆地载，万物悉备，莫贵于人。人以天地之气生，四时之法[1]成。（《素问·宝命全形论》）

夫人生于地，悬[2]命于天，天地合气[3]，命[4]之曰人。人能应四时者，天地为之父母。（《素问·宝命全形论》）

岐伯[5]曰：言天者求之本[6]，言地者求之位[7]，言人者求之气交。

帝[8]曰：何谓气交？

岐伯曰：上下之位，气

译文

天体笼罩与大地承载的，万物俱全，[其中] 没有一样是比人更为宝贵的。天气与地气互为作用产生人，[人的生命规律] 与四时变化相顺成。

人出生源于"地"，但人的生命由"天"主宰，[一降一主，表现出] 天气与地气相互作用产生出人。人能够顺应四时的变化，天地为人的生命根源。

岐伯说：谈及天道，是以气的变化为根本；谈及地道，是以顺应气化为本位；谈及人道，是在天地的气交中生存。

黄帝问：什么叫作气交？

岐伯说：[天气变化，地气顺承

交之中，人之居也。故曰：天枢[9]之上，天气主之；天枢之下，地气主之；气交之分，人气从之，万物由之，此之谓也。（《素问·六微旨大论》）

之，] 天地升降相因，气交之处乃是人生存的处所。故而说：中枢的上面，是为天气所主；中枢的下面，是为地气所主；而气交的部分，人气因此顺从，万物由此化生，就是这一道理。

注释

1 **法**：遵循一定的规则，即效法、效仿。

2 **悬**：挂，掌管。

3 **合气**：气的相互作用，类似于《庄子·达生》指出的天地"合则成体"。合，交合，互为作用。

4 **命**：名也，即生命流布的命名。

5 **岐伯**：相传为黄帝的大臣，又是黄帝的太医，奉黄帝之命尝味各种草木，典主医病与论医。后人常以岐、黄并称，以"岐黄之术"或"岐黄之道"指代中医。

6 **本**：这里指气化现象。

7 **位**：指顺应气化是地的本分。

8 **帝**：即轩辕黄帝。他在位期间，播百谷草木，始制衣冠、建舟车、制音律、创医学等，被尊为中华"人文初祖"。《黄帝内经》记载，黄帝常与岐伯、雷公等臣子坐而论道，探讨医学问题，对疾病的病因、诊断以及治疗等进行设问作答，阐明医理。

9 **天枢**：中枢。

原文

善言天者，必应于人；善言古者，必验[1]于今；善言气者，必彰[2]于物；善言

译文

善于谈论天道，必定以天道与人道相比类；善于谈论古代事理，必定与现代事实相应验；善于谈论气化，必定

应者，同天地之化；善言化言变者，通神明[3]之理。（《素问·气交变大论》）

天之在我者德[4]也，地之在我者气也，德流气薄而生者也。（《灵枢·本神》）

把气化之理运用于万物上；善于谈论感应，便要协同于天地的造化；善于谈论渐变和突变，就要了解自然气化的道理。

天道赋予我们人类的是德化，地道给予我们人类的是生气，[天地之气]上下交流，才能使得万物生长繁殖。

注释

1 **验：**应验。

2 **彰：**显明。

3 **神明：**自然变化莫测。

4 **德：**这里指效法自然而生养万物。

第二章

导读

气化是宇宙的存在形式，阴阳相因相应则是气化发生的内在机理。整个宇宙万物都可被视为由阴阳所构成，且以阴阳的对待关系和变化形式加以认识和解释，包括用阴阳分析和认识人体生命存在。由此，阴阳是解读宇宙以及宇宙中事物之间及其内部诸要素之间存在状态的基本概念，蕴含着阴阳静态指称和阴阳互为作用动态呈现的思维方式，也见证了以阴阳为中介思维的天人合一思想。

原文

夫自古通天者生之本，本于阴阳。天地之间，六合[1]之内，其气九州[2]、九窍[3]、五藏[4]、十二节[5]，皆通乎天气。（《素问·生气通天论》）

夫言人之阴阳，则外为阳，内为阴；言人身之阴阳，则背为阳，腹为阴；言人身之藏府[6]中阴阳，则藏者为阴，府者为阳，肝、心、脾、肺、肾五藏皆为阴，胆、胃、大肠、小肠、膀胱、三焦六府皆为阳。（《素问·金匮真言论》）

阴阳者，天地之道[7]也，万物之纲纪[8]，变化之父母，生杀之本始，神明[9]之府[10]也。治病必求于本。故积阳为天，积阴为地。阴静阳躁，阳生阴长，阳杀阴藏。阳化气，阴成形。（《素问·阴阳应象大论》）

译文

自古以来，[整个宇宙都以]与天气相贯通、相联系为生命的根本，而这个根本就是阴阳。天地之间，六方之内，[大如]九州之域，[小如]人的九窍、五脏、十二节，都是与天气相通应的。

就人体阴阳而论，体表为阳，体内为阴；就身体的部位来分阴阳，背为阳，腹为阴；从脏腑的阴阳划分来说，脏属阴，腑属阳，肝、心、脾、肺、肾五脏都属阴，胆、胃、大肠、小肠、膀胱、三焦六腑都属阳。

阴阳是天地遵循的原则，[具体展开为]一切事物的纲领，变化的源泉，生死的始因，神明变化的场所。治病必须从这根本问题[即阴阳]上求得解决。所以，阳气积聚上升为天，阴气积聚下降为地。阴主静则阳主动，阳气生则阴气长，阳气杀则阴气藏。阳气化生运行，周行不殆；阴气孕育万物，充养形体。

注释

1 **六合**：古人既有以空间的东、西、南、北、上、下六方为六合，又有以时间上的四时为六合，这里指空间状态。

2 **九州**：最早见于《禹贡》，相传大禹治水时，把天下分为九州。又有一说，黄帝始创"九州"。于是，"九州"就成了中国的代名词。这里，"九州"虚指天地的方圆范围。

3 **九窍**：人体的两眼、两耳、两鼻孔、口、前阴尿道和后阴肛门。

4 **五藏**：人体的心、肝、脾、肺、肾五个脏器之合称。藏，通"脏"。

5 **十二节**：指人体四肢的十二个骨节。即上肢肩关节、肘关节、腕关节，下肢髋关节、膝关节、踝关节，左右两侧各一，共十二个关节。

6 **府**：通"腑"。

7 **道**：世界万物的本原、本体、规律或原理。

8 **纲纪**：网的总绳为纲，网的分支为纪，纲纪指事物的关键部分。

9 **神明**：变化莫测叫作"神"，事物昭著叫作"明"，二者合起来指阴阳变化莫测。

10 **府**：人民聚集的地方，此处借来比喻阴阳变化之场合。

原文

故清阳为天，浊阴为地；地气上为云，天气下为雨；雨出地气，云出天气。故清阳出上窍，浊阴出下窍；清阳发腠理[1]，浊阴走五藏；清阳实四支[2]，浊阴归六府。（《素问·阴阳应象大论》）

人生有形，不离阴阳。（《素问·宝命全形论》）

黄帝问于岐伯曰：人焉受气？阴阳焉会[3]？何气为营？何气为卫？营安从生？卫于焉会？老壮不

译文

清阳之气运化为天，浊阴之气凝聚为地；地气蒸腾上升成为云，天气凝结下降变成雨；雨本源出于地气，云本初出于天气。[人体的变化也是这样，]清阳出于上窍，浊阴出于下窍；清阳从腠理发泄，浊阴从五脏走出；清阳使四肢得以充实，浊阴使六腑得以相安。

人的生命以形为载体，离不开阴阳[的变化]。

黄帝问岐伯道：人体的气来自何处？阴阳之气是怎样交会的？什么气叫"营"？什么气叫"卫"？营是怎样生成的？卫是怎样和营相会的？老年人的气与壮年人的气有盛衰不同，日夜气行的同气，阴阳异位[4]，愿闻其会。

岐伯答曰：人受气于谷，谷入于胃，以传于肺，五藏六府皆以受气。其清者为营，浊者为卫，营在脉中，卫在脉外，营周不休，五十而复大会，阴阳相贯，如环无端。卫气行于阴二十五度，行于阳二十五度，分为昼夜，故气至阳而起，至阴而止。（《灵枢·营卫生会》）

黄帝曰：余闻天为阳，地为阴，日为阳，月为阴，其合之于人奈何？

岐伯曰：腰以上为天，腰以下为地，故天为阳，地为阴。（《灵枢·阴阳系日月》）

位置各异，希望听听交会的情况。

岐伯回答说：人体的气来源于饮食，饮食入胃，[经过消化，再经脾吸收其精微之气，]然后向上传注到肺，[再输布全身，]使得五脏六腑都能接受精微物质之气。[关于这些精气，]轻清精微之气被视为"营"，浊沉剽悍之气被视为"卫"，营气在经脉中运行，卫气在经脉外运行，周流不息，各自运行五十周而后会合，阴气和阳气相互贯通，循环无端，如同圆环一样没有端始。以卫气为例，行于阴位二十五周，行于阳位二十五周，以此划分为白天和黑夜，故而出现卫气行于阳位而为起点，行于阴位而为止点。

黄帝问：我听说天属阳，地属阴，日属阳，月属阴，那么，阴阳与人体是怎样配合的呢？

岐伯答：[在人体，]腰以上部位应于天属阳，腰以下部位应于地属阴。

注释

1 **腠（còu）理：**皮肤和肌肉之间的空隙纹理。
2 **四支：**四肢。支，通"肢"。
3 **会：**会合，聚合。这里指营卫阴阳的交会而言。
4 **位：**部位，位置。

第三章

"天人合一"是人与自然的互为对应、协调一致、和合共进。一方面，人体是大自然的复本，自然是一大宇宙，人体是一小宇宙，表征着天人同构、天人相通；另一方面，人体与周围环境是一个互应的整体，体现了人与天地相参，人与日月相应。

原文

东方生风，风生木，木生酸，酸生肝，肝生筋，筋生心，肝主目。其在天为玄[1]，在人为道，在地为化。化生五味，道生智，玄生神。神在天为风，在地为木，在体为筋，在藏为肝，在色为苍[2]，在音为角，在声为呼，在变动为握，在窍为目，在味为酸，在志为怒。

译文

东方[应春，阳气始生而]生风，风能滋生木长，木长成能生酸味，酸味宜于滋肝阴、养肝血，肝的阴血能濡养筋，[因筋由肝所生，肝属木，木生火，]所以肝木生心火。肝气上通于目。它的变化在天是深远微妙而无穷的，在人是感通感悟的，在地是化生万物的。天地生成万物，各有不同的气味；人能知道天地变化的道理，就能产生一切智慧；宇宙间的深远微妙，是变化莫测的。其变化在天为六气的风，在地为五行的木，在人体为筋，在五脏为肝，在五色为苍，在五音为角，在五声为呼，在人体的变动为握，在七窍为目，在五味为酸，在情志变动为怒。怒能怒伤肝,悲胜怒;风伤筋,燥胜风;酸伤筋,辛胜酸。

南方生热,热生火,火生苦,苦生心,心生血,血生脾,心主舌。其在天为热,在地为火,在体为脉,在藏为心,在色为赤,在音为徵,在声为笑,在变动为忧,在窍为舌,在味为苦,在志为喜。喜伤心,恐胜喜;热伤气,寒胜热;苦伤气,咸胜苦。

中央生湿,湿生土,土生甘,甘生脾,脾生肉,肉生肺,脾主口。其在天为湿,在地为土,在体为肉,在藏为脾,在色为黄,在音为宫,在声为歌,在变动为哕,在窍为口,在味为甘,在志为思。思伤脾,怒胜思;湿伤肉,风胜湿;甘伤肉,酸胜甘。

西方生燥,燥生金,金生辛,辛生肺,肺生

伤肝,但悲伤能够抑制怒;风能伤筋,但燥能够抑制风;过食酸味能伤筋,但辛味能够抑制酸味。

南方[应夏,阳气大盛而]生热,热易于生火,火盛生苦味,苦味宜于滋养心阴,心阴能生血,血能养脾。心气与舌相关联。它的变化在天为六气的热,在地为五行的火,在人体为血脉,在五脏为心,在五色为赤,在五音为徵,在五声为笑,在人体变动为忧,在七窍为舌,在五味为苦,在情志变动为喜。过喜伤心气,但恐能抑制喜;热伤气,但寒水能抑制热;苦味伤气,但咸味能抑制苦味。

中央[应长夏,气团凝滞而]生湿,湿使土气生长,土气生出甘味,甘味润养脾气,脾气滋养肌肉,肌肉强壮使肺气充实。脾气与口相关联。它的变化在天为六气的湿,在地为五行的土,在人体为肌肉,在五脏为脾,在五色为黄,在五音为宫,在五声为歌,在人体变动为干哕,在七窍为口,在五味为甘,在情志变动为思。思虑伤脾,但怒气能抑制思虑;湿气伤肌肉,但风气能抑制湿气;过食甘味伤肌肉,但酸味能抑制甘味。

西方[应秋,阴气复升,气爽风劲而]生燥,燥使金气旺盛,金气生成辛味,辛味润养肺气,肺气滋养皮毛,皮毛润泽且滋皮毛，皮毛生肾，肺主鼻。其在天为燥，在地为金，在体为皮毛，在藏为肺，在色为白，在音为商，在声为哭，在变动为咳，在窍为鼻，在味为辛，在志为忧。忧伤肺，喜胜忧；热伤皮毛，寒胜热；辛伤皮毛，苦胜辛。

北方生寒，寒生水，水生咸，咸生肾，肾生骨髓，髓生肝，肾主耳。其在天为寒，在地为水，在体为骨，在藏为肾，在色为黑，在音为羽，在声为呻，在变动为栗，在窍为耳，在味为咸，在志为恐。恐伤肾，思胜恐；寒伤血，燥胜寒；咸伤血，甘胜咸。（《素问·阴阳应象大论》）

生肾水。肺气与鼻相关联。它的变化在天为六气的燥，在地为五行的金，在人体为皮毛，在五脏为肺，在五色为白，在五音为商，在五声为哭，在人体变动为咳，在七窍为鼻，在五味为辛，在情志变动为忧。忧伤肺，但喜能抑制忧；热伤皮毛，但寒能抑制热；辛味伤皮毛，但苦味能抑制辛味。

北方[应冬，阴气凝滞而]生寒，寒生水气，水气能生咸味，咸味润养肾气，肾气能长骨髓，骨髓又能养肝，肾气与耳相关联。它的变化在天为六气的寒，在地为五行的水，在人体为骨髓，在五脏为肾，在五色为黑，在五音为羽，在五声为呻吟，在人体变动为战栗，在七窍为耳，在五味为咸，在情志变动为恐。恐伤肾，但思能抑制恐；寒伤骨，但燥能抑制寒；咸伤骨，但甘味能抑制咸味。

注释

1 玄：变化莫测的意思。

2 苍：青色。

原文

天有五行御[1]五位，以生寒、暑、燥、湿、风；人

译文

天有木、火、土、金、水五行，统摄东、西、南、北、中五个方位，以对应寒、

有五藏化五气，以生喜、怒、思、忧、恐。（《素问·天元纪大论》）

暑、燥、湿、风的气候变化；人有五脏生出五类脏气，从而产生喜、怒、思、忧、恐的情志变化。

注释

1 **御**：统御，主管。

原文

帝曰：寒暑燥湿风火，在人合之奈何？其于万物何以生化？

岐伯曰：东方生风，风生木，木生酸，酸生肝，肝生筋，筋生心。其在天为玄，在人为道，在地为化。化生五味，道生智，玄生神，化生气。神在天为风，在地为木，在体为筋，在气为柔，在藏为肝。其性为暄[1]，其德为和，其用为动，其色为苍，其化为荣，其虫毛，其政为散，其令宣发，其变摧拉，其眚[2]为陨，其味为酸，其志为怒。怒伤肝，悲胜怒；风伤

译文

黄帝问：寒暑燥湿风火与人体是怎样应和的呢？对于万物的生化有什么关系呢？

岐伯说：东方[应春，阳气始生而]生风，风能滋生木长，木长成能生酸味，酸味宜于滋肝阴、养肝血，肝的阴血能濡养筋，[因筋由肝所生，肝属木，木生火，]所以肝木生心火。它的变化在天是深远微妙而无穷的，在人是感通感悟的，在地是化生万物的。天地生成万物，各有不同的气味；人能知道天地变化的道理，就能产生智慧；宇宙间的深远微妙，是变化莫测的。其变化在天为六气的风，在地为五行的木，在人体中为筋，在气为柔，在五脏为肝。其特征为温暖，其质地为平和，其功用为变动，其颜色为青色，其变化为充盈，其动物为毛虫，其实施为升散，其使动为生气萌动，其变动为摧坏，其灾变为陨落，其气味为酸味，其情志为怒。怒气容易伤肝，悲气能克制怒气；

肝，燥胜风；酸伤筋，辛胜酸。

南方生热，热生火，火生苦，苦生心，心生血，血生脾。其在天为热，在地为火，在体为脉，在气为息[3]，在藏为心。其性为暑，其德为显，其用为躁，其色为赤，其化为茂，其虫羽，其政为明，其令郁蒸，其变炎烁，其眚燔炳[4]，其味为苦，其志为喜。喜伤心，恐胜喜；热伤气，寒胜热；苦伤气，咸胜苦。

风气也易伤肝，燥气能抑制风气；酸味容易伤筋，辛味能克制酸味。

南方[应夏，阳气大盛而]生热，热易于生火，火盛生苦味，苦味宜于滋养心阴，心阴能生血，血能养脾。它的变化在天为六气的热，在地为五行的火，在人体为血脉，在气为息，在五脏为心。其特征为暑热，其质地为显明，其功用为躁动，其颜色为赤色，其变化为茂盛，其动物为羽虫，其实施为显明，其使动为郁郁散发，其变动为灼热，其灾变为焚烧，其气味为苦味，其情志为喜。喜气容易伤心，恐惧能克制狂喜；热气也易伤心气，寒气能抑制热气；苦味容易伤气，咸味能克制苦味。

注释

1　暄（xuān）：温暖。

2　眚（shěng）：灾害，灾难。

3　息：生长，滋生。

4　燔炳（fān ruò）：灼热。

原文

中央生湿，湿生土，土生甘，甘生脾，脾生肉，肉生肺。其在天为湿，在地为土，在体为

译文

中央[应长夏，气团凝滞而]生湿，湿使土气生长，土气生出甘味，甘味润养脾气，脾气滋养肌肉，肌肉强壮使肺气充实。它的变化在天为六气的湿，在地为五

肉，在气为充，在藏为脾。其性静兼，其德为濡，其用为化，其色为黄，其化为盈，其虫倮[1]，其政为谧，其令云雨，其变动注[2]，其眚淫溃，其味为甘，其志为思。思伤脾，怒胜思；湿伤肉，风胜湿；甘伤脾，酸胜甘。

西方生燥，燥生金，金生辛，辛生肺，肺生皮毛，皮毛生肾。其在天为燥，在地为金，在体为皮毛，在气为成，在藏为肺。其性为凉，其德为清，其用为固，其色为白，其化为敛，其虫介[3]，其政为劲，其令雾露，其变肃杀，其眚苍落[4]，其味为辛，其志为忧。忧伤肺，喜胜忧；热伤皮毛，寒胜热；辛伤皮毛，苦胜辛。

北方生寒，寒生水，水生咸，咸生肾，肾生骨髓，髓生肝。其在天为寒，在地为水，在体

行的土，在人体为肌肉，在气为充，在五脏为脾。其特征为静谧且兼化万物，其质地为濡润，其功用为化生，其颜色为黄色，其变化为盈满，其动物为倮虫，其实施为静寂，其使动为云行雨施，其变动为久雨不止，其灾变为淫雨，其气味为甘味，其情志为思。思容易伤脾，愤怒能克制思虑；湿气易伤肌肉，风气能抑制湿气；甘味容易伤脾，酸味能克制甘味。

西方[应秋，阴气复升，气爽风劲而]生燥，燥使金气旺盛，金气生成辛味，辛味润养肺气，肺气滋养皮毛，皮毛润泽且滋生肾水。它的变化在天为六气的燥，在地为五行的金，在人体为皮毛，在气为成，在五脏为肺。其特征为凉爽，其质地为清净，其功用为握固，其颜色为白色，其变化为收敛，其动物为介虫，其实施为刚劲，其使动为集雾成露，其变动为凄凉萧条，其灾变为枯干凋零，其气味为辛味，其情志为忧愁。忧愁容易伤肺，喜气能克制忧愁；热气易伤皮毛，寒气能抑制热气；辛味也容易伤皮毛，苦味能克制辛味。

北方[应冬，阴气凝滞而]生寒，寒生水气，水气能生咸味，咸味润养肾气，肾气能长骨髓，骨髓又能养肝，肾气与耳相关联。它的变化在天为六气的寒，在

为骨，在气为坚，在藏为肾。其性为凛，其德为寒，其用为藏，其色为黑，其化为肃，其虫鳞，其政为静，其令霸雪，其变凝冽[5]，其眚冰雹，其味为咸，其志为恐。恐伤肾，思胜恐；寒伤血，燥胜寒；咸伤血，甘胜咸。（《素问·五运行大论》）

地为五行的水，在人体为骨髓，在五脏为肾。其特征为凛冽，其质地为寒冷，其功用为闭藏，其颜色为黑色，其变化为肃静，其动物为鳞虫，其实施为静寂，其使动为雪花纷纷，其变动为寒冰冷冽，其灾变为冰雹降落，其气味为咸味，其情志为恐。恐容易伤肾，思虑能克制恐惧；寒气易伤血，燥气能抑制寒气；咸味容易伤血，甘味能克制咸味。

注释

1 **倮**(luǒ)：同"裸"，指无毛、无甲、无鳞的动物。

2 **注**：久雨不止。

3 **介**：即"甲"，指有壳的虫类。

4 **苍落**：凋零，凋落。

5 **凝冽**：寒冷得厉害。

原文

人之合于天道也，内有五藏，以应五音、五色、五时、五味、五位也；外有六府，以应六律。六律建阴阳诸经，而合之十二月、十二辰、十二节、十二经水、十二时。十二经脉者，此五藏六府之所以应天道。（《灵枢·经别》）

黄帝问于岐伯曰：经脉

译文

[就功能而言，]人体与天地自然相对应，内里属阴的五脏对应于五音、五色、五时、五味、五位；外表属阳的六腑对应于六律。六律有阴阳分殊，而有手足阴阳十二条经，又对应于十二月、十二辰、十二节、十二条河流、十二时。这十二条经脉是人体之五脏六腑与天地自然相对应之理。

十二者，外合于十二经水，而内属于五藏六府。夫十二经水者，其有大小、深浅、广狭、远近各不同，五藏六府之高下、大小、受谷之多少亦不等，相应奈何？夫经水者，受水而行之；五藏者，合神、气、魂、魄而藏之；六府者，受谷而行之，受气而扬之；经脉者，受血而营。合而以治奈何？刺之深浅，灸之壮数，可得闻乎？

岐伯答曰：善哉问也！天至高不可度，地至广不可量，此之谓也。且夫人生于天地之间，六合之内，此天之高，地之广也，非人力之所能度量而至也。若夫八尺之士[1]，皮肉在此，外可度量切循[2]而得之，其死可解剖而视之，其藏之坚脆，府之大小，谷之多少，脉之长短，血之清浊，气之多少，十二经之

黄帝问岐伯道：人体有十二经脉，外应于自然界的十二条河流，内属于五脏六腑。[然而，]十二条河流的面积之大小、水位之深浅、河面之广狭以及流经之远近都各不相同，五脏六腑的处所之高低、形态之大小、受纳水谷精微之多少也各不相等。[那么，]两者的对应关系如何呢？河流是依靠水道的流动而行进，五脏是合神、气、魂、魄于一体等而封藏；六腑是受纳水谷而传化，汲取精微之气而布扬全身；经脉受纳血气而营运全身。若把河流、经脉、五脏六腑结合起来运用到治疗上，该如何做呢？[在治疗时，]关于针刺的深浅、施灸的壮数，可以解释给我听听吗？

岐伯回答说：问的高明啊！天的高度是难以计算的，地的广度也是难以测量的，便是这种情况。因人生于天地之间，居于四方上下之内，以人的智力计算天的高度、测量地的广度，这是根本不可能的。但对有形的人体而言，皮肉的构成可以用尺子测量或用手指切按了解，死之后可解剖尸体观察内部脏腑，如五脏坚脆的程度，六腑形态的大小，脏腑受纳谷气的多少，经脉的长短，血液清浊的程度，脏腑含有精气的多少，以及十二经脉中某一经是多血少气，还是少血多气，是血气皆

多血少气，与其少血多气，与其皆多血气，与其皆少血气，皆有大数。其治以针艾，各调其经气，固其常有合乎。

多，还是血气皆少等等，都是有一定大体标准的。[根据这些各自特点，]运用针刺、艾灸分别调理人体经气的时候，[其针刺的深浅、手法的轻重，或艾炷的大小多少等，]都有着各自合适的常数。

注释

1 **八尺之士：**指人体。八尺，在此是泛指人体的长度。

2 **切循：**用手寻按抚摩。

原文

黄帝曰：余闻之，快于耳，不解于心，愿卒闻之。

岐伯答曰：此人之所以参天地而应阴阳也，不可不察。足太阳外合清水，内属膀胱，而通水道焉。足少阳外合于渭水，内属于胆。足阳明外合于海水，内属于胃。足太阴外合于湖水，内属于脾。足少阴外合于汝水，内属于肾。足厥阴外合于渑水，内属于肝。手太阳外合淮水，内属小肠，而水道出焉。

译文

黄帝说：我听到这些道理，觉得很爽快，但心里仍是不能清楚地了然于胸，我希望能听你更详尽地解释一下。

岐伯回答说：这是人体与天地万物相合与阴阳相应的道理，是不能不深入探究的。足太阳膀胱经是外应于清水为阳，内连于膀胱腑为阴，通调全身的水液。足少阳胆经是外应于渭水为阳，内连于胆腑为阴。足阳明胃经是外应于海水为阳，内连于胃腑为阴。足太阴脾经是外应于湖水为阳，内连于脾脏为阴。足少阴肾经是外应于汝水为阳，内连于肾脏为阴。足厥阴肝经是外应于渑水为阳，内连于肝脏为阴。手太阳小肠经是外应于淮水为阳，内连于小肠腑为阴，[小肠泌别清浊，]将全身的水液进行分流。手少阳三焦经是外手少阳外合于漯水，内属于三焦。手阳明外合于江水，内属于大肠。手太阴外合于河水，内属于肺。手少阴外合于济水，内属于心。手心主外合于漳水，内属于心包。

凡此五藏六府十二经水者，外有源泉而内有所禀，此皆内外相贯，如环无端，人经亦然。故天为阳，地为阴，腰以上为天，腰以下为地。故海以北者为阴，湖以北者为阴中之阴，漳以南者为阳，河以北至漳者为阳中之阴，漯以南至江者为阳中之太阳，此一隅之阴阳也，所以人与天地相参也。（《灵枢·经水》）

黄帝问于岐伯曰：余闻刺法于夫子，夫子之所言，不离于营卫血气。夫十二经脉者，内属于府藏，外络于肢节，夫子乃合之于四海乎？

岐伯答曰：人亦有四

应于漯水为阳，内连于三焦腑为阴。手阳明大肠经是外应于江水为阳，内连于大肠腑为阴。手太阴肺经是外应于河水为阳，内连于肺脏为阴。手少阴心经是外应于济水为阳，内连于心脏为阴。手厥阴心包络经是外应于漳水为阳，内连于心包络为阴。

这些与五脏六腑的十二经脉相通相应，[脏腑的气血流行于十二经脉之中，犹如自然界中的十二条河流之水流动一样，]既有显于外的泉涌形式，又有隐于内的禀受内容，人体经脉的气血是内外贯通，循环不息的。天轻清在上属阳，地重浊在下属阴。[相应地，]人体腰部以上的部位[，而应于天]属阳；人体腰部以下的部位[，而应于地]属阴。[依据地理方位分阴阳，]在海水以北的为阴，在湖水以北的为阴中之阴，在漳水以南的为阳，在河水以北到漳水的为阳中之阴，在漯水以南至江水的为阳中之太阳。这是人体经脉循行与自然界河流分布的阴阳对应关系之部分反映，却足以见证了天人相应理论。

黄帝问岐伯道：我已听到您对刺法的论述，都离不开营卫血气。人体的十二经脉是内联于脏腑，外联于肢节，您能结合四海相应的关系讲讲吗？

海十二经水，经水者皆注于海，海有东西南北，命曰四海。

黄帝曰：以人应之奈何？

岐伯曰：人有髓海，有血海，有气海，有水谷之海，凡此四者，以应四海也。

黄帝曰：远乎哉！夫子之合人于天地四海也。愿闻应之奈何？

岐伯曰：必先明知阴阳表里荥输[1]所在，四海定矣。（《灵枢·海论》）

岐伯回答说：人体也有四海与十二经水，十二经水都注入海中，分别有东、南、西、北四个方位的海，被称为四海。

黄帝问：人体与四海的相应关系如何呢？

岐伯说：人体有髓海、血海、气海、水谷之海，这"四海"是与自然界的四海相应的。

黄帝说：这是一个深邃的问题！您把人体中的四海与自然界中的四海相联系，我想听您说说两者具体是怎样相应的呢？

岐伯回答说：必须先明确人体［十二经脉］的阴阳表里关系以及所流注的穴位，然后可以确定"四海"的对应关系。

注释

1 荥（yíng）输：十二经脉的荥穴和输穴，这里专指四海所流注的穴位。

原文

黄帝问于伯高[1]曰：愿闻人之支节，以应天地奈何？

伯高答曰：天圆地方，人头圆足方以应之。天有日月，人有两目。地有九州，人有九窍。天有风雨，人有喜怒。天有雷电，人有音声。天

译文

黄帝问伯高道：人体的肢节怎样和天地相应呢？

伯高回答说：［这可用取类比象的方法来认识，］天体是圆的，地面是方的，人的头是圆的，足是方的。天体有日月，人体则有双眼。大地有九州，人身则有九窍。自然

有四时，人有四肢。天有五音，人有五藏。天有六律[2]，人有六府。天有冬夏，人有寒热。天有十日，人有手十指。辰有十二，人有足十指、茎、垂以应之；女子不足二节，以抱人形[3]。天有阴阳，人有夫妻。岁有三百六十五日，人有三百六十五节。地有高山，人有肩膝。地有深谷，人有腋腘。地有十二经水，人有十二经脉。地有泉脉，人有卫气。地有草蓂[4]，人有毫毛。天有昼夜，人有卧起。天有列星，人有牙齿。地有小山，人有小节。地有山石，人有高骨。地有林木，人有募[5]筋。地有聚邑，人有腘肉[6]。岁有十二月，人有十二节。地有四时不生草，人有无子。此人与天地相应者也。（《灵枢·邪客》）

界有风雨变化，人则有喜怒情志。天空有雷电，人口则能发出声音。自然界有春夏秋冬四季，人体则有手足四肢。自然界有宫商角徵羽五音，人体则有心肝脾肺肾五脏。自然界有六律的音阶，人体则有六腑。自然界有冬夏变化，人体则有冷热病证。天干有十，人手指也有十。天有十二个时辰，人则有两足十趾，男子加上阴茎、睾丸以对应，女子虽有两节不足，但其须怀孕生子。自然界有阴阳对待，人则有夫妻相配。一年有三百六十五日，人身则有三百六十五个关节。地有高山，人则有两肩和双膝。地有深谷，人则有腋窝和腘窝。地有十二条大河，人则有十二条主要的经脉。地有泉水细流，人则有卫气运行。地面上有丛草，人体表面则有毫毛。自然界有昼夜之分，人则有起卧之别。天空有列星，人则有牙齿。地有小山，人则有小节。地有山石，人则有高骨。地有林木，人则有筋膜。地有都市，人则有隆起的肌肉。一年有十二月，人体四肢则有十二节。大地有些地方四季草木不生，人则有终身不育的。以上都是人体与天地相应的情况。

注释

1 **伯高**: 传说中上古时期的名医。据传亦为黄帝之臣子,精针灸术,与岐伯齐名。

2 **六律**: 古音有十二律,奇数的六种为阳律,称"六律",偶数的六种为阴律,称"六吕"。此处"六律"即指属阳的六种律,具体为黄钟、太簇、姑洗、蕤宾、夷则和无射。

3 **以抱人形**: 这里指怀胎的意思。

4 **草蓂(mì)**: 形容遍地丛生的杂草。蓂,草名。

5 **募**: 通"膜"。

6 **䐃(jùn)肉**: 人体肩、肘、髀、膝等部隆起的肌肉,即肌肉突出的地方。

自然养生

第二编

"养生"在《黄帝内经》思想中占有重要的地位，是指人以自然的状态为本质，遵循着气化的方式作为生存之道，以顺气、调气、保真气为宗旨。气化的形式主要体现为阴阳变化，养生之本贵在法于阴阳、和于术数。其一，顺时养生是与自然变化相协调，顺时养气是养生的重要方式。这是顺应天地之气，以顺随自然规律而行气的自然养生方法。其二，领悟阴阳整体思维，促进人体阴阳平衡、气机通达，使得气血顺畅、通达、安和。其三，人身的阳气犹如天上的太阳，固守阳气对人的寿命起着关键作用。其四，守护好与生俱来的人体生命"本原"——先天之精与先天之气，是养生的重要基础。

第四章

导读

顺时调气与安神，是人调节身体适应大自然的养生理念。具体说，顺随四时、一日之气的变化而作相应的形神调整，做到缘督以为经，才能有益于养生保健。

原文

春三月，此谓发陈[1]，天地俱生，万物以荣。夜卧早起，广步[2]于庭，被发缓形，以使志生，生而勿杀，予而勿夺，赏而勿罚，此春气之应，养生之道也。逆之则伤肝，夏为寒变，奉长者少。

夏三月，此谓蕃秀[3]，天地气交，万物华实。夜卧早起，无厌于日，使志无

译文

立春至立夏前一日的这段时期，是万物发育推陈出新的季节，自然界上下充满着新生景象，万物欣欣向荣。[人与自然相应，]晚睡早起，缓步而行于庭院之中，披散着头发，衣带宽松以使形体舒展，精神释然以使气机生发，顺应春气生发之性而不损害、劫夺和克伐它，充沛之而不消减它，这是与春季相适应的保养生发之气的规律，是为养生之道。若违背养生之道，就易于伤及肝气，那么到夏季就会发生应热反寒的病变，以致供给夏季长养的力量就会少。

立夏至立秋前一日的这段时期，是万物生长发育茂盛的季节，天地之气上下相互作用，万物开花结果。[人与自然相应，]晚睡早起，

怒，使华英[4]成秀，使气得泄，若所爱在外，此夏气之应，养长之道也。逆之则伤心，秋为痎疟，奉收者少，冬至重病。

秋三月，此谓容平[5]，天气以急，地气以明，早卧早起，与鸡俱兴，使志安宁，以缓秋刑[6]，收敛神气，使秋气平，无外其志，使肺气清，此秋气之应，养收之道也。逆之则伤肺，冬为飧泄[7]，奉藏者少。

冬三月，此谓闭藏[8]，水冰地坼，无扰乎阳，早卧晚起，必待日光，使志若伏若匿，若有私意，若已有得，去寒就温，无泄皮肤，使气亟[9]夺，此冬气之应，养藏之道也。逆之则伤肾，春为痿厥，奉

不散失白天的光阴，使情志平和不发怒，让万物都成长秀美，腠理舒展开内气往外散泄通畅，仿佛气喜阳而趋于外，这是与夏季相适应的保护长养之气的规律，是为养长之道。如果违背养长之道，就易于伤及心气，到秋季就容易发生疟疾，供给秋季收敛的力量就少，到冬季疾病加重。

立秋至立冬前一日的这段时期，是万物成熟收获的季节［，形态平定不再变化］。此时天高风急气凉，地气清肃。［人与自然相应，］早睡早起，起居同鸡的活动时间相仿，使精神安定宁静，来缓和秋季肃杀之气，使人体神气收敛，以适应秋季的容平，不使情志外露，保持肺气的清肃功能，这是与秋季相适应的保养收敛之气的规律，是为养收之道。违背养收之道，就易于伤及肺气，到冬季会发生腹泻、食物不消化等疾病，以致适应冬季闭藏的力量就少。

立冬至立春前一日的这段时期，是阳气内伏，万物闭藏的季节，天寒地裂。［人与自然相应，］这时不宜扰动阳气，早睡晚起，等待阳光照射时方可起床，使情志藏匿，好像有隐秘需以严守而不泄露，又像获得想要的东西而珍藏，躲避寒冷而取得温暖，不要让皮肤开泄而使得阳气过度损耗，这是与冬气相适应的保养脏气的规律，是为养藏之道。若违背养藏之道，就会损伤肾气，到来年春季就要得四肢软

生者少。(《素问·四气调神大论》)

弱而逆冷一类的疾病，以致供给春天生发之气的力量就少。

注释

1 **发陈:** 推陈出新。

2 **广步:** 缓步。

3 **蕃秀:** 草木盛长的样子。

4 **华英:** 同义复词，指人的容色。

5 **容平:** 草木成熟的样子。

6 **刑:** 通"形"。

7 **飧泄:** 水谷杂下食不消化的泄泻。

8 **闭藏:** 关闭，潜伏。

9 **亟:** 同"极"。

原文

逆春气，则少阳不生，肝气内变。逆夏气，则太阳不长，心气内洞[1]。逆秋气，则太阴不收，肺气焦满。逆冬气，则少阴不藏，肾气独沉。(《素问·四气调神大论》)

故阳气者，一日而主外。平旦[2]人气生，日中而阳气隆，日西而阳气已虚，气门[3]乃闭。是故暮而收拒，无扰筋骨，无见[4]雾露，反此三时，形乃困

译文

违逆春生之气，就会出现少阳之气不能生发，肝气易于郁滞病变。违逆夏长之气，就会出现太阳之气不能生长，心气易于内虚空洞。违逆秋收之气，就会出现太阴之气不能收敛，肺气易于壅滞喘满。违逆冬藏之气，就会出现少阴之气失于闭藏，肾气易于凝滞不运。

人体的阳气，在白天是主管体表，清晨时开始活跃[，并渐趋向于外]，中午时最旺盛，太阳西下时逐渐虚少，汗孔开始闭合，傍晚时收敛而拒守于内，不要剧烈运动和劳作，也不要接近露水霜雾。如果违反阳气在一日中活动的三

薄[5]。(《素问·生气通天论》)

故智者之养生也，必顺四时而适寒暑，和喜怒而安居处，节阴阳而调刚柔，如是则僻邪不至，长生久视[6]。(《灵枢·本神》)

个时间段的规律，形体就会受到扰动而变得憔悴虚损。

故而，懂得养生之道的人，务必以顺应四时消长节律和适应节令的寒热变化，调畅情志而心态平和，安居祥和而起居有常，平衡阴阳而涵养道德，刚柔相济而使动有度。如此，外界的邪气就难以侵袭人体，从而能够获得长寿。

注释

1 **洞:** 空洞。
2 **平旦:** 太阳刚刚升起的时候。旦，日出天明。
3 **气门:** 汗孔。
4 **见:** 有"被"义，指接近。
5 **困薄:** 憔悴虚损。
6 **长生久视:** 生命长寿。

第五章

导读

气是阴阳矛盾统一体。养生旨在调气，调气便是调和阴阳。阴平阳秘，是生命平衡的最佳状态。换言之，协调人身的阴阳平衡，是健康养生的重要因素。

上古有真人者，提挈天地[1]，把握阴阳，呼吸精气，独立守神，肌肉若一，故能寿敝天地，无有终时，此其道生。

中古之时，有至人者，淳德全道，和于阴阳，调于四时，去世离俗，积精全神，游行天地之间，视听八达之外，此盖益其寿命而强者也，亦归于真人。

其次有圣人者，处天地之和，从八风之理，适嗜欲于世俗之间。无恚嗔[2]之心，行不欲离于世，被服章，举不欲观于俗，外不劳形于事，内无思想之患，以恬愉[3]为务，以自得为功，形体不敝，精神不散，亦可以百数。

其次有贤人者，法则天地，象似日月，辨列星辰，逆从阴阳，分

上古时代有彻悟自然本性的真人，把握自然规律，掌握阴阳化机，呼吸阴阳清灵之气，凝神定意，精神内守，形体如道体一般，始终如一，[形随神走，合而为一，]所以这种人寿比天地而没有终时，此是修道养生的结果。

中古时代有顺应天地而长寿的至人，具有淳厚的德行，完满领悟大道，和顺于阴阳之理，调和于四时变化，规避浊世而超然脱俗，保全精气而守真护神，自由往来于天地之间，耳目所及的畅通无阻，这是益寿延年的不凡至人，也可归于真人的行列。

其次有把握自我命运的圣人，置身于天地自然的秩序之中，顺从自然气化的变化规律，使自己的嗜欲不违逆社会风俗习惯。[居于社会之中，]不滋生恼怒怨恨之情，行为合乎世俗的基本规范要求，穿着普通的服饰，不过分地参与世俗活动，[纷纷扰扰于心，]不因事情过度劳累形体，这样保持心无杂念而无思想负担，以无所好憎对待事物，以悠游自得而荣辱不惊，如此形体不会败坏，精神不会散漫，寿命也可达到百岁。

其次有效法自然的贤人，遵循天地的

别四时，将[4]从上古合同于道，亦可使益寿而有极时。（《素问·上古天真论》）

变化，模仿日月的运行规律，辨别星辰的运动轨迹，顺从阴阳的消长，分辨四时的变迁，希望追随上古真人的养生之道，这样也能增益寿命，但是有限度的。

注释

1 **提挈天地：**掌握自然变化的规律。
2 **恚（huì）嗔：**泛指愤怒、仇恨等意念。恚，愤怒。嗔，仇恨。
3 **恬愉：**无所好憎。
4 **将：**欲。

原文

夫四时阴阳者，万物之根本也，所以圣人春夏养阳，秋冬养阴，以从其根，故与万物沉浮于生长之门。逆其根，则伐其本，坏其真矣。故阴阳四时者，万物之终始也，死生之本也，逆之则灾害生，从之则苛疾不起，是谓得道。道者，圣人行之，愚者佩[1]之。从阴阳则生，逆之则死，从之则治，逆之则乱。反顺为逆，是谓内格[2]。是

译文

四时以阴阳为内在根据，是万物 [发生、发展、变化的] 根本。所以圣人提倡在春夏两季顺应生长之性保养阳气，秋冬两季顺应收藏之性守护阴气，顺应自然变化规律的根本，同天地万物相顺应处于生长收藏的规律中。如果违背了这个规律，那就攻伐了生命的根本，败坏了本原。所以说四时的阴阳变化，是万物生长、衰老、死亡的根本，违背了这个规律就会有灾害的发生，顺从则不会有大病发生，这样便可以说真正领悟了养生道理 [，并采取正确的养生方法]。圣人能够遵循这个道理，愚昧的人就会违背它。顺从阴阳变化规律则有生命力，违背了阴阳变化规律就会衰败 [，丧失生机]，顺从阴阳变化规律就会和顺，违背之便会无

故圣人不治已病治未病，不治已乱治未乱，此之谓也。夫病已成而后药之，乱已成而后治之，譬犹渴而穿井，斗而铸锥[3]，不亦晚乎！（《素问·四气调神大论》）

秩序、紊乱。本应该顺应却违背了变化规律，会使人体内在的性能与外界自然界的四时阴阳变化相格拒。所以明理的智者不是去治疗已经形成的疾病，而是预防疾病的发生，不是去治理已经形成的乱，而是防止乱的发生，就是这个道理。疾病已经形成再诊治，乱已经发生再平治，就像觉得口渴了才挖井，临到战争才去铸造兵器，不是已经晚了吗？

注释

1 **佛：**违背。
2 **内格：**由于脾肾阴阳衰惫，气化不利，湿浊毒邪犯胃而致的以小便不通与呕吐并见为临床特征的一种危重病证。
3 **铸锥：**铸造兵器。

原文

阴者，藏精而起亟也；阳者，卫外而为固也。阴不胜其阳，则脉流薄疾[1]，并乃狂。阳不胜其阴，则五藏气争，九窍不通。是以圣人陈[2]阴阳，筋脉和同[3]，骨髓坚固，气血皆从。如是则内外调和，邪不能害，耳目聪明，气立[4]如故。（《素问·生气通天论》）

译文

阴是蓄藏精气而守于内，阳是卫护于外而使体表腠理固密。如果阴不能制约阳，[阳气偏亢，]会使血脉流动急促，发为狂症。如果阳不能制约阴，[阴气亢盛，]就会使五脏功能失调、气机失和，九窍闭塞不通。圣人调节阴阳平衡，筋脉舒和，精髓充养，骨骼坚固，气血畅顺。这样，人体内外协调一致，邪气不能侵犯人体，感官充盈饱满，表明气机运行正常。

注释

1 **脉流薄疾：** 此乃阴不胜阳，阳亢外越，表现为脉之往来搏疾有力而数。薄，通"搏"。
2 **陈：** 排列，调节。
3 **和同：** 同义复词，即筋脉舒和。
4 **立：** 运行。

第六章

导读

　　《黄帝内经》尤其强调固守阳气的重要性。阴阳的对待关系虽说是认识事物的思维工具，但对于人体而言，阳气的重要性就像天上的太阳照耀大地，主宰着人的寿命，而不强调阴气的主导作用。从现实养生学的角度看，人存在于自然社会人事的大环境中，由于种种原因会使人体阳气（尤其是先天之肾阳）受伤或受损而产生病变，应该引起人们足够的注意。

原文

　　苍天[1]之气清净，则志意治，顺之则阳气固，虽有贼邪，弗能害也，此因时之序。故圣人传[2]精神，服[3]天气，

译文

　　天气清洁，人的情志与之相应和畅，人体阳气便会固护，虽有贼风邪气，也不能戕害身体，这是因顺时序变化而固护阳气。所以圣人能够抟聚精神，顺应天气变化，而通达阴阳变化之理。如果不是这样，就

而通神明。失之则内闭九窍，外壅[4]肌肉，卫气散解，此谓自伤，气之削[5]也。

阳气者若天与日，失其所[6]，则折寿而不彰[7]，故天运当以日光明。是故阳因而上，卫外者也。

会内使九窍闭塞，外使肌肉壅塞，人体卫气涣散不固，[这是人体不能顺应天气变化，]形成"自伤"的结果，因而造成阳气受到削弱。

人体与阳气的关系就像天宇与太阳的关系一样重要，人体失去阳气的正常运行，人的寿命就会减损，如同天体运行在于太阳的普照。人体的阳气也是轻清上浮而起到保护身体、抵御外邪的作用。

注释

1 **苍天：**天空。

2 **传：**抟聚。

3 **服：**顺应。

4 **壅：**阻塞。

5 **削：**作"减"义。

6 **所：**处，地方。这里指阳气运行正常。

7 **彰：**通"章"，指长大。

原文

因于寒，欲如运枢[1]，起居如惊[2]，神气乃浮[3]。因于暑，汗烦则喘喝，静则多言，体若燔[4]炭，汗出而散。因于湿，首如裹[5]，湿

译文

若受寒邪所伤，[寒性收敛，人体阳气被束缚，]启动阳气如同运转不灵的门轴，这时起居会扰动阳气，神气易于外越。若受暑邪所伤，[暑邪容易侵袭肌体，使腠理开疏，]汗出过多而津液损失，引起心烦口渴而喘，[因暑邪内扰神明，]静处时会多言多语；[而且暑湿郁闭皮肤，]身体像炭火烧灼一样发高热，一旦汗出，

热不攘[6]，大筋緛[7]短，小筋弛长[8]，緛短为拘，弛长为痿。因于气，为肿，四维[9]相代，阳气乃竭。

热邪便很快散去。若受湿邪所伤，头部沉重得像裹着东西一样，加上热与湿相兼而不易排除，会使大筋短缩，小筋弛纵不收，造成短缩拘挛或弛纵痿弱。若受风邪所伤，易引起浮肿，四肢相继肿痛，[气馁而不顺，]相互更代伤人，使阳气竭尽。

注释

1 **运枢**：此处指动转不灵。

2 **惊**：作"警"，有戒备的意思。

3 **浮**：阳气外越。

4 **燔**：焚烧。

5 **首如裹**：头部沉重不爽，如有物蒙裹。

6 **攘**："除"的意思。

7 **緛(ruǎn)**：收缩。

8 **弛(chí)长**：弛缓不收。弛，同"弛"，弛缓。

9 **四维**：四肢。

原文

阳气者，烦劳则张，精绝，辟积[1]于夏，使人煎厥。目盲不可以视，耳闭不可以听，溃溃乎若坏都[2]，汩汩[3]乎不可止。

阳气者，大怒则形气绝，而血菀[4]

译文

人体阳气在烦躁和劳累过度时也会外越，逐渐耗竭阴精，如此积久，[虚阳愈盛而阴精愈亏，]到了夏季暑热之时，便会使人发生煎厥病。[煎厥病发作的时候，]眼睛昏蒙而看不见东西，耳朵闭塞而听不到声音，[人体内热消烁阴液而出现昏厥现象，]气机逆乱之势就像崩毁的都城、奔泻不止的水流一样不可收拾。

人体阳气在大怒时会形体之气结，血郁结而上逆，便会使人发生薄厥。大怒易伤筋脉，造于上，使人薄厥[5]。有伤于筋，纵，其若不容，汗出偏沮[6]，使人偏枯。汗出见湿，乃生痤疿[7]。高粱之变，足生大丁，受如持[8]虚。劳汗当风，寒薄为皶[9]，郁乃痤。

阳气者，精则养神，柔则养筋。开阖不得，寒气从之，乃生大偻[10]。陷脉[11]为瘘。留连[12]肉腠，俞气化薄[13]，传为善畏，及为惊骇。营气不从，逆于肉理，乃生痈肿。魄汗[14]未尽，形弱而气烁，穴俞以闭，发为风疟。（《素问·生气通天论》）

成筋脉弛纵不收，就会使得容光不艳，偏于半身出汗，便会导致偏枯病。若出汗时有湿邪阻遏，就易发生疮疖和汗疹。过食肥甘厚味之品，足部易于突发诸多疔疮，如若哪一条经脉虚，疔疮就容易从虚的经脉发生 [，就像以空的容器接受东西一样]。劳动时出汗，遇到风寒之邪而内郁于皮肤，是为寒薄，初成粉刺，郁积化热而成疮疖。

人体阳气 [分清阳之气和柔润之气]，清阳之气善养神识，柔润之气善养筋脉。腠理开闭失常，寒气就易于侵入体内，[损伤阳气的固护和濡养作用，导致筋脉失养，造成身体屈伸不利，] 就生大偻病。寒气陷入脉中，[造成气血不通畅，久而淤积，] 生成疮瘘。寒气滞留于肉腠之间，通过腧穴内传而迫及脏腑，进而带来恐惧和惊骇的心理反应。若寒气阻滞营气的正常运行，而逆流于肌肉之间，就会发生痈肿病。若汗出不彻，[邪热犹存，] 既消耗形体又耗损阳气，腧穴又闭住寒邪于内，[寒热交迫，] 就会发生风疟。

注释

1 **辟积：**指衣裙上的褶子，这里是累积的意思。辟，通"襞"，指折叠衣裙。

2 **都：**水泽所聚。

3 **汩汩：**水流动的声音或样子。

4 **菀：**通"蕴"，郁结，积滞。

5　**薄厥：** 一种因情绪激动、阳气亢奋，使气血上逆郁积于头部而突然发生昏厥的疾病。

6　**偏沮：** 汗出偏于半身，即半身有汗，半身无汗。

7　**痤疿（cuò fèi）：** 痤，是一种小疖，皮肤病的一种。疿，即汗疹。

8　**如持：** 作"持如"，指得有。

9　**皶（zhā）：** 粉刺。

10　**大偻：** 即曲背。

11　**陷脉：** 即寒气陷入脉中。

12　**留连：** 即留滞。

13　**俞气化薄：** 指寒邪之气通过背俞内迫脏腑。

14　**魄汗：** 白汗。

第七章

导读

先天之精是构成人体的基质——元气，是身体健康、长寿的本源，一方面需矜持呵护，另一方面需以后天摄取水谷精微充养。

原文

夫精[1]者，身之本也。（《素问·金匮真言论》）

故生之来谓之精，两精相搏谓之神，随神往来者谓之魂，并精而出入者

译文

先天之精是人体的本原。

［天之德与地之气的阴阳交合，化生万物和人。］人的生命基质是为精，［精分化为阴精和阳精，］两精交媾而为神，随神往来而为魂，依傍精气的本能活动

谓之魄，所以任物者谓之心，心有所忆谓之意，意之所存谓之志，因志而存变谓之思，因思而远慕谓之虑，因虑而处物谓之智。（《灵枢·本神》）

人始生，先成精，精成而脑髓生。（《灵枢·经脉》）

而为魄，运任自己生命活动而为心，心里回想忆念活动而为意，主意已有所决定而为志，依据定志进行反复分析思考和比较而为思，因考虑有所抉择而为虑，选择后所毅然处理的态度和状态而为智。

人是孕育而生的，先 [禀受于父母的阴阳之气交合而] 化成先天之精，精成又生成脑髓。

注释

1 **精:** 先天之精，即生殖之精。

原文

黄帝曰：余闻人有精、气、津、液、血、脉，余意以为一气耳，今乃辨为六名，余不知其所以然。

岐伯曰：两神相搏，合而成形，常先身生，是谓精。

何谓气？

岐伯曰：上焦开发，宣五谷味，熏肤、充身、泽毛，若雾露之溉，是谓气。

译文

黄帝问：我听说人体有精、气、津、液、血、脉，我认为以"一气"来概括它们，现在却分辨出六个名称，我不知是什么道理。

岐伯说：男女媾和，两神相并而产生新的生命，这构成形体的基质叫作精。

[黄帝问:] 什么是气？

岐伯说：上焦 [通过接纳水谷精微以化生的形式] 布散和宣发精微物质，[分布于全身，] 温煦皮肤，充养身体，润泽毛发，如同雾露灌溉草木一般，这叫作气。

[黄帝问:] 什么是津？

何谓津？

岐伯曰：腠理发泄，汗出溱溱[1]，是谓津。

何谓液？

岐伯曰：谷入气满，淖泽[2]注于骨，骨属屈伸，泄泽，补益脑髓，皮肤润泽，是谓液。

何谓血？

岐伯曰：中焦受气取汁，变化而赤，是谓血。

何谓脉？

岐伯曰：壅遏[3]营气，令无所避，是谓脉。（《灵枢·决气》）

岐伯说：[饮食五味化生的正常水液]，通过腠理的发散宣泄作用，使汗出湿润的，就叫作津。

[黄帝问：]什么是液？

岐伯说：[胃受纳腐熟水谷，]水谷精微[化生气血]充盈于全身，浓厚部分输注于骨骼、关节，使其屈伸滑利，精细部分滋养脑髓、润泽皮肤，这叫作液。

[黄帝问：]什么是血？

岐伯说：中焦[通过脾胃运化水谷精微，]化生营气和津液，并经过气化形式变成血液，这叫作血。

[黄帝问：]什么是脉？

岐伯说：约束营血，使之不能妄行于外的管道，就叫作脉。

注释

1 **溱溱**：形容出很多汗的样子。
2 **淖泽**：淖，泥沼，这里引申为满溢。泽，润泽。
3 **壅遏**：约束营血，使之行于一定的路径。

原文

人之血气精神者，所以奉[1]生而周[2]于性命者也。（《灵枢·本藏》）

译文

人体的血、气、精、神，[相互为用，周行全身，]奉养身体，维持生命。

1 奉：养。

2 周：给予。

第八章

从规避行为上看，放弃人为地违背自然规律的做法，适时避开虚邪贼风，保持清净安闲的心境，少有欲望，不过食五味，情志不过激，能够理顺情绪，安然自得，是养生的具体要求。

原文

虚邪贼风，避之有时，恬淡虚无，真气从之，精神内守，病安从来。是以志闲而少欲，心安而不惧，形劳而不倦，气从以顺，各从其欲，皆得所愿。（《素问·上古天真论》）

贼风数至，暴雨数起，天地四时不相保，与道相失，则未央绝灭。唯

译文

对于四时不正的虚邪贼风应适时防避，心境要保持闲淡清静，使得真气运行顺畅而不违逆，精与神守持于内而不外泄，什么疾病都不会产生。同时还要保持心志闲静而少私寡欲，心境安定而没有扰乱，形体劳作而不过分疲倦，真气平和而调顺，每个人都能随其所愿而安然自得。

贼风邪气不间断地来到，暴雨时常倾盆而下，这些是天地四时失去正常的变化现象，与正常的天道变化规律相违

圣人从之，故身无奇病，万物不失，生气不竭。（《素问·四气调神大论》）

多食咸，则脉凝泣[1]而变色；多食苦，则皮槁而毛拔[2]；多食辛，则筋急[3]而爪枯；多食酸，则肉胝而唇揭；多食甘，则骨痛而发落。此五味之所伤也。故心欲苦，肺欲辛，肝欲酸，脾欲甘，肾欲咸，此五味之所合也。（《素问·五藏生成》）

背，致使万物出现生长畸形或夭折。唯有圣人能顺从这种自然变化现象，所以身体并无怪病和大病，不失充分利用自然万物变化之道，充实养生绵绵不绝。

过多食用咸味之品，则容易使得血脉凝涩不畅，面容色泽易于发生变化；过多食用苦味之品，则容易使得皮肤枯槁，毫毛也易脱落；过多食用辛味之品，则容易使得筋脉拘禁，爪甲逐渐变得枯槁；过多食用酸味之品，则容易使得肌肉皱缩，口唇易被掀揭；过多食用甘味之品，则容易使得骨骼痛疼，头发易于脱落。这是偏食五味所造成的伤害。所以心喜好苦味，肺喜好辛味，肝喜好酸味，脾喜好甘味，肾喜好咸味，这是五味与五脏所好相合的对应关系。

注释

1 **凝泣：**凝结而不畅通。
2 **拔：**这里指脱落。
3 **急：**这里指拘挛。

原文

帝曰：善。余知百病生于气也。怒则气上，喜则气缓，悲则气消，恐则气下，寒则气收，炅[1]则气泄，惊则气

译文

黄帝说：讲得好！我听说诸多疾病是由气机失调形成的。大怒会使人体之气上逆，大喜会使人体之气缓散，悲哀会使人体之气消散，恐惧会使人体之气下陷，遇寒会使人体之气收敛，受热会使人体之气

乱，劳则气耗，思则气结，九气不同，何病之生？

岐伯曰：怒则气逆，甚则呕血及飧泄[2]，故气上矣。喜则气和志达，荣卫通利，故气缓矣。悲则心系急，肺布叶举，而上焦不通，荣卫不散，热气在中，故气消矣。恐则精却[3]，却则上焦闭，闭则气还，还则下焦胀，故气不行矣。寒则腠理闭，气不行，故气收矣。炅则腠理开，荣卫通，汗大泄，故气泄。惊则心无所倚，神无所归，虑无所定，故气乱矣。劳则喘息汗出，外内皆越，故气耗矣。思则心有所存，神有所归，正气留而不行，故气结矣。（《素问·举痛论》）

外泄，惊吓会使人体之气散乱，劳累会使人体之气消耗，思虑会使人体之气郁结，这九种不同形态的气，又会分别引起什么病呢？

岐伯说：大怒造成气机上逆，严重时会引起吐血和飧泄，所以为"气逆"。大喜会使人体气机和顺，营卫通利和顺，所以为"气缓"。悲哀过度会伤心，[引起心志恍惚、胸闷、心痛等，]肺叶受气消影响而不举，阻塞上焦气机，致使营卫之气不能布散，郁热停滞于胸中，逐渐消耗营卫之气，所以为"气消"。恐惧会使精气退却不收，精气下陷导致上焦气机闭塞，上焦不通，[致使上下不交通，]返还于下焦气郁，形成胀满，所以为"气下"不通而满。遇寒会使腠理闭塞，卫气流通不畅，是为"气收"。受热时会使腠理顿开，营卫二气疏泄通畅，汗液易于泄出，所以为"气泄"。惊吓时会使心气外散而无所依，神识没有归处，心虑不定而惊悸不安，所以为"气乱"。劳累时有喘息汗出，表明人体里外津液消耗，是为"气耗"。思虑时心存于一处，神气受限，人体正气凝滞而不能运行，是为"气结"。

注释

1 炅：热。

2 飧(sūn)泄：完谷不化的泄泻。即大便泄泻清稀，并有未消化的食物。多由脾胃气虚阳弱、风邪犯肠胃等所致。

3 却：退。

原文

黄帝问于少师曰：余闻四时八风之中人也，故有寒暑，寒则皮肤急而腠理闭，暑则皮肤缓而腠理开。贼风邪气，因得以入乎？将必须八正虚邪，乃能伤人乎？

少师答曰：不然。贼风邪气之中人也，不得以时。然必因其开也，其入深，其内极病，其病人也卒暴；因其闭也，其入浅以留，其病也徐以迟。

黄帝曰：有寒温和适，腠理不开，然有卒病者，其故何也？

少师答曰：帝弗知邪入乎？虽平居，其腠理开闭缓急，其故常有时也。

译文

黄帝问少师：我听说四时八风侵害人体，本由寒暑易节的气候变化所造成。寒冷时，人们的皮肤紧缩，腠理闭合；暑热时，人们的皮肤弛缓，腠理开泄。[在如此情况下，]贼风邪气是通过皮腠开泄而侵入人体的呢？还是一定以四时八风的反常乘虚伤害人体呢？

少师回答说：不完全如此。贼风邪气之所以侵害人体，并不是严格依据四时八风的时间规律。但是，一定是人体腠理开泄，邪气才会乘虚而入，此时的人体正气极为虚弱，因邪致病时往往发病急促；倘若腠理闭合，[加上人体正气充盈，即便有邪气侵入，]邪气只能留滞于皮肤表面，发病也迟缓。

黄帝问：寒温气候有时适度，人体腠理并未开泄，然而还会出现突然发病现象，这是什么原因呢？

少师回答说：您不清楚邪气侵入人体的原因吧？人体虽然处在正常适度的状态中，但腠理的开合缓急也随外界阴阳的消长而时常变化。

黄帝曰:可得闻乎?

少师曰:人与天地相参也,与日月相应也。故月满则海水西盛,人血气积,肌肉充,皮肤致,毛发坚,腠理郄[1],烟垢著[2]。当是之时,虽遇贼风,其入浅不深。至其月郭空,则海水东盛,人气血虚,其卫气去,形独居,肌肉减,皮肤纵,腠理开,毛发残,膲理[3]薄,烟垢落。当是之时,遇贼风则其入深,其病人也卒暴。

黄帝说:可以听你详谈吗?

少师说:人与天地自然相应相合,人体的生理变化与日月运行的规律相一致。所以,月亮圆的时候,海水西盛形成潮涌,人体气血充盛,肌肉充实,皮肤紧致,毛发坚固,腠理闭合,皮肤肥腠。在这种时候,虽然遭到贼风邪气,侵入的部位是较浅而不会深。到了月亮亏缺,海水东盛则形成潮涌,人体气血虚弱,卫气衰退,形体独存,肌肉削减,皮肤弛缓,腠理开泄,毛发残脆,皮肤纹理粗疏。在这个时候,若遭遇贼风邪气的侵入,入侵部位较深,发病也急暴。

注释

1 **郄**(xì):闭。

2 **烟垢著:**形容皮肤脂垢较多,指体肥表固。

3 **膲**(jiāo)**理:**皮肤的纹理。

原文

黄帝曰:其有卒然[1]暴死暴病者,何也?

少师答曰:三虚者,其死暴疾也;得三实者,邪不能伤人也。

黄帝曰:愿闻三虚。

译文

黄帝说:有时人会暴病而亡,是何原因?

少师回答说:三虚是出现暴病暴死的根本原因,而拥有三实的体质是不会被邪气所侵害的。

黄帝说:我想听听三虚的内容。

少师曰：乘年之衰，逢月之空，失时之和，因为贼风所伤，是谓三虚。故论不知三虚，工反为粗。

帝曰：愿闻三实。

少师曰：逢年之盛，遇月之满，得时之和，虽有贼风邪气，不能危之也。

黄帝曰：善乎哉论！明乎哉道！请藏之金匮。然此一夫之论也。（《灵枢·岁露论》）

少师说：年岁之气不足的虚年，月廓空的虚月，四时反常的虚时，都是因为容易感受贼风邪气所侵害，这称为三虚。所以说，如果不了解三虚，如同粗率庸俗的下医。

黄帝说：我想听听三实的内容。

少师说：年岁之气有余的盛年，月望满圆的盛月，四时调和的实时，虽然有贼风邪气入侵，也不能危害人体 [，这称为三实]。

黄帝说：这是多么好的理论啊！多么明晰的论道啊！请将之珍藏于金匮中吧。不过，这仅是关于一人发病的个案论断而已。

注释

1 **卒然：** 突然。卒，同"猝"。

第三编

体质分类

《黄帝内经》基于气化理论，采取以人体气血津液的虚实盛衰变化为主的综合性分类方法，考察人体的形态结构、生理功能、物质代谢以及性格心理倾向，具体从阴阳、五行、脏腑、身体形态、骨肉腠理强弱、勇怯、五色、形志苦乐、地域方位等方面对人的体质进行分类，反映出人的先天禀赋与后天养成的个性特征，蕴含有天人相应、形神合一和辨体论治的整体观，这为中医体质学研究与发展奠定了基础。

第九章

导读

　　人的生命周期见证着一定可循的人体"气化"过程，可被视作一种自然进程的阶段，呈现出人在不同的年龄阶段拥有与之相应的体质特征，具体表现为男子以气（精）为本，女子以血为先的体质差别。《黄帝内经》从自然历程的角度对人体生、长、壮、老、已的生命规律有着精妙的观察和合理的概括，不仅注意到人生进程中年龄阶段的差异，而且充分注意到性别上的生理区别。在《素问·上古天真论》中，以男子为八岁、女子为七岁的年龄段对生命过程进行划分；在《灵枢·天年》和《素问·阴阳应象大论》中，以十岁为一个年龄段对生命过程进行划分；二者分别详细阐述了人的生理变化规律和特点，又详尽论述了衰老、寿夭的变化过程及其各种表现。

原文

　　女子七岁，肾气盛，齿更发长；二七而天癸[1]至，任脉[2]通，太冲脉[3]盛，月事以时下，故有子；三七，肾气平均，故真牙生而长极；四七，筋骨坚，发长极，身体盛

译文

　　女子七岁时，肾气充盛起来，乳齿更换，头发茂盛；十四岁时，天癸发育成熟，任脉通畅，冲脉旺盛，月经按时而行，具备了生育能力；二十一岁时，肾气平和，智齿生出，牙齿就长全了；二十八岁时，筋骨坚固，头发生长最盛，身体也最强壮；三十五岁时，阳明经脉气血衰弱，面

壮；五七，阳明脉[4]衰，面始焦[5]，发始堕[6]；六七，三阳脉[7]衰于上，面皆焦，发始白；七七，任脉虚，太冲脉衰少，天癸竭，地道不通，故形坏而无子也。丈夫八岁，肾气实，发长齿更；二八，肾气盛，天癸至，精气溢写[8]，阴阳和，故能有子；三八，肾气平均，筋骨劲强，故真牙生而长极；四八，筋骨隆盛，肌肉满壮；五八，肾气衰，发堕齿槁；六八，阳气衰竭于上，面焦，发鬓颁白；七八，肝气衰，筋不能动；八八，天癸竭，精少，肾藏衰，则齿发去，形体皆极。肾者主水，受五藏六府之精而藏之，故五藏盛，乃能写。今五藏皆衰，筋骨解堕，天癸尽矣，故发鬓白，身体重，行步不正，而无子耳。（《素问·上古天真论》）

容开始枯焦，头发也开始脱落；四十二岁时，三阳经脉气血衰弱，面容枯槁无华，头发开始变白；四十九岁时，任脉气血虚弱，冲脉气血逐渐衰弱，天癸枯竭，月经停止来潮，所以形体衰败，丧失了生育能力。男子八岁时，肾气开始充实，头发茂盛，乳齿更换；十六岁时，肾气盛实，天癸发育成熟，精气满溢外泄，可以两性交合，就能生育；二十四岁时，肾气平和，筋骨坚劲强固，智齿生长，牙齿长全；三十二岁时，筋骨丰隆盛实，肌肉盛满壮实；四十岁时，肾气开始衰退，头发脱落，牙齿枯槁；四十八岁时，阳气逐渐由上而下衰竭，面容枯焦无华，两鬓须发花白；五十六岁时，肝气衰败，筋骨活动受限；六十四岁时，天癸枯竭，肾精减少，肾脏衰败，牙齿头发已脱落，形体废疲。肾是水脏，能够接受其他脏腑的精气加以收藏，[起到肾主津液的功能，]所以五脏盛实，才能确保肾精盈满而泻。年老时的五脏功能都衰竭，筋骨懈惰无力，天癸衰竭殆尽，所以鬓发变白，身体沉重无力，步伐蹒跚不稳，没有生育能力了。

注释

1 **天癸**：指男女之肾精。

2 **任脉**：为人体经脉之一，属于奇经八脉，有"阴脉之海"之称。任脉起于少腹内，下出会阴部，向前上行于阴毛部，沿腹内向上经关元等穴至咽喉部，再上行环绕口、唇，经面部进入目眶下承泣穴（此穴属足阳明胃经）。

3 **太冲脉**：即冲脉，冲脉起于肾下胞中，经会阴，出于气街，并足少阴肾经，挟脐上行，至胸中散。

4 **阳明脉**：隶属十二经脉，有足阳明胃经和手阳明大肠。

5 **焦**：通"憔"，枯槁。

6 **堕**：脱落。

7 **三阳脉**：太阳、阳明和少阳的总称。其中包括了手三阳和足三阳，实际上是六条经脉。

8 **写**：即"泻"，通"泄"，指外泄。

原文

年四十，而阴气自半也，起居衰矣；年五十，体重，耳目不聪明矣；年六十，阴痿，气大衰，九窍不利，下虚上实，涕泣[1]俱出矣。（《素问·阴阳应象大论》）

译文

四十岁时，人体阴气已消耗一半，起居动作逐渐显得衰退；五十岁时，身体沉重，[感官衰弱，]耳朵听不明，眼睛看不清；六十岁时，阴事弱，气衰败，九窍功能减退，正气虚于下，邪气居于上，鼻涕和眼泪都出现。

注释

1 **涕泣**：鼻涕和眼泪。

原文

黄帝曰：其气之盛衰，

译文

黄帝问：人体之气的盛衰变化，甚

以至其死，可得闻乎？

岐伯曰：人生十岁，五藏始定，血气已通，其气在下，故好走[1]。二十岁，血气始盛，肌肉方长，故好趋[2]。三十岁，五藏大定，肌肉坚固，血脉盛满，故好步[3]。四十岁，五藏六府十二经脉，皆大盛以平定，腠理始疏，荣华颓落，发颇斑白，平盛不摇，故好坐。五十岁，肝气始衰，肝叶始薄，胆汁始减，目始不明。六十岁，心气始衰，苦忧悲，血气懈惰，故好卧。七十岁，脾气虚，皮肤枯。八十岁，肺气衰，魄离，故言善误。九十岁，肾气焦，四藏经脉空虚。百岁，五藏皆虚，神气皆去，形骸[4]独居而终矣。

黄帝曰：其不能终寿而死者，何如？

岐伯曰：其五藏皆不坚，使道不长，空外

至生命进程的始终，可以听你谈谈吗？

岐伯说：[以十岁一个阶段划分，]人在十岁时，五脏发育基本定型，人体血气畅通，阳气初升而盛于下部，所以善动而好跑。二十岁时，人体血气开始盛实，肌肉也正在发育丰满，所以[阳气充足，行动敏捷，]喜好快走。三十岁时，五脏已经发育稳定，肌肉坚固，血气盛实，所以爱好缓行。四十岁时，五脏六腑十二经脉发育至盛而恒定，[盛极则衰，]皮肤纹理开始疏松，面容逐渐颓废衰落，鬓发开始渐白，经气平定盛满，所以喜好多坐。五十岁时，肝气开始衰败，肝叶变得薄弱，胆汁分泌也减少，所以眼睛视物昏花。六十岁时，心气开始衰败，心情经常悲伤忧虑，血气衰弱沉滞无力，所以爱好躺卧。七十岁时，脾气虚衰，皮肤枯焦。八十岁时，肺气衰萎，魂魄飞散，[魂魄相离而失守，]故而言语时常发生错误。九十岁时，肾气衰败，[真水枯竭，]其他四脏的血气经脉空虚。百岁时，五脏的经脉都已衰败、虚空，五脏之神都将分离，只有形骸存在，自然的生命终止。

黄帝说：有的人不能活到终寿岁数，这是什么原因呢？

岐伯说：因其五脏脆弱，人中沟不深长，鼻孔向外张开，呼吸急促，喘息疾速；

以张[5]，喘息暴疾；又卑基墙，薄脉少血，其肉不石；数中风寒，血气虚，脉不通，真邪相攻，乱而相引，[6]故中寿而尽也。（《灵枢·天年》）

另外，面部骨骼瘦小，脉管薄弱，脉中血少而不充盈，肌肉不结实，肌腠松弛；再屡被风寒侵袭，血气更虚，血脉不通利，正邪相争，正气紊乱，不能抗拒外邪侵入，[真气败乱，正气不足，]反而引邪深入，[这样内脏不坚，外形瘦弱容易生病的人，]只能活到中年便会死去。

注释

1 **走：**跑。

2 **趋：**快走。

3 **步：**缓行。

4 **形骸：**这里指躯体。

5 **空外以张：**指鼻孔向外张开。空，同"孔"。

6 **真邪相攻，乱而相引：**指正邪相互斗争，使气血紊乱，不能祛邪外出，反而引邪内入。

第十章

导读

《黄帝内经》在对人体形气、皮肉、筋骨之类的盛衰、强弱、坚脆等相对稳定的生命活动特质深刻认识的基础上，分别提出了"寿夭论"和"衰老论"，为人们掌握身体特点来进行养生保健和诊疗活动提供了丰富的理论依据。

原文

黄帝问于伯高曰：余闻形有缓急，气有盛衰，骨有大小，肉有坚脆，皮有厚薄，其以立寿夭[1]奈何？

伯高答曰：形与气相任[2]则寿，不相任则夭。皮与肉相果[3]则寿，不相果则夭。血气经络胜形则寿，不胜形则夭。

黄帝曰：何谓形之缓急？

伯高答曰：形充而皮肤缓者则寿，形充而皮肤急者则夭。形充而脉坚大者顺也，形充而脉小以弱者气衰，衰则危矣。若形充而颧不起者骨小，骨小则夭矣。形充而大肉[4]䐃[5]坚而有分者肉坚，肉坚则寿矣；形充而大肉无分理不坚者肉脆，肉脆则夭矣。此天之生命，所以立形定气而视寿夭者。必明乎此立形定气，而后以临病人，决死生。（《灵枢·寿夭刚柔》）

译文

黄帝问伯高说：我听说人有形体的缓急、正气的盛衰、骨骼的大小、肌肉的坚脆、皮肤的厚薄等区别，从这些方面怎样来确定人的寿夭呢？

伯高回答说：形体与正气相称的多长寿，不相称的多夭折。皮肤与肌肉相称的多长寿，不相称的多夭折。内在血气经络的强盛超过形体的多长寿，不能超过形体的多夭折。

黄帝说：什么是形体的缓急？

伯高回答说：形体充实而皮肤疏缓的多长寿，形体虽盛而皮肤紧缩的多夭折。形体壮实而脉象坚大有力的为顺，形体虽盛而脉象弱小无力的为气衰，气衰的就危险了。假使形体虽盛而颧骨不突起者骨骼小，骨骼小的多夭折。如形体壮实，而大肉突起有分理者是肉坚实，肉坚实的人多长寿；形体虽盛而大肉无分理、不坚实者是肉脆，肉脆的人多夭折。这些虽是人的先天禀赋因素，但是可以根据这些形气的不同情况来衡量体质的强弱，从而推断长寿还是夭折。医工必须明白这一道理，之后临床时根据形气的情况以决定预后的良与不良。

1 **寿夭**：寿：指长寿。夭：指夭折。寿夭：指长寿和短命。

2 **相任**：相互适应。

3 **相果**：这里指皮肉坚厚而言。如果皮厚肉坚或皮薄肉坚，就叫"不相果"。果，即"裹"，指皮以裹肉。

4 **大肉**：人体大腿、手臂、臀部等肌肉比较肥厚的地方。

5 **䐃**（jùn）：肌肉结聚突起的地方。

原文

黄帝曰：夫经脉之小大，血之多少，肤之厚薄，肉之坚脆，及䐃之大小，可为量度乎？

岐伯答曰：其可为度量者，取其中度[1]也，不甚脱肉而血气不衰也。（《灵枢·经水》）

五藏者，固有大小、高下、坚脆、端正、偏倾者；六府亦有小大、长短、厚薄、结直、缓急。（《灵枢·本藏》）

译文

黄帝问：经脉的大小，血的多少，皮肤的厚薄，肌肉的坚脆，以及䐃窝的大小，都可以制定出统一的测量标准吗？

岐伯回答说：这些都可以制定出统一的测量标准，是以中等人的测量标准，即肌肉不消瘦且血气无衰败的身材适中者。

五脏有大小、高低、坚脆、端正与偏斜的不同；六腑也有大小、长短、厚薄、曲直和缓急的区分。

注释

1 **中度**：中等人的衡量标准。

原文

黄帝问于少俞[1]曰：筋骨之强弱，肌肉之坚脆，皮肤之

译文

黄帝问少俞说：筋骨的强弱，肌肉的坚脆，皮肤的厚薄，腠理的

厚薄，腠理之疏密，各不同，其于针石火焫²之痛何如？肠胃之厚薄坚脆亦不等，其于毒药何如？愿尽闻之。

少俞曰：人之骨强、筋弱、肉缓、皮肤厚者耐痛，其于针石之痛，火焫亦然。

黄帝曰：其耐火焫者，何以知之？

少俞答曰：加以黑色而美骨³者，耐火焫。

黄帝曰：其不耐针石之痛者，何以知之？

少俞曰：坚肉薄皮者，不耐针石之痛，于火焫亦然。（《灵枢·论痛》）

疏密，都各不相同，这些在针刺和灸灼的疼痛耐受如何？肠胃的厚薄、坚脆也不对等，对药物的反应是怎样呢？我想详细地听听。

少俞说：人的骨骼强健、筋脉柔润、肌肉缓和、皮肤厚实，是为耐痛力强，而对针刺和灸灼的耐痛也一样。

黄帝说：能耐受灸灼的疼痛，是如何知道呢？

少俞回答说：[除了上述所说之外，]另有肤色黑且骨骼强壮者，对灸灼耐痛也强。

黄帝说：不能对针刺耐痛，是如何知道呢？

少俞说：拥有坚实肌肉和薄脆皮肤的人，是不能对针刺耐痛的，同样对灸灼耐痛也一样。

注释

1 **少俞**：传说上古时代的中医家，尤精针灸术。据传系俞跗之弟子，黄帝之臣，曾与黄帝论述医药。

2 **焫**（ruò）：用火烧针以刺激体表穴位。

3 **美骨**：骨骼强壮的人。

第十一章

导读

　　除了人体先天自身因素外，《黄帝内经》还特别强调后天因素对体质的影响，不仅认为各地长期的饮食习惯对地域人群间体质的差异具有重要的影响，可以形成不同的群体体质，而且认为由于社会地位、经济状况和生活环境等差异，对体质的形成和改变也具有重要的影响。

原文

　　天食[1]人以五气[2]，地食人以五味。五气入鼻，藏于心肺，上使五色修明[3]，音声能彰[4]。五味入口，藏于肠胃，味有所藏，以养五气，气和而生，津液相成，神乃自生。(《素问·六节藏象论》)

译文

　　天供给人以寒、暑、燥、湿、风五气，地供给人以酸、甘、苦、辛、咸五味。五气通过鼻吸而入体内，贮藏在心肺部位，进而向上转输，润泽面容，声音洪亮。五味由口入体，贮藏在肠胃之中，经过消化吸收后，用以滋养五脏之气，脏气调和而生化不已，津液生成，神气随之得以产生。

注释

1 **食**：饲养。

2 **五气**：寒、暑、燥、湿、风五气。

3 **修明**：明润光泽。修，美好。

4 **彰**：显著。

东方之域，天地之所始生也，鱼盐之地。海滨傍水，其民食鱼而嗜咸，皆安其处，美其食，鱼者使人热中[1]，盐者胜血，故其民皆黑色疏理，其病皆为痈疡，其治宜砭石。故砭石者，亦从东方来。

西方者，金玉之域，沙石之处，天地之所收引[2]也。其民陵居而多风，水土刚强，其民不衣而褐荐[3]，其民华食而脂肥，故邪不能伤其形体，其病生于内，其治宜毒药。故毒药者，亦从西方来。

北方者，天地所闭藏之域也，其地高陵居，风寒冰冽。其民乐野处而乳食，藏寒生满病，其治宜灸焫。故灸焫者，亦从北方来。

东方地区类似于天地初生的春气，[温和的季节，]是盛产鱼和盐的地方。东方地处海滨而临近于水，当地居民多吃鱼类而喜好咸味的东西；人们安居于海滨，以鱼类美食为主，但鱼类之性大都属火，过食会使热邪滞留肠胃中，过多盐的摄入，[因咸能走血，]又会耗伤血脉，所以该地人长期形成了色黑的皮肤和松疏的肌理，他们生的病大多为痈疡之类的疾患，在治疗上，适合用砭石刺法。因此，砭石法是从东方传到内地的。

西方地区是产出金玉的地方，沙石满处，类似于天地自然的秋气有收敛作用。当地居民依傍于山陵而居，此处多风，水土之性多刚强，他们不穿丝绵的衣服，多穿毛布之类的衣物，喜好睡草席，饮食为鲜美酥酪之类，因而会使身体肥壮，外邪不易侵害形体，他们的疾病大多是内伤类的疾患，在治疗上，适合用药物。因此，药物疗法是从西方传到内地的。

北方地区是如同天地自然的冬季有闭藏现象，处在地形海拔高而寒风凛冽的环境中。该地居民依山而住，喜欢四处为家的游牧生活，以牛羊乳汁为食，这样，内脏受寒易于积滞，出现胀满的疾病，在治疗上，适南方者，天地所长养，阳之所盛处也，其地下，水土弱，雾露之所聚也。其民嗜酸而食胕[4]，故其民皆致理而赤色，其病挛痹，其治宜微针。故九针者，亦从南方来。

中央者，其地平以湿，天地所以生万物也众。其民食杂而不劳，故其病多痿厥寒热，其治宜导引按跷[5]。故导引按跷者，亦从中央出也。（《素问·异法方宜论》）

合用艾灸治疗。所以，艾灸法是从北方传到内地的。

南方地区是类似天地自然万物长养的夏季，是阳气最盛之地，地势低洼，水土卑湿，雾露聚集之处。该地的居民喜欢吃酸类和腐熟的食物，皮肤腠理致密且常有红色出现，他们的疾病大多是筋脉拘急和湿痹等疾患，在治疗上，适合用微针针刺。因此，九针法是从南方传到内地的。

中央之地是地形平阔而多湿，天地产物丰富多样。该地居民饮食多样，生活多安逸，他们的疾病大多是痿厥、寒热等疾患，在治疗上，适合用导引按跷法。因此，导引按跷法是从中央地区推广而来的。

注释

1 **热中**：热邪滞留在肠胃中。

2 **收引**：即收敛。

3 **褐荐**：褐，毛布。荐，细草编的席。

4 **胕**(fǔ)：通"腐"，指腐熟的食物。

5 **跷**(qiāo)：脚向上抬。

原文

帝曰：天不足西北，左寒而右凉；地不满东南，右热而左温，其故何也？

译文

黄帝问：天 [为阳气，西北阳弱，] 不足于西北，[为天门，] 北方寒，西方凉；地 [为阴气，东南阴弱，] 不满于东南，[为地户，] 南方热，东方温，这是为什么？

岐伯曰：阴阳之气，高下之理，太少之异也。东南方，阳也，阳者其精降于下，故右热而左温。西北方，阴也，阴者其精奉于上，故左寒而右凉。是以地有高下，气有温凉，高者气寒，下者气热。故适寒凉者胀，之温热者疮，[1] 下之则胀已，汗之则疮已，此腠理开闭之常，太小之异耳。

帝曰：其于寿夭何如？

岐伯曰：阴精所奉其人寿，阳精所降其人夭。（《素问·五常政大论》）

岐伯说：天气的阴阳，地理的高下，都是随着四方疆域的大小而有所不同。东南方属于阳，阳的精气自上而下降，出现南方热而东方温。西北方属于阴，阴的精气自下而上奉，出现西方凉而北方寒。所以地势有高低，气候有温凉，地势高的气候就寒，地势低的气候就热。这样，往西北寒凉地方去就容易得胀满之类的病，往东南温热地方去就容易得疮疡之类的病；患胀满的人，用通利药可治愈，患疮疡的人，用发汗药可治愈，这是气候和地理影响人体腠理开闭的常规情况，在治疗上根据病情大小的不同而加以变化就可以了。

黄帝问：这些对人的寿夭关系是什么？

岐伯说：阴精上承，[阳气使之然，阴阳相合，]人长寿；阳精下降，[阳气发泄而阴精不固，阴阳相隔，]人多夭。

注释

1 **适、之：**都是"往"的意思。

第十二章

导读

　　《黄帝内经》对体质分类是多维度、多层面的。根据人体阴阳多少将人划分出不同特征的群体，如《灵枢·通天》把人分为太阴之人、少阴之人、太阳之人、少阳之人和阴阳平和之人等五种体质类型。根据人的体形、肤色、认识能力、情感反应、意志强弱、性格静躁以及对季节气候的适应能力等方面的差异，将体质分为木、火、土、金、水五大类型，然后又根据五音的太少以及左右手足三阴阳经气血的多少反映在头面四肢的生理特征，将每一类型再分为五类，共为五五二十五型，统称"阴阳二十五人"。根据阴阳之气盛衰的不同以及不同类型的人对针刺的气反应的不同，将体质分为"重阳之人""颇有阴""多阴而少阳"以及"阴阳和调"四种类型。

原文

　　夫阴与阳，皆有俞会[1]，阳注于阴，阴满之外，阴阳匀平，以充其形，九候[2]若一，命曰平人。（《素问·调经论》）

译文

　　阴经和阳经[是相对待而存在，]都有气血交会的穴位。阳经注于阴经，阴经盛满则充溢于他处，这样[运行不已，]保持阴阳平和，形体得到充足的气血滋养，九候的脉象协调一致，就称为正常的人。

注释

1 **俞会：**俞，腧穴。会，指脏腑经络之气在腧穴上相交会。

2 **九候：** 为脉诊方法之一，即全身遍诊法，以头部、上肢、下肢各分天、地、人三部，合为九候；寸口脉法以寸、关、尺三部各分浮、中、沉，合为九候。

原文

黄帝曰：余闻阴阳之人何如？伯高曰：天地之间，六合之内，不离于五，人亦应之。故五五二十五人之形，而阴阳之人不与[1]焉。其态又不合于众者五，余已知之矣。愿闻二十五人之形，血气之所生，别而以候，从外知内何如？

岐伯曰：悉乎哉问也！此先师之秘[2]也，虽伯高犹不能明之也。

黄帝避席遵循而却[3]曰：余闻之，得其人弗教，是谓重失[4]，得而泄之，天将厌之。余愿得而明之，金柜藏之，不敢扬之。

岐伯曰：先立五形，金、木、水、火、土，别其五色，异其五形之人，而

译文

黄帝说：我听说人有阴阳不同的分类，为什么呢？伯高曾说过：天地宇宙中的一切存在，都离不开木、火、土、金、水五行，人也是以五行对应之。所以[根据五行和五音的变化，]分为五五二十五种类型人，其实阴阳两类人不在范围内。阴阳之小与五行之大在形态上不同，我已经知道了。我还想听听二十五种类型人，血气生成不同，时节产生不同，从体表得知体内情况是如何的呢？

岐伯说：您问得真的是详细啊！这是先贤私藏的秘籍，就连伯高这样的高手也不能彻底明了其中的道理。

黄帝离开位席，后退几步说：我听说可以将珍贵秘术传给后人而不传教，是为很大的损失，[同样地，]将得到的秘籍又轻易地泄漏，将为上天所厌弃。我想明晰其中的道理，并将其藏在金柜里，不轻易传布。

岐伯说：先要确立五行，即木、火、土、金、水五种属性，再分别对应青、黄、赤、白、黑五种颜色，分辨五种形态的差

二十五人具矣。

黄帝曰：愿卒闻之。

异，这样二十五种人的形态就完备了。

黄帝说：想详细地听听。

注释

1 **不与：**不在此范围之内。

2 **秘：**私藏的心得。

3 **遵循而却：**不敢前进和后退。

4 **重失：**失而又失，即很大损失。

原文

岐伯曰：慎之慎之，臣请言之。木形之人，比于上角[1]，似于苍帝[2]。其为人苍色，小头，长面，大肩背，直身，小手足，好有才[3]，劳心，少力，多忧劳于事。能[4]春夏不能秋冬，感而病生，足厥阴佗佗然[5]。大角之人，比于左足少阳，少阳之上遗遗然[6]。左角之人，比于右足少阳，少阳之下随随然[7]。钛角[8]之人，比于右足少阳，少阳之上推推然[9]。判角之人[10]，比于左足少阳，少阳之下栝栝然[11]。

译文

岐伯说：务必要谨慎再三，那我就一一讲来。木形人，属于木音的上角，如同东方色青的苍帝。木形人的面容呈青色，头小而脸长，肩背宽阔，身体挺直，手足偏小，富有才干，心思多虑，体力不佳，常操劳于事务。[应对季节上，]耐受春夏的温热，不耐受秋冬的寒凉，容易感受寒冷之邪而生病，为足厥阴肝经的表现形式。其具有行动缓慢、从容自得的特征。[禀木气可分为左右上下四类：]左之上方的大角人，属于左侧足少阳经之类，具有处事退让而不争的特征。右之下方的左角人，属于右足少阳经之类，具有处事顺从而随和的特征。右之上方的钛角人，属于右足少阳经之类，具有积极向上而进取的特征。左之下方的判角人，属于左足少阳经之类，具有举止大方而不拘的特征。

注释

1. **角:** 五音之一, 属木。
2. **苍帝:** 神话中的上天五帝之一。东方色青为苍帝, 所以形容木形的人皮肤呈现苍色。
3. **才:** 通 "材", 指才干。
4. **能:** 通 "耐"。
5. **佗(tuó)佗然:** 形容从容自得的样子。
6. **遗遗然:** 形容迟迟不前的样子。
7. **随随然:** 形容顺从的样子。
8. **鈇(dì)角:** 右之上方的角。
9. **推推然:** 形容前进的样子。
10. **判角之人:** 判角, 即大角之下, 比于左足少阳。
11. **栝(guā)栝然:** 形容举止大方的样子。

原文

火形之人, 比于上徵[1], 似于赤帝[2]。其为人赤色, 广脱[3]锐面小头, 好肩背髀腹, 小手足, 行安地, 疾心[4], 行摇, 肩背肉满, 有气[5], 轻才[6], 少信[7], 多虑, 见事明, 好颜, 急心, 不寿暴死。能春夏不能秋冬, 秋冬感而病生, 手少阴核核然[8]。质徵之人, 比于左手太阳, 太阳之上肌肌然[9]。少徵

译文

火形人, 属于火音的上徵, 如同南方色红的赤帝。火形人的面容呈赤色, 脊背部宽广, 颜面尖锐而头小, 肩、背、髀、腹等发育均匀丰满, 手足偏小, 行走稳健, 对事物理解敏捷, 行走时身体摇晃, 肩背肌肉丰满, 为人处世有气魄, 对钱财不看重, 但对自己缺乏信心, 善思多虑, 处理问题决断明晰, 颜面红润, 个性急躁, 常有短寿和暴病而亡的现象。[应对季节上,]能耐受春夏的温热, 不耐受秋冬的寒凉, 容易感受寒冷之邪而生病, 为手少阴心经的表现形式, 其具有为人真实、讲求实效的特征。[禀火气可分为左右上下四类:]左

之人，比于右手太阳，太阳之下慆慆然[10]。右徵之人，比于右手太阳，太阳之上鲛鲛然[11]。质判之人，比于左手太阳，太阳之下支支颐颐然[12]。

之上方的质徵人，属于左手太阳经之类，具有为人轻浮、见识肤浅的特征。右之下方的少徵人，属于右手太阳经之类，具有善动而多疑的特征。右之上方的右徵人，属于右手太阳经之类，具有跃跃欲试而不甘落后的特征。左之下方的质判人，属于左手太阳经之类，具有怡然自得而无忧无愁的特征。

注释

1 **徵**（zhǐ）：五音之一，属火。

2 **赤帝**：传说中的上古帝王炎帝。南方色红为赤帝，所以是形容火形的人皮肤呈现赤色。

3 **广𦙫**（yǐn）：掌背部的肌肉宽广。

4 **疾心**：对事物理解敏捷。

5 **有气**：这里指有气魄。

6 **轻才**：指对钱财看得很轻。

7 **少信**：指缺乏信心。

8 **核核然**：真实的意思。

9 **肌肌然**：形容人见识短浅。

10 **慆**（tāo）**慆然**：形容人多疑。

11 **鲛**（jiāo）**鲛然**：踊跃的意思。

12 **支支颐颐然**：形容怡然自得无忧愁。

原文

土形之人，比于上宫[1]，似于上古黄帝。其为人黄色，圆面，大头，美肩背，大腹，美股胫，

译文

土形人，属于土音的上宫，如同上古中土的黄帝。土形人的面容呈黄色，脸部宽圆，头大，肩背肌肉匀称丰厚，腹部宽大，股胫健美，手足偏小，肌肉偏多，

小手足，多肉，上下相称，行安地，举足浮，安心，好利人，不喜权势，善附人也。能秋冬不能春夏，春夏感而病生，足太阴敦敦然[2]。太宫之人，比于左足阳明，阳明之上婉婉然[3]。加宫之人，比于左足阳明，阳明之下坎坎然[4]。少宫之人，比于右足阳明，阳明之上枢枢然[5]。左宫之人，比于右足阳明，阳明之下兀兀然[6]。

身体上下匀称，行走稳健，步履轻盈，内心安静，善于助人，不趋权势，善于团结人。[应对季节上，]耐受秋冬的寒凉，不耐受春夏的温热，容易感受温热之邪而生病，为足太阴脾经的表现形式，其具有诚实敦厚的特征。[禀土气可分为左右上下四类：]左之上方的太宫人，属于左足阳明经之类，具有柔顺而平和的特征。左之下方的加宫人，属于左足阳明经之类，具有端庄持重而乐观的特征。右之上方的少宫人，属于右足阳明经之类，具有言语圆润而婉转的特征。右之下方的左宫人，属于右足阳明经之类，具有独立奋进而用心的特征。

注释

1 **宫：**五音之一，属土。

2 **敦敦然：**诚实敦厚的样子。

3 **婉婉然：**平和、柔顺的样子。

4 **坎坎然：**端庄持重的样子。

5 **枢枢然：**言语圆润婉转的样子。

6 **兀兀然：**用心的样子。

原文

　　金形之人，比于上商[1]，似于白帝[2]。其为人方面，白色，小头，小

译文

　　金形人，属于金音的上商，如同西方的白帝。金形人的面容呈白色，脸部方形，头小，肩背狭窄，腹部窄小，手足偏

肩背，小腹，小手足，如骨发踵外[3]，骨轻[4]，身清廉，急心，静悍[5]，善为吏。能秋冬不能春夏，春夏感而病生，手太阴敦敦然[6]。钛商之人，比于左手阳明，阳明之上廉廉然[7]。左商之人，比于左手阳明，阳明之下脱脱然[8]。右商之人，比于右手阳明，阳明之上监监然[9]。少商之人，比于右手阳明，阳明之下严严然[10]。

小，足跟发达结实，身体坚劲，清正廉洁，个性急躁，能动能静，动则强悍，善于做小吏。[应对季节上，]耐受秋冬的寒凉，不耐受春夏的温热，容易感受温热之邪而生病，为手太阴肺经的表现形式。其具有坚贞不屈的特征。[禀金气可分为左右上下四类：]左之上方的钛商人，属于左手阳明经之类，具有廉洁自好而不贪婪的特征。左之下方的左商人，属于左手阳明经之类，具有美俊舒展而潇洒的特征。右之上方的右商人，属于右手阳明经之类，具有明察秋毫而分辨是非的特征。右之下方的少商人，属于右手阳明经之类，具有严肃而庄重的特征。

注释

1 **商：** 五音之一，属金。

2 **白帝：** 神话中的上天五帝之一。西方色白为白帝，所以是形容金形的人皮肤呈现白色。

3 **骨发踵外：** 踵，跟骨。此句意为跟骨发达结实。

4 **骨轻：** 轻，矫健。骨轻指骨体似金一样坚劲有力。

5 **静悍：** 形容其人能静能动，动则刚悍。

6 **敦敦然：** 形容坚贞不屈的样子。

7 **廉廉然：** 廉洁自好的样子。

8 **脱脱然：** 潇洒的意思。

9 **监监然：** 明察是非的样子。

10 **严严然：** 严肃庄重的样子。

水形之人，比于上羽[1]，似于黑帝[2]。其为人黑色，面不平[3]，大头，廉颐[4]，小肩，大腹，动手足，发行摇身，下尻[5]长，背延延然[6]，不敬畏[7]，善欺绐人[8]，戮死。能秋冬不能春夏，春夏感而病生，足少阴汗汗然[9]。大羽之人，比于右足太阳，太阳之上颊颊然[10]。少羽之人，比于左足太阳，太阳之下纤纤然[11]。众之为人，比于右足太阳，太阳之下洁洁然[12]。桎之为人，比于左足太阳，太阳之上安安然[13]。是故五形之人二十五变者，众之所以相欺者是也。(《灵枢·阴阳二十五人》)

水形人，属于水音的上羽，如同北方的黑帝。水形人的皮肤呈黑色，面部不平，头大，脸颊宽阔，肩部狭窄，腹部宽大，手足好动，走路时身体摇摆，尻尾拖长，脊背较长，不恭敬待人，善于欺骗他人，容易遭到戮杀。[应对季节上，]耐受秋冬的寒凉，不耐受春夏的温热，容易感受温热之邪而生病，为足少阴肾经的表现形式，其具有为人心胸宽广的特征。[禀水气可分为左右上下四类：]右之上方的大羽人，属于右足太阳经之类，具有怡然自得的特征。左之下方的少羽人，属于左足太阳经之类，具有性情郁闷不舒的特征。右之下方的左羽人，属于右足太阳经之类，具有洁身自好的特征。左之上方的右羽人，属于左足太阳经之类，具有泰然自若的特征。因此，木、火、土、金、水的五形人拥有二十五种变化，虽具有各自的禀赋和特征，但又相互交融。

注释

1 **羽:** 五音之一，属水。

2 **黑帝:** 神话中的上天五帝之一。北方色黑为黑帝，所以形容水形的人皮肤呈现黑色。

3 **面不平:** 面部多凹陷皱纹。

4 **廉颐：**廉，菱形。颐，口角后腮之下的部位。

5 **尻：**屁股。

6 **延延然：**形容很长的样子。

7 **敬畏：**恭敬。

8 **善欺绐(dài)人：**好欺骗人。绐，欺哄。

9 **汗汗然：**形容水面广大无际的样子，这里比喻心胸宽广。

10 **颎颎然：**得意的样子。

11 **纡纡然：**迂曲的意思，这里形容性情不直爽。

12 **洁洁然：**安静的样子。

13 **安安然：**形容泰然自若的样子。

原文	译文

原文

黄帝曰：何谓重阳之人¹？

岐伯曰：重阳之人，熇熇高高²，言语善疾，举足善高，心肺之藏气有余，阳气滑盛而扬，故神动而气先行。

黄帝曰：重阳之人而神不先行者，何也？

岐伯曰：此人颇有阴者也。

黄帝曰：何以知其颇有阴也？

岐伯曰：多阳者多喜，多阴者多怒，数怒者易解，

译文

黄帝说：怎样才能判断阳气偏盛的人？

岐伯说：阳气偏盛的人，性格热情爽朗，像火一样炽热，说话利索，趾高气昂，抬足而行，心肺的脏气有余，阳气滑利充盛激扬，所以精神易于冲动而神气先行。

黄帝说：阳气偏盛的人，其神气不先行，是为什么呢？

岐伯说：这种人多是阳中有阴的缘故。

黄帝说：怎么知道这种人多有阴气呢？

岐伯说：阳气多的人多表现出乐观，阴气多的人多表现出恼怒，常发怒

故曰颇有阴,其阴阳之离合难,故其神不能先行也。(《灵枢·行针》)

而又消解得快,所以是阳中有阴,这种人阴阳不易协调,[阳被阴滞,]所以神气不能先行。

注释

1 **重阳之人**:指阳气偏盛之人。

2 **熇(hè)熇高高**:比喻重阳之人性格热情、高昂不屈的样子。熇熇,火热炽盛的样子。高高,形容人不卑不屈的样子。

原文

黄帝问于少师曰:余尝闻人有阴阳,何谓阴人,何谓阳人?

少师曰:天地之间,六合之内,不离于五,人亦应之,非徒一阴一阳而已也,而略言耳,口弗能遍明也。

黄帝曰:愿略闻其意,有贤人圣人,心能备而行之乎?

少师曰:盖有太阴之人,少阴之人,太阳之人,少阳之人,阴阳和平之人。凡五人者,其态不同,其筋骨气血各不等。

黄帝曰:其不等者,可得闻乎?

译文

黄帝问少师说:我曾经听说人有阴与阳两种类型,什么是阴性的人?什么是阳性的人?

少师答道:在天地之间,四方上下之内,万物存在都离不开"五"数,人也与"五"相应,而非只局限于一阴一阳,这也只是概略的解读,具体是很难全部说清楚的。

黄帝说:希望扼要地讲给我听听,比如贤人和圣人的德性与德行兼备而囊括其中呢?

少师说:这大致分为太阴、少阴、太阳、少阳、阴阳和平五种类型的人。这五类人的形态不同,且筋骨的强弱、气血的盛衰也各不相等。

黄帝说:这五类人的不相等之处,可以给我说说吗?

少师曰：太阴之人，贪而不仁，下齐湛湛[1]，好内而恶出[2]，心抑[3]而不发，不务于时，动而后之[4]，此太阴之人也。少阴之人，小贪而贼心，见人有亡，常若有得，好伤好害，见人有荣，乃反愠怒[5]，心疾而无恩[6]，此少阴之人也。太阳之人，居处于于[7]，好言大事，无能而虚说，志发于四野[8]，举措不顾是非[9]，为事如常自用[10]，事虽败而常无悔，此太阳之人也。少阳之人，谛谛[11]好自贵，有小小官，则高自宣，好为外交而不内附，此少阳之人也。阴阳和平之人，居处安静，无为惧惧，无为欣欣，婉然从物[12]，或与不争，与时变化，尊则谦谦，谭而不治[13]，是谓至治。(《灵枢·通天》)

少师说：太阴型的人是贪而不仁，表面谦恭，却善于作伪，收受他人东西而不愿意付出，心情多抑制而不外露，不屑于时务，在别人背后使动作的伎俩，此是太阴之人。少阴型的人是喜贪小利而心术不正，看到别人遭受损失，常常表现出自己有所得一般，喜欢攻击和伤害别人，看到别人有荣誉，反感到恼怒，心怀嫉妒而薄情寡义，此是少阴之人。太阳型的人是处处张扬，喜欢夸夸其谈，好说大话，能力不足，却言过其实，好高骛远，草率行事，自以为是，做事屡遭失败，却不知悔改，此是太阳之人。少阳型的人是办事精细，自尊自贵，稍有官职，则夸张自吹，喜欢出头露面，却不愿默默无闻地埋头工作，此是少阳之人。阴阳和平的人是安静自处，心安理得而无所畏惧，没有过分的喜乐，顺从时势，遇事不起争端，与时俱进，谦让对人，以德服人，具有至高的治理才能 [，此是阴阳和平之人]。

注释

1 **下齐湛湛：**意为表面谦恭，其实是善于作伪。下齐，谦下整齐。湛湛，深藏不露。

2 **好内而恶出：**形容只进不出。内，拿进、贪得。

3 **心抑：**心情多抑制而不外露。

4 **动而后之：**一切动作都要随人之后，以观利害。

5 **愠怒：**恼怒，愤怒。

6 **心疾而无恩：**因为心怀妒忌而忘记了恩惠，有忘恩负义的意思。

7 **于于：**自得貌。

8 **志发于四野：**这里形容好高骛远。

9 **举措不顾是非：**即举止率性，行事草率，不考虑是非。

10 **为事如常自用：**指所作所为平常，但却自信心很强，自以为很高超。为事，所作所为。自用，指自信心很强。

11 **谝谛（shì dì）：**形容办事精细，不草率行事。

12 **婉然从物：**意为能顺从时势的变化。婉，顺。

13 **谭而不治：**用说服的方法以德服人。谭，通"谈"。

第十三章

导读

《黄帝内经》进一步根据人体的形态功能和心理特征划分体质类型。如，《灵枢·论勇》依据人体脏气的强弱，禀性的勇怯，再结合体态、生理特征，把人的体质分为勇敢之人和怯弱之人两类，《灵枢·逆顺肥瘦》将人分为肥人、瘦人、肥瘦适中人三类体质，《灵枢·卫气失常》又将肥人分为膏型、脂型、肉型三种体质类型，并对每一类型人在气血多少、体质强弱等生理差别方面皆做了比较细致的描述。

原文

黄帝曰：愿闻人之白黑、肥瘦、少长，各有数乎？

岐伯曰：年质壮大，血气充盈，肤革坚固，因加以邪，刺此者，深而留之，此肥人也。广肩腋，项肉薄，厚皮而黑色，唇临临然[1]，其血黑以浊，其气涩以迟，其为人也，贪于取与。刺此者，深而留之，多益其数也。

黄帝曰：刺瘦人奈何？

岐伯曰：瘦人者，皮薄色少，肉廉廉然[2]，薄唇轻言，其血清气滑，易脱于气，易损于血。刺此者，浅而疾之。

黄帝曰：刺常人奈何？

岐伯曰：视其白黑，各为调之，其端正敦厚者，其血气和调，刺此者，无失常数也。

黄帝曰：刺壮士真骨[3]者奈何？

译文

黄帝说：我想听听人的皮肤黑白、形体胖瘦、年龄长幼在针刺方面有法度吗？

岐伯回答说：年青厚实健壮，气血充实盈满，皮肤表里坚固，感受外邪之时，针刺人体要深且留针时间长，这是指肥壮的人。宽阔的肩腋部，瘦薄的项部肌肉，粗厚的皮肤，肤色黝黑，肥大的口唇，血紫黑而厚浊，气滞不滑利而迟缓，禀性好胜，慷慨施予，针刺人体要深且留针时间长，且增多针刺的次数。

黄帝问：针刺瘦人又如何呢？

岐伯说：瘦人的皮肤薄脆，肤色浅淡，肌肉瘦薄，口唇较薄，语声轻浅，血清而稀，气滑而急，易于脱气和耗血，针刺人体要浅且出针迅速。

黄帝问：针刺不肥不瘦人的方法如何呢？

岐伯说：辨别肤色的黑白，分别对之进行施治。身材挺直厚实者，气血和调，针刺人体不要违背常规的刺法。

黄帝问：针刺形体强壮、骨骼坚硬的人又如何呢？

岐伯说：针刺形体强壮、骨骼坚硬

岐伯曰：刺壮士真骨，坚肉缓节，监监然[4]，此人重[5]则气涩血浊，刺此者，深而留之，多益其数；劲[6]则气滑血清，刺此者，浅而疾之。

黄帝曰：刺婴儿，奈何？

岐伯曰：婴儿者，其肉脆，血少气弱，刺此者，以毫针浅刺而疾发针，日再可也。（《灵枢·逆顺肥瘦》）

的人，这样的人肌肉结实，关节滑利，属于坚实有力的表现。这种人的性情多持重，体内气滞涩而血浊重，针刺人体要深且留针时间长，且增加针刺的次数；对于性情轻劲好动的人，气滑而急，血清而稀，针刺人体应浅而出针迅速。

黄帝问：针刺婴儿又如何呢？

岐伯说：婴儿的肌肉柔嫩，血少气弱，针刺人体应选用毫针浅刺而出针快，一天可针刺两次。

注释

1 **临临然**：形容口唇肥大的样子。
2 **廉廉然**：肌肉瘦薄、骨骼外露的样子。
3 **真骨**：坚硬的骨骼。
4 **监监然**：坚实有力的样子。
5 **重**：喜静而不好动。
6 **劲**：轻劲好动而不喜静。

原文

黄帝曰：四时之风，病[1]人如何？

少俞曰：黄色薄皮弱肉者，不胜春之虚风[2]；白色薄皮弱肉者，不胜夏之虚风；青色薄皮弱肉者，

译文

黄帝问：一年四季的风邪侵袭人体，损伤身体的情况有何不同呢？

少俞回答说：面色发黄，皮肤消薄，肌肉柔弱，[常常是脾气不足，]经受不了春季邪风的侵入；面色发白，皮肤消薄，肌肉柔弱，[常常是肺气不足，]经

不胜秋之虚风；赤色薄皮弱肉，不胜冬之虚风也。

黄帝曰：黑色不病乎?

少俞曰：黑色而皮厚肉坚，固不伤于四时之风。其皮薄而肉不坚，色不一者，长夏至而有虚风者，病矣。其皮厚而肌肉坚者，长夏至而有虚风，不病矣。其皮厚而肌肉坚者，必重感于寒，外内皆然，乃病。

黄帝曰：善。

受不了夏季邪风的侵入；面色发青，皮肤消薄，肌肉柔弱，[常常是肝气不足，]经受不了秋季邪风的侵入；面色发红，皮肤消薄，肌肉柔弱，[常常是心气不足，]经受不了冬季邪风的侵入。

黄帝问：面色发黑的人就不会受邪风侵入而发病吗?

少俞回答说：面色发黑，皮肤厚实，肌肉发达，[常常是肾气充盛，]固然不会受到四时的邪风侵入。皮肤消薄，肌肉不坚，面色变化多端，长夏时感受邪风就易于发病。皮肤厚实，肌肉结实，即使到了长夏而遭遇邪风，也不会发病。皮肤厚实，肌肉结实，必定在寒邪多次侵入人体，又感受邪风，内外相合才会生病。

黄帝说：讲得好。

注释

1 **病：**损伤。

2 **虚风：**非当令之风，指四季致病的邪风。

原文

黄帝曰：夫人之忍痛与不忍痛者，非勇怯之分也。夫勇士之不忍痛者，见难则前，见痛则止；夫怯士之忍痛者，闻

译文

黄帝问：人体忍受疼痛与否不是依据勇敢与怯懦进行区分的。有胆气的人不能忍耐疼痛，却能临危不惧而挺身向前，只是感受到疼痛时退缩不前；怯懦的人能忍耐疼痛，知难而退且惶恐不

难则恐，遇痛不动。夫勇士之忍痛者，见难不恐，遇痛不动。夫怯士之不忍痛者，见难与痛，目转面盼[1]，恐不能言，失气惊，颜色变化，乍死乍生。余见其然也，不知其何由，愿闻其故。

少俞曰：夫忍痛与不忍痛者，皮肤之薄厚，肌肉之坚脆缓急之分也，非勇怯之谓也。

黄帝曰：愿闻勇怯之所由然。

少俞曰：勇士者，目深以固，长衡[2]直扬，三焦理横，其心端直，其肝大以坚，其胆满以傍。怒则气盛而胸张，肝举而胆横，眦裂而目扬，毛起而面苍，此勇士之由然者也。

黄帝曰：愿闻怯士之所由然。

少俞曰：怯士者，目大而不减[3]，阴阳相失，其焦理纵，髑骺[4]短而小，肝系缓，其胆不满而纵，肠

安，却在疼痛面前毫不动摇。有胆气且能忍耐疼痛的人，不仅临危不惧，而且也能忍受疼痛。怯懦且不能耐受疼痛的人，在危难和疼痛面前皆表现的畏缩不前，惶恐不言，惊慌失魂，颜面变色，痛不欲生。我看到如此情景，不知为何这般，想听听其中的缘故。

少俞回答说：忍耐疼痛与否，是依据皮肤的厚薄，肌肉的坚脆以及缓急不同，不是依据有胆气或怯懦来决定。

黄帝问：我想知道人有胆气或怯懦原因。

少俞回答说：有胆气的人，两目深沉而坚定，前额阔大，眉毛竖起而长直，胸腔肌肉坚实而纹理横向，心脏位置端正而垂直，肝脏硕大而坚实，胆汁充盈而旁及他处。发怒时，怒气冲天，盛气凌人，胸廓扩张，肝气上举，胆气横溢，目瞪环视，目光逼人，汗毛竖起，面色苍青，这就是一个人称为有胆气的基本原因。

黄帝又问：我想听听怯懦的人的表现。

少俞回答说：怯懦的人，眼睛虽大却缺少神采，阴阳不调和，胸腔肌肉柔弱而纹理竖向，胸骨剑突短小，肝脏缓弱，胆汁不充盈而虚瘪，肠胃挺直少有

胃挺[5]，胁下空。虽方大怒，气不能满其胸，肝肺虽举，气衰复下，故不能久怒，此怯士之所由然者也。（《灵枢·论勇》）

弯曲，胁下空虚不实。虽有大发雷霆时，怒气不能盈满胸中，肝肺虽然由怒气向上逆举，但很快怒气衰减，而又重新下降，所以不能长时间地保持怒气，这就是一个人被认为怯懦的根据。

注释

1 **盼**(xì)：斜视。

2 **衡**：眉上部位，即前额。

3 **减**：作"缄"，有封藏的意思。

4 **髑骬**(hé yú)：鸠尾骨。

5 **挺**：直。

原文

黄帝问于伯高曰：人之肥瘦大小寒温，有老壮少小，别之奈何？

伯高对曰：人年五十已上[1]为老，二十已上为壮，十八已上[2]为少，六岁已上为小。

黄帝曰：何以度知其肥瘦？

伯高曰：人有肥[3]、有膏[4]、有肉[5]。

黄帝曰：别此奈何？

伯高曰：䐃肉[6]坚，

译文

黄帝问伯高道：人体的肥与瘦，身材的大与小，身体的寒与温，以及年龄的老、壮、少、小，是如何区别的呢？

伯高回答说：年龄在五十岁以上的称为老年，二十岁以上的称为壮年，十八岁以下的称为少年，六岁以上的称为小儿。

黄帝问：以什么标准评判人体的肥与瘦呢？

伯高说：人有脂、膏、肉三种类型的体质。

黄帝问：如何鉴别这三种体质呢？

伯高说：肩、肘、髀、膝等部高起的

皮满者，肥；䐃肉不坚，皮缓者，膏；皮肉不相离[7]者，肉。

肌肉丰厚坚实，而皮肤丰满的为脂；肌肉不够坚实，而皮肤松缓的为膏；皮肉相连结实，没有分离的为肉。

注释

1 **已上**：即以上。

2 **已上**：这里应为"已下"，即"以下"。

3 **肥**：肌肉肥厚、健壮的人。

4 **膏**：肌肉松懈的一类人。

5 **肉**：脂肪肥厚的胖人。

6 **䐃（jùn）肉**：肌肉的高起部，指肩、肘、髀、膝等部高起的肌肉。

7 **不相离**：不相分离，形容皮肉坚实。

原文

黄帝曰：身之寒温[1]何如？

伯高曰：膏者其肉淖[2]，而粗理者身寒，细理者身热。脂者其肉坚，细理者热，粗理者寒。

黄帝曰：其肥瘦大小奈何？

伯高曰：膏者，多气而皮纵缓[3]，故能纵腹垂䐃[4]。肉者，身体容大[5]。脂者，其身收小[6]。

黄帝曰：三者之气血

译文

黄帝问：人体寒温的不同又如何区别呢？

伯高说：膏型的人肌肉松弛而濡润，腠理粗疏的易多寒，腠理细密的易多热。脂型的人肌肉结实，腠理细密的易多热，腠理粗疏的易多寒。

黄帝问：人体肥瘦与大小的关系是如何呢？

伯高说：膏型人的气充足，皮脂宽纵弛缓，腹部肌肉松软下垂。肉型人的体形宽大，肌肉结实。脂型人的肌肉也坚实，身形却较小。

黄帝问：这三种类型人的气血多少

多少何如?

伯高曰:膏者多气,多气者热,热者耐寒。肉者多血,则充形,充形则平。脂者,其血清,气滑少,故不能大。此别于众人[7]者也。

1 **寒温:** 指两种不同的体质。

2 **肉淖**(nào)**:** 意为肌肉松弛而濡润。淖,湿润。

3 **纵缓:** 弛缓松软。

4 **纵腹垂腴:** 意为人体肥膏多而腹部肌肉松软下垂。腴,脂肥。

5 **容大:** 肌肉坚而体大。

6 **收小:** 肌肉坚实而小。

7 **众人:** 即常人。

原文

黄帝曰:众人奈何?

伯高曰:众人皮肉脂膏不能相加[1]也,血与气不能相多[2],故其形不小不大,各自称其身,命曰众人。

黄帝曰:善。治之奈何?

伯高曰:必先别其三形,血之多少,气之清浊,而后调之,治无失常经[3]。是故膏

如何区别呢?

伯高说:膏型的人,气充身热,能够耐寒。肉型的人,血盛充养形体,形体充盈而平和。脂型的人,血清气少,形体偏小。这是区别于普通人的基本情况。

译文

黄帝问:普通人的情况如何呢?

伯高说:普通人的皮、肉、脂、膏都相对均平,血与气的比量相对平衡,形体大小匀称,合于自身,这是普通人的情况。

黄帝说:讲得好。如何对这三种类型人进行治疗呢?

伯高说:首先分辨出三种类型人的不同,注意血的多少、气的清浊,然后进行调治,依据人体气血运行规

人，纵腹垂腴；肉人者，上下容大；脂人者，虽脂不能大者。（《灵枢·卫气失常》）

律进行治疗。膏型人的形体宽肥腹肉下垂，肉型人的形体匀称宽大，脂型人的形体小而脂多。

注释

1 **不能相加：**皮肉脂膏在众人身上不能增加到肥大程度。
2 **不能相多：**气与血比量相等，不会偏多于哪一方面。
3 **无失常经：**卫气不失去正常的循行规律。

第十四章

导读

　　《黄帝内经》还根据脏腑功能（形态结构、大小偏正等）来辨体质与疾病的关系，形成了体病相关的认识。

原文

　　五藏者，固有小大、高下、坚脆、端正、偏倾者；六府亦有小大、长短、厚薄、结直、缓急。凡此二十五者，各不同，或善或恶，或吉或凶，请言其方。

　　心小则安，邪弗能伤，易

译文

　　五脏有大小、高低、坚脆、端正与偏斜的不同；六腑也有大小、长短、厚薄、曲直和缓急的区分。这二十五种现象各不相同，内含着善恶与吉凶的分别，请允许我加以说明。

　　心脏小，神气收敛，安定不惊，

伤以忧；心大则忧不能伤，易伤于邪。心高则满于肺中，悗而善忘，难开以言；心下则藏外，易伤于寒，易恐以言。心坚则藏安守固；心脆则善病消瘅热中。心端正则和利难伤；心偏倾则操持不一，无守司也。

肺小则少饮，不病喘喝[1]；肺大则多饮，善病胸痹、喉痹[2]、逆气。肺高则上气，肩息、咳；肺下则居贲迫肺，善胁下痛。肺坚则不病咳上气；肺脆则苦病消瘅易伤。肺端正则和利难伤；肺偏倾则胸偏痛也。

外邪不能伤及，但易伤于内忧；心脏大，内忧不易伤及，[但心气外驰，]易被外邪所伤。心脏高，因满实上迫于肺，[造成肺气壅滞，心肺相连，心气也不通畅，]带来烦闷不舒而健忘，[心主言，肺主声，心肺之窍阻塞，]难以善言开导；心脏低，心气卑下易于外散，易受于寒邪，也易被言语恐吓。心脏坚实，脏气安定，守固如磐[，外邪不能伤害]；心脏脆弱，易患消瘅内热[，多引起内伤病]。心脏端正，心气血和顺，邪气不能伤及；心脏偏斜，心气不能固守如平，也就无有定见。

肺脏小，水饮少停滞，不易犯喘息病；肺脏大，水饮多停滞，易患胸痹、喉痹及气逆等呼吸类的病。肺脏高，[肺叶伸张不利，]气机上逆，易犯因气逆引起的抬肩而喘息、咳嗽的病；肺脏低，向下接近横膈，以致胃脘上迫于肺，造成胁下疼痛。肺脏坚实，不易患气逆向上的咳病；肺脏脆弱，易患消瘅病，也易被邪气伤及。肺脏端正，肺气调和通畅，不易被外邪所伤；肺脏偏斜，易会出现胸胁偏痛。

注释

1 **喘喝：**形容喘息声粗、呼吸困难的样子。

2 **喉痹：**喉中如有阻隔、呼吸不畅的一种病证。

　　肝小则藏安，无胁下之病；肝大则逼胃迫咽，迫咽则苦膈中[1]，且胁下痛。肝高则上支贲切，胁悗，为息贲；肝下则逼胃，胁下空，胁下空则易受邪。肝坚则藏安难伤；肝脆则善病消瘅，易伤。肝端正则和利难伤；肝偏倾则胁下痛也。

　　脾小则藏安，难伤于邪也；脾大则苦凑䏚[2]而痛，不能疾行。脾高则䏚引季胁而痛；脾下则下归于大肠；下加于大肠则藏苦受邪。脾坚则藏安难伤；脾脆则善病消瘅易伤。脾端正则和利难伤；脾偏倾则善满善胀也。

　　肾小则藏安难伤；肾大则善病腰痛，不可以俯仰，易伤以邪。肾高则苦背膂痛，不可以俯仰；肾下则腰尻痛，不可以俯仰，为狐疝。肾坚则不病腰

　　肝脏小，魂气安宁，没有胁下疼痛等病症；肝脏大，向上迫及胃脘，又连及咽部，易患胸膈痞满，造成胁下疼痛。肝脏高，向上迫于隔膜，并连及胁部，造成胁肋满闷的息贲病；肝脏低，逼于胃脘部，造成胁下不实，易被邪气伤及。肝脏坚实，脏气安定，不易被邪气伤及；肝脏脆弱，易患消瘅病，也易被邪气所伤。肝脏端正，肝气疏泄条达，不易被邪气伤及；肝脏偏斜，容易出现胁下疼痛。

　　脾脏小，意气安定，不易被外邪所伤；脾脏大，胁下空软处疼痛，不能快步行走。脾脏高，胁下空软处牵引季胁作痛；脾脏低，向下临近大肠，易被邪气伤及。脾脏坚实，脏气安定，不易被邪气伤及；脾脏脆弱，易患消瘅病，也易被邪气所伤。脾位端正，脾气运化有力，不易被邪气所伤；脾位偏斜，易生胀满。

　　肾脏小，志气安和，不易被邪气伤及；肾脏大，易患腰痛病，不能俯仰，易被邪气所伤。肾脏高，背部、脊梁骨便常会疼痛，不能俯仰；肾脏低，腰尻部疼痛，也不能俯仰，易患狐疝病。肾脏

背痛；肾脆则善病消瘅易伤。肾端正则和利难伤；肾偏倾则苦腰尻痛也。（《灵枢·本藏》）

坚实，不易患腰背疼痛的病；肾脏脆弱，易患消瘅病，易被邪气所伤。肾脏端正，肾气充足，不易被邪气所伤；肾脏偏斜，易患腰尻疼痛。

注释

1 膈(gé)中：一种以饮食难下为主要表现的病证。

2 䏚(miǎo)：胁下空软处。

运气学说

第四编

运气学说是《黄帝内经》理论中的重要组成部分，它通过"法天则地"的形式对自然变化进行体悟和推理，以五运六气作为解释工具，不仅揭示出自然变化节律和运行规律，而且把气候—物候—人体生命活动现象视作"气交"产生的复杂多样的生命流布形式。进而言之，它以天人相应为基点，以"气一元论"的宇宙存在及其变化的整体论为视域，把自然气候变化与生物生命现象相统一，运思出以阴阳五行理论为基础的推演和预测模式，来探讨气候变化与人体生理、病理以及疾病预防和治疗的关系。

第十五章

导读

　　宇宙不仅以气为基本构成要素，而且以气化形式来展现自己的存在样态。宇宙气化现象就是运气变化，内含着遵循合于自然规律性的"天度""气数"，有着太过与不及"非常而变"的更替变化现象。

原文

　　天气清净，光明者也，藏德不止，故不下也。天明则日月不明，邪害空窍，阳气者闭塞，地气者冒明，云雾不精，则上应白露不下。交通不表，万物命故不施，不施则名木多死。恶气不发，风雨不节，白露不下，则菀槁不荣[1]。（《素问·四气调神大论》）

译文

　　春夏秋冬四时之气宁静安定、守常自正，则昌明盛大，是因其蕴含着天道无为的品德而运行不息，所以能长久持续下去。如果天气彰明昭著、显耀自己，[不再清净，]则日月就会循行错乱，[失去法度，]那么邪乘虚窍而入，阳气闭塞不通，大地昏蒙不明，云雾弥漫而不能上升，地气就不能上应天气，露水也不能下降。[这样，]天地之气不交，万物的生命就不能延续了，如此巨大的树木也会死亡。污浊之气被蒙蔽不散，风雨没有节制，白露当下不下，草木就会枯槁。

注释

1 菀槁不荣：此句意为如果四时之气不符合时令运行，草木就会枯萎（不荣）。菀，指紫菀，这里泛指植物。

原文

黄帝问曰：余闻天以六六[1]之节，以成一岁，人以九九制会[2]，计人亦有三百六十五节，以为天地久矣，不知其所谓也？

岐伯对曰：昭[3]乎哉问也，请遂言之。夫六六之节，九九制会者，所以正天之度、气之数也。天度者，所以制日月之行也；气数者，所以纪化生之用也。天为阳，地为阴；日为阳，月为阴。行有分纪[4]，周有道理[5]，日行一度，月行十三度而有奇[6]焉，故大小月三百六十五日而成岁，积气余而盈闰矣。立端[7]于始，表正于中[8]，推余于终，而天度毕矣。

译文

黄帝问道：我听说天以六个甲子运行构成一年，地以九九之法配合天道，人也有三百六十五节，虽已听说天地运行不息，但不知其中的道理。

岐伯回答说：问得很高明啊！请让我具体谈谈。六六之节和九九之法，是合于天度和气数的。天度，是规定日月运行的；气数，是记载宇宙化生机理的。天属阳，地属阴；日属阳，月属阴。日月运行可划为一定的区域和度数，环周的运行有一定的轨道，每日行周天一度，月行十三度而有余数，所以大月与小月加起来共为三百六十五天而为一年，[然而因月份的不平均，有的月份气节不足，]累积有余的节气，产生了"闰月"一说。[那如何计算呢？]先确定一年的初始节气，然后根据圭表的日影变化规则，以推定日月运行的时令节气，按照天道规律来推算节气的盈余，直到岁末，那么整个天度的变化规律就可以全部计算出来了。

注释

1 **六六：**六个甲子。六十日为一甲子，是为一节。

2 **人以九九制会：**地以九九之法与天道会通。此处"人"当为"地"，后文中即作"地以九九制会"。

3 **昭：**明白。

4 **分纪：**天体所划分的区域和度数。

5 **周有道理：**意为日月环周的运行有一定的轨道。周，环周。道理，轨道的意思。

6 **奇：**余数。

7 **立端：**岁首。

8 **表正于中：**意为以圭表测量日影的长短变形，计算日月的运度，来校正时令节气。表，指圭表，古代天文仪器。

原文

帝曰：余已闻天度矣，愿闻气数何以合之？

岐伯曰：天以六六为节，地以九九制会。天有十日[1]，日六竟而周甲[2]，甲六复而终岁，三百六十日法也。夫自古通天者，生之本，本于阴阳。其气九州九窍，皆通乎天气，故其生五，其气三，三而成天，三而成地，三而成人，三而三之，合则为九。九分为九野[3]，九野

译文

黄帝说：我已听到天度规律，还想明白气数是如何与天度相合呢？

岐伯说：天以六六之数为节度，地以九九之法合于天道。天有甲、乙、丙、丁、戊、己、庚、辛、壬、癸十干，即十日，十日循环六次为六十日而成一个周甲，周甲重复六次为三百六十日为一年，这是一年的计算方法。自远古以来，天被认为是生命的根本，而这个根本就是天之阴阳。天之气通于地的九州和人的九窍，这衍生出五种情况：阴阳依据盛衰消长变化而各分为三，三气合而成为天，三气合而成为地，三气合而成为人，三三合

为九藏，故形藏四，神藏五，合为九藏以应之也。

帝曰：余已闻六六九九之会也，夫子言积气盈闰，愿闻何谓气？请夫子发蒙解惑焉。

岐伯曰：此上帝所秘，先师传之也。

帝曰：请遂闻之。

岐伯曰：五日谓之候，三候谓之气，六气谓之时，四时谓之岁，而各从其主治焉。五运相袭[4]，而皆治之，终期[5]之日，周而复始，时立气布[6]，如环无端，候亦同法。故曰：不知年之所加[7]，气之盛衰，虚实之所起，不可以为工矣。（《素问·六节藏象论》）

气而成为九气。九气在地为九野，在人体为九脏，四个形脏，五个神脏，合成九脏，以对应天气。

黄帝说：我已听了六六九九配合规则，你说的气有余而出现闰月，我想知道是什么气？请启发我的蒙昧，解除我的疑惑！

岐伯说：这是先帝秘藏的经典，先师又传承下来。

黄帝说：请详尽地讲讲。

岐伯说：五日是为一候，三候称为一个节气，六气是为一时，四时称为一岁，一年四时各随五行的更替而有各自的当旺之气。五行的木、火、土、金、水次第递进承袭，都有循环管治之时，也都有歇息之时，一年之中循环往复，时布节气，如环无端，节气的分候有着同样的推算道理。所以说：不知各年主客气加临、节气的盛衰和虚实的变化等，就不能称得上为一个好医生。

注释

1 **天有十日**：指天干。十日即指甲、乙、丙、丁、戊、己、庚、辛、壬、癸十个天干。

2 **日六竟而周甲**：指十个天干与十二个地支相合，凡六十日为一甲子。

3 **九野**：九州。

4 **袭**：承袭。

5 **期**(jī)：周年。

6 **时立气布**：岁立四时，时布节气。

7 **不知年之所加**：各年主客气加临之期。

<table>
<tr><td>

原文

　　天以六为节，地以五为制。周天气者，六期为一备；终地纪者，五岁为一周。君火以明，相火以位，五六相合，而七百二十气为一纪，凡三十岁；千四百四十气，凡六十岁而为一周，不及太过，斯皆见矣。（《素问·天元纪大论》）

　　帝曰：其升降何如？

　　岐伯曰：气之升降，天地之更用[1]也。

　　帝曰：愿闻其用何如？

　　岐伯曰：升已而降，降者谓天；降已而升，升者谓地。天气下降，气流于地；地气上升，气腾于天。故高下相召，升降相因，而变作矣。

　　帝曰：善。寒湿相

</td><td>

译文

　　天以六气为节律，地以五行为制定。环绕天之气是以六年为一循环；终始地之气是以五年为一环周。[从递进循环论的角度看，]君火之政奉天行于上，相火禀命于君火而位于下，[二者各司其职，]五运与六气互合，形成七百二十节气，称为一纪，共是三十年；若形成一千四百四十节气，共是六十年，被称为一周。[通过节气的推导，可以获知]运气的太过和不及，一切都显得一目了然。

　　黄帝问：气的升降怎么样呢？

　　岐伯说：气的升降是天气和地气互相作用的结果。

　　黄帝问：我想听听二者的互相作用是如何的？

　　岐伯说：升到一定程度后便要下降，下降是天气运动的趋势；降到一定程度后便要上升，上升是地气运动的趋势。天气下降，气就流下于地；地气上升，气就蒸腾于天。所以天气和地气的交互呼应，上升和下降的互为因果或动因，这样便产生各种变化。

</td></tr>
</table>

遭[2]，燥热相临[3]，风火相值[4]，其有闻乎？

岐伯曰：气有胜复，胜复之作，有德[5]有化，有用[6]有变，变则邪气居之。

黄帝说：好。寒气与湿气相遇，燥气与热气相守，风气与火气相当，会有一定的间隙吗？

岐伯说：六气都有相对亢盛的胜气和胜极必反的复气，胜气和复气的反复运作，气有本质的属性与生化的性能，有常规的功用与异常的变化，而异常的变化会引起邪气。

注释

1 更用：这里指相互作用。

2 遭：作"遇"解。

3 临：作"守"解。

4 值：作"当"解。

5 德：指体用的"体"，有"根本"之意。

6 用：指体用的"用"，有"施行"之意。

原文

帝曰：何谓邪乎？

岐伯曰：夫物之生从于化，物之极[1]由乎变，变化之相薄，成败之所由也。故气有往复，用有迟速，四者之有，而化而变，风之来也。

帝曰：迟速往复，风所由生，而化而变，故因盛衰之变耳。成败倚伏[2]

译文

黄帝问：什么是邪气？

岐伯说：万物生成是由化而来，万物生长到极点而发生转化，变与化的相互作用关系，构成宇宙万物生成与毁败的根本原因。所以气就有趋前与返回的存在形式，作用就有迟缓与迅速的态势，四种现象产生了化和变，由此带来风气的变化。

黄帝说：迟速进退是产生风气的原因，[因风气为六气之首，可承载着六气的变化，]进而发生六气的有化有变现象，游乎中，何也？

岐伯曰：成败倚伏生乎动，动而不已，则变作矣。

帝曰：有期乎？

岐伯曰：不生不化，静之期也。

帝曰：不生化乎？

岐伯曰：出入废则神机化灭，升降息则气立孤危。故非出入，则无以生长壮老已；非升降，则无以生长化收藏。是以升降出入，无器不有。故器者生化之宇，器散则分之，生化息矣。故无不出入，无不升降，化有小大，期有近远。四者之有而贵常守，反常则灾害至矣。故曰无形无患，此之谓也。

帝曰：善。有不生不化乎？

归根究底是由气的盛衰变化引起。[那么，] 生成和毁败互为因果的原因是什么呢？

岐伯说：生成与毁败互因的关键在于六气的运动，运动不止，变化随而发生。

黄帝说：运动有停止的时候吗？

岐伯说：没有生，没有化，就是相对静止的时期。

黄帝说：万物没有生与化吗？

岐伯说：[万物的产生都以生生不息为特质，被称为"神机"，同时万物的存在又都依赖于气化的作用，名曰"气立"。] 气化的出入功能衰竭，意味着"神机"毁灭，气机的升降作用停止，意味着"气立"危亡。因此说，缺乏气化的出入，便不会有万物的产生、生长、壮实、衰败与灭亡；缺失气机的升降，便不会有万物的生成、生长、运化、敛收与闭藏。所以，升降出入是任何物不可能不具有的特质。因而任何物都是生化的所在，如果形体不存在了，[就没有了升降出入，] 生化之机也就停止了。因此说，任何物无不存有出入升降之机，没有不出不入不升不降的，物之存在仅仅有生化的大小不同和时间的早晚区别。升降出入贵在持守常态化，如果出现反常现象，就要发生灾殃。所以说，[所谓的祸患是以万物的形态为载体的，] 若离开物的具体存在，也就没有灾患而言，就是这个认识。

黄帝说：好。有没有不生不化的呢？

岐伯曰：悉乎哉问也！与道合同，惟真人也。

帝曰：善。(《素问·六微旨大论》)

岐伯说：您问得真详尽啊！那些能够顺任自然规律变化的只有"真人"呀。

黄帝说：讲得好。

原文

黄帝问曰：五运更治，上应天期，阴阳往复，寒暑迎随，真邪相薄，内外分离，六经波荡，五气顷移，太过不及，专胜兼并[1]，愿言其始，而有常名，可得闻乎？

岐伯稽首再拜对曰：昭乎哉问也！是明道也。此上帝所贵，先师传之，臣虽不敏，往闻其旨。

帝曰：余闻得其人不教，是谓失道，传非其人，慢泄天宝。余诚菲德，未足以受至道，

译文

黄帝问道：五运交替治理，与六气运行规律相应，内含着阴阳的往返、寒暑的往来循行，在人体中表现为正邪相搏、表里疏离、六经动变。[无论是天体还是人体，]五气出现互相倾移的变化，带来太过、不及和专胜以及二气兼并的现象，我想引起这种现象起始的道理，有没有与之固定性的名称进行解释，能讲讲吗？

岐伯叩拜行礼后回答说：您问得很高明！这是应该明达的道理，它是远古帝王珍藏，并由先师们传授下来的，我虽不够聪颖，却能获得其中的基本要旨。

黄帝道：我听说能够传教的人而不传授，便是失去道义，若传授给无觉解的人，类似于亵渎大道精神。我诚然才德浅薄，不足以领悟至高无上的道理，然而民众们都哀叹自己不能胜任此项工作，希望您能

然而众子哀其不终，愿夫子保于无穷，流于无极，余司其事，则而行之奈何？

岐伯曰：请遂言之也。《上经》[2]曰：夫道者上知天文，下知地理，中知人事，可以长久，此之谓也。

帝曰：何谓也？

岐伯曰：本气位也，位天者，天文也；位地者，地理也；通于人气[3]之变化者，人事也。故太过者先天，不及者后天，所谓治化而人应之[4]也。（《素问·气交变大论》）

确保大道传于世，流传千古，我立志传播医道，遵循规则行事，您看如何？

岐伯说：请让我具体言之。《上经》说：领悟医道的人能够上知天文、下知地理、中知人事，且能长久传承下去，就是这个道理。

黄帝又问：这又如何理解呢？

岐伯说：问题的根本就是推求气化的分治 [，即天地人三气各自的职责]。天气位于上，主管天文气象；地气位于下，主管地理物产；人气位于中，通晓人事变化。所以说，[气化的现象有太过与不及，] 太过的是气未至时而至，不及的是气已至时而迟至。因而岁运的变化有常有变，是与人的气血运行、病治安危有息息相应的关系。

注释

1 **专胜兼并：**一气独盛，叫作"专胜"，专胜为太过。二气相兼称为"兼并"，并有吞并、侵占的意思，兼并为不及。例如木气太过，则乘土侮金，是"专胜"，反之，如果木气不及，则受土侮金乘，是"兼并"。

2 **《上经》：**古书名，现在已经遗失。

3 **通于人气：**五运居中，司人气的变化，所以说通于人气。

4 **治化而人应之：**六气的变化会影响五运，五运主人气的变化，所以人应之。如四时之气，先天时而至及后天时而至，就是岁运的变化，与人的气血运行、病治安危都有息息相应的关系。治化，指六气的变化。

原文

帝曰：天地之数，终始奈何？

岐伯曰：悉乎哉问也！是明道也。数之始，起于上而终于下。岁半之前，天气主之；岁半之后，地气主之；上下交互，气交主之，岁纪毕矣。故曰位明[1]，气月可知乎，所谓气[2]也。

帝曰：余司其事，则而行之，不合其数，何也？

岐伯曰：气用[3]有多少，化洽[4]有盛衰，衰盛多少，同其化也。（《素问·六元正纪大论》）

译文

黄帝问道：天气与地气变化蕴含着运数机理，周而复始的原理是如何呢？

岐伯回答说：您问得真详细呀！这是领悟大道的精髓。天气与地气的变化机理之数，是始于天气而终于地气的演变过程。一年中的上半年，由代表天气的司天主管；一年中的下半年，由代表地气的在泉主管；司天与在泉相互交融，由气交的本气、标气、中气以及上临、下临主管，一年的气化规律就是如此演绎的。所以说，明晰了天气与地气的运行规律，六气在每年所主的一气包括太过、不及等也就清楚了，这就是所谓的气交。

黄帝问道：我负责这项工作，并遵循气交原则践行之，有时不完全符合实际的气化现象，为什么呢？

岐伯回答说：气交的作用（即气化现象）有多有少，气交的过程（即六气与五运的化合）有盛有衰，气机的盛衰多少的不同，意味着同化的存在。

注释

1 **位明**：指天气、地气运行有一定的移易之数，有着上下左右之位。故《内经》有"君火以明，相火以位"的说法。

2 **气**：这里指天气、地气气交。

3 **气用**：六气之用。

4 **化洽**：六气与五运相合之化。

第十六章

导读

运气学说是以阴阳、五行交互作用和互为制约作为工具进行推演的，蕴含着天地生化之道的气化格局。一方面，气化既有三阴三阳六经的时间系统，又有数量大小多少的推演原理，三阴三阳离则为三，合则为一，而有着开、阖、枢的道理；另一方面，运气变化既有十天干纪年化为五运，分为地之阴阳，成为地纪地气，又有十二地支纪年化为六经，分为天之三阴三阳，成为天期天气，天干与地支相合成六十甲子，每年干支相合，运气加临，一年运气则定，此为知常达变的大道理。

原文

帝曰：善言始者，必会于终，善言近者，必知其远。是则至数极而道不惑，所谓明矣。愿夫子推而次之，令有条理，简而不匮，久而不绝，易用难忘，为之纲纪，至数之要，愿尽闻之。

鬼臾区[1]曰：昭乎

译文

黄帝说：[把握事物的关键是，]善于谈及初始，必能领悟或推及到终结，善于谈及浅近，必然要了解深远。如此，运气的精深微妙的道理或事理虽很深远，但对于大道并不迷惑，这就是意味着已经明晰。请您进一步推演之，使其更加具有条理，简洁明了而又不显得匮乏，永久传递而不致绝亡，简单易行而难以忘怀，提纲挈领而有序，至理扼要而深微，我想详细地听听。

鬼臾区说：您的问题很显明，道理很高

哉问！明乎哉道！如鼓之应桴，响之应声也。臣闻之：甲己之岁，土运统之；乙庚之岁，金运统之；丙辛之岁，水运统之；丁壬之岁，木运统之；戊癸之岁，火运统之。

帝曰：其于三阴三阳，合之奈何？

鬼臾区曰：子午之岁，上见少阴；丑未之岁，上见太阴；寅申之岁，上见少阳；卯酉之岁，上见阳明；辰戌之岁，上见太阳；巳亥之岁，上见厥阴。少阴所谓标也，厥阴所谓终也。厥阴之上，风气主之；少阴之上，热气主之；太阴之上，湿气主之；少阳之上，相火主之；阳明之上，燥气主之；太阳之上，寒气主之。所谓本也，是谓六元。

帝曰：光乎哉道！明乎哉论！请著之玉版，藏之金匮，署[2]曰《天元纪》。（《素问·天元纪大论》）

明啊！好像用鼓槌敲鼓立刻得到响声一般，又像声音发出即可得到回响一样。我听说：甲己年是以土运主管，乙庚年是以金运主管，丙辛年是以水运主管，丁壬年是以木运主管，戊癸年是以火运主管。

黄帝说：这以三阴三阳来解释，与运气的相合关系如何呢？

鬼臾区说：子午年，少阴君火司天；丑未年，太阴湿土司天；寅申年，少阳相火司天；卯酉年，阳明燥金司天；辰戌年，太阳寒水司天；巳亥年，厥阴风木司天。[年支阴阳的次序是始于子，终于亥，周期循环，生生不息，]少阴是起点，厥阴是终点。[若按三阴三阳的分类划分标准看，]厥阴司天，风气主管；少阴司天，热气主管；太阴司天，湿气主管；少阳司天，相火主管；阳明司天，燥气主管；太阳司天，寒气主管。这是三阴三阳的本气，所以称为六元。

黄帝说：道理多么昭然啊！论述多么高明啊！我将把它印刻于玉版上，珍藏于金匮里，题名为《天元纪》。

注释

1 **鬼臾区**：传说上古医家，相传为黄帝之臣，曾佐黄帝发明五行，详论脉经，于难经究尽其义理，以为经论。

2 **署**：题名。

原文

黄帝坐明堂，始正天纲[1]，临观八极[2]，考建五常[3]，请天师而问之曰：论言天地之动静，神明为之纪；阴阳之升降，寒暑彰其兆。余闻五运之数于夫子，夫子之所言，正五气之各主岁尔，首甲定运，余因论之。鬼臾区曰：土主甲己，金主乙庚，水主丙辛，木主丁壬，火主戊癸。子午之上，少阴主之；丑未之上，太阴主之；寅申之上，少阳主之；卯酉之上，阳明主之；辰戌之上，太阳主之；巳亥之上，厥阴主之。不合阴阳，其故何也？

岐伯曰：是明道也，此天地之阴阳也。夫数

译文

黄帝坐在正殿里，开始校正天体运行法则，观看八方地形，研究五行运气循行的规律，请天师岐伯到来，并向他询问道：以前的医论中曾论及天地的动静变化是以神明之理为秩序，阴阳升降是以寒暑的更替为征象。我也从您那里听过五运变化的规律，所讲的仅是五运之气各主一年，以甲年开始定运，其余的以此推论。鬼臾区认为：土运主甲己年，金运主乙庚年，水运主丙辛年，木运主丁壬年，火运主戊癸年。子午年是少阴司天，丑未年是太阴司天，寅申年是少阳司天，卯酉年是阳明司天，辰戌年是太阳司天，巳亥年是厥阴司天。这些论述有的不合于阴阳之理，是什么缘故？

岐伯说：这是显明的大道，蕴藏在天地运气的阴阳变化之中。关于大道之数的可运演的道理，在于人体中的阴阳变化之理，是以人体的阴阳与天地阴阳之数的和合进行运数思维的。所谓的阴阳，是可以无限类推下去的，由十推至百，由百推之可数者，人中之阴阳也，然所合，数之可得者也。夫阴阳者，数之可十，推之可百，数之可千，推之可万。天地阴阳者，不以数推，以象之谓也。

及千，由千推到万，以至无穷。[实际上，]天地阴阳的变化之理，不是用数进行类推的，而是用天地万物之象的变化来推求的[，因为象蕴含着无限的数的信息]。

原文

帝曰：愿闻其所始也。

岐伯曰：昭乎哉问也！臣览《太始天元册》文，丹[1]天之气经于牛女[2]戊分，黅[3]天之气经于心尾[4]己分，苍天之气经于危室柳鬼[5]，素天之气经于亢氐昴毕[6]，玄天之气经于张翼娄胃[7]。所谓戊己分者，奎壁角轸[8]，则天地之门户也。夫候之所始，道之所生，不可不通也。

译文

黄帝说：我想听听运气学说的创始过程。

岐伯说：您的问题很昭明啊！我看过《太始天元册》文记载，赤色的气，横亘于牛、女二星宿及西北方的戊分；黄色的气，横亘于心、尾二星宿及东南方的己分；青色的气，横亘于危、室二星宿与柳、鬼二星宿之间；白色的气，横亘于亢、氐二星宿与昴、毕二星宿之间；黑色的气，横亘于张、翼二星宿与娄、胃二星宿之间。所谓戊己分是指奎、壁、角、轸四个星宿，[地球对着奎、壁二星宿时，正当秋分，白日渐短，气候渐寒，对着角、轸二星宿时，正当春分，白日渐长，气候渐暖，]是为天地阴阳变化的门户。这是运气推演的初始，生成天地大道运行规律，不可以不通晓。

帝曰：善。论言天地者，万物之上下，左右者，阴阳之道路，未知其所谓也。

岐伯曰：所谓上下者，岁上下见阴阳之所在也。左右者，诸上[9]见厥阴，左少阴，右太阳；见少阴，左太阴，右厥阴；见太阴，左少阳，右少阴；见少阳，左阳明，右太阴；见阳明，左太阳，右少阳；见太阳，左厥阴，右阳明。所谓面北而命其位，言其见也。

黄帝说：好。《天元纪大论》曾说过，天地为万物的上下，左右为阴阳的道路，不知道指的是什么。

岐伯说：所谓的"上下"是指某一年的司天与在泉，以确定阴阳的分布。"左右"是指以司天之位而定左右间气，厥阴司天，左间为少阴，右间为太阳；少阴司天，左间为太阴，右间为厥阴；太阴司天，左间为少阳，右间为少阴；少阳司天，左间为阳明，右间为太阴；阳明司天，左间为太阳，右间为少阳；太阳司天，左间为厥阴，右间为阳明。这种观点是人面向北方所定的推论。

注释

1　**丹**：赤色。

2　**牛女**：二星宿名，在北方，居天纬的癸位。

3　**黅**（jīn）：黄色。

4　**心尾**：二星宿名，在东方，居天纬的甲位。

5　**危室柳鬼**：四星宿名。危、室在北方，居天纬的壬位；柳、鬼在南方，居天纬的丁位。

6　**亢氐昴毕**：四星宿名。亢、氐在东方，居天纬的乙位；昴、毕在西方，居天纬的庚位。

7　**张翼娄胃**：四星宿名。张、翼在南方，居天纬的丙位；娄、胃在西方，居天纬的辛位。

8　**奎壁角轸**：四星宿名。奎、壁在西北方，居天纬的戊位；角、轸在东南方，居天纬的己位。

9 **诸上:** 指司天之位既定, 司天的左右间气自然而定。

帝曰: 何谓下?

岐伯曰: 厥阴在上, 则少阳在下, 左阳明, 右太阴。少阴在上, 则阳明在下, 左太阳, 右少阳。太阴在上, 则太阳在下, 左厥阴, 右阳明。少阳在上, 则厥阴在下, 左少阴, 右太阳。阳明在上, 则少阴在下, 左太阴, 右厥阴。太阳在上, 则太阴在下, 左少阳, 右少阴。所谓面南而命其位, 言其见也。上下相遘, 寒暑相临, 气相得[1]则和, 不相得[2]则病。

帝曰: 气相得而病者, 何也?

岐伯曰: 以下临上, 不当位也。

黄帝问: 什么是在泉?

岐伯说: 厥阴司天, 少阳在泉, 左间为阳明, 右间为太阴; 少阴司天, 阳明在泉, 左间为太阳, 右间为少阳; 太阴司天, 太阳在泉, 左间为厥阴, 右间为阳明; 少阳司天, 厥阴在泉, 左间为少阴, 右间为太阳; 阳明司天, 少阴在泉, 左间为太阴, 右间为厥阴; 太阳司天, 太阴在泉, 左间为少阳, 右间为少阴。这种观点是人面向南方所定的推论。司天和在泉互相交媾, 以此推演呈现寒暑之变, 若二气相生便属于平和, 相克就会生病。

黄帝问: 二气相生而又生病的, 是什么原因呢?

岐伯说: [人若违背自然规律, 是] 以下临上的表现, 属于不当其位 [, 所以也要生病]。

1 **相得:** 指彼此相生。
2 **不相得:** 指彼此相克。

原文

帝曰：动静何如？

岐伯曰：上者右行，下者左行，左右周天，余而复会也。

帝曰：余闻鬼臾区曰，应地者静。今夫子乃言"下者左行"，不知其所谓也，愿闻何以生之乎？

岐伯曰：天地动静，五行迁复，虽鬼臾区其上候而已，犹不能遍明[1]。夫变化之用，天垂象，地成形，七曜纬虚[2]，五行丽[3]地。地者，所以载生成之形类[4]也。虚者，所以列应天之精气[5]也。形精之动，犹根本之与枝叶也。仰观其象，虽远可知也。

帝曰：地之为下，否乎？

岐伯曰：地为人之下，太虚之中者也。

帝曰：冯[6]乎？

译文

黄帝问：天地运转的动静是怎样的？

岐伯说：天之气右旋向上而下行，地之气左旋向下而上行，[升极则降，降极则升，]形成左行和右行的周天循环，周而复始。

黄帝说：我听到鬼臾区说，对应于地之气是静止而不动的。现在您说的"下者左行"，我不明白为什么，想听听为何会这样运动呢？

岐伯说：天地是运动与静止的并存状态，内含着五行的迁移和往复现象。鬼臾区虽然洞察到天体运行，还未能对其有全面的了解。天地变化的显用，在于天体的日月星辰运转等象，大地承载着山川草木等有形物，日月五星循行于太空，五行之气附着于大地。因此，大地承载和孕生了各种各样的存在有形物，太空布列和互应着日月星体。大地的有形存在物与天体精气的日月五星运动相呼应，犹如根本和枝叶的关系。[虽然天地距离遥远，]但通过对天象的观察，尽管遥远，仍可知晓天体运行机理。

黄帝问：大地是不是居于下面呢？

岐伯说：大地是在人的下面，在太空之中。

岐伯曰：大气举之也。燥以干之，暑以蒸之，风以动之，湿以润之，寒以坚之，火以温之。故风寒在下，燥热在上，湿气在中，火游行其间，寒暑[7]六入，故令虚而生化也。故燥胜则地干，暑胜则地热，风胜则地动，湿胜则地泥，寒胜则地裂，火胜则地固矣。

黄帝说：大地在太空中依凭什么呢？

岐伯说：是太虚之气托浮着它。燥气使大地干燥，暑气使大地蒸发，风气使大地动变，湿气使大地润泽，寒气使大地坚硬，火气使大地温煦。这样，风寒居于下，燥热居于上，湿气位于中央，火气游于上下，一年的六气形成是以太虚之气化生万物为依据。[从气化偏盛的角度看，]燥气太过，大地就会干燥；暑气太过，大地就会炽热；风气太过，大地就会动变；湿气太过，大地就会泥泞；寒气太过，大地就会冻裂；火气太过，大地就会坚固。

注释

1 **遍明：**这里指彻底了解。

2 **七曜纬虚：**指日月五星循行于太虚。

3 **丽：**附着。

4 **形类：**指动植物或矿物类。

5 **天之精气：**指日月五星。

6 **冯：**通"凭"，依凭。

7 **寒暑：**一年。

原文

帝曰：天地之气，何以候之？

岐伯曰：天地之气，胜复[1]之作，不形于诊

译文

黄帝问：天气与地气的变化，脉诊上怎样观察呢？

岐伯说：天地之气的变化，主要在于司天与在泉的胜复气的发作，不能通过

也。《脉法》曰：天地之变，无以脉诊，此之谓也。

帝曰：间气[2]何如？

岐伯曰：随气所在，期于左右。

帝曰：期之奈何？

岐伯曰：从其气则和，违其气则病，不当其位者病，迭移其位者病，失守其位者危，尺寸反者死，阴阳交者死。先立其年，以知其气，左右应见，然后乃可以言死生之逆顺。（《素问·五运行大论》）

脉诊体现出来。《脉法》上说：天地之气的变化，从脉象上无法诊断，便是这个意思。

黄帝问：间气的应脉如何呢？

岐伯说：随着间气的位置，以应于左右手的脉搏去测知。

黄帝问：应脉的诊断如何呢？

岐伯说：脉气相应于运气的就平和，违逆于运气的就生病，脉象不在相应位置的会生病，转移到其他位置的会生病，见到相克脉象的会病情危重，尺脉与寸脉相反的就会死亡，阴阳脉互相交见的也会死亡。[进行推测之前，]首先要确立某年的运气，以测知六气变化以及与脉象相应情况，以左右间气来应脉推知，然后才可以依据病情逆顺推测生死。

注释

1 **胜复：** 五运六气在一年之中的相胜相制、先胜后复的相互关系。

2 **间气：** 间隔于司天在泉之中的气。

原文

帝曰：愿闻天道六六之节盛衰何也？

岐伯曰：上下有位，左右有纪。故少阳之右，阳明治之；阳明之右，太

译文

黄帝问：我希望听听天道六气六步的时序盛衰情况是怎样的？

岐伯说：上下六气有一定的位置，左右升降有一定的范围。所以少阳的右间，是阳明主治；阳明的右间，是太阳主治；

阳治之；太阳之右，厥阴治之；厥阴之右，少阴治之；少阴之右，太阴治之；太阴之右，少阳治之。此所谓气之标[1]，盖南面而待之也。故曰：因天之序，盛衰之时，移光定位，正立而待之，此之谓也。少阳之上，火气治之，中见厥阴；阳明之上，燥气治之，中见太阴；太阳之上，寒气治之，中见少阴；厥阴之上，风气治之，中见少阳；少阴之上，热气治之，中见太阳；太阴之上，湿气治之，中见阳明。所谓本也，本之下，中之见也，见之下，气之标也。本标不同，气应异象。（《素问·六微旨大论》）

太阳的右间，是厥阴主治；厥阴的右间，是少阴主治；少阴的右间，是太阴主治；太阴的右间，是少阳主治。这就是三阴三阳的六气之标，为面朝南方而进行推定。所以说：根据天体变化的顺序，六气盛衰情况，观察日影移动的刻度，以确定位置进行演绎，就是这个道理。[六气推演过程中，]少阳司天，火气主治，[少阳与厥阴互为表里，]厥阴为中见之气；阳明司天，燥气主治，[阳明与太阴互为表里，]太阴为中见之气；太阳司天，寒气主治，[太阳与少阴互为表里，]少阴为中见之气；厥阴司天，风气主治，[厥阴与少阳互为表里，]少阳为中见之气；少阴司天，热气主治，[少阴与太阳互为表里，]太阳为中见之气；太阴司天，湿气主治，[太阴阳明互为表里，]阳明为中见之气。这就是所谓的本气，本气之下是中气，中气之下是标气。由于本标不同，六气所反映的现象也不一样。

注释

1 **气之标**：三阴三阳为六气之标。

原文

帝曰：愿闻同化何如？

译文

黄帝问：我希望听听同化是怎么样的？

岐伯曰：风温春化同，热曛昏[1]火夏化同，胜与复同，燥清烟露秋化同，云雨昏暝埃长夏化同，寒气霜雪冰冬化同，此天地五运六气之化，更用盛衰之常也。

帝曰：五运行同天化[2]者，命曰天符，余知之矣。愿闻同地化[3]者何谓也？

岐伯曰：太过而同天化者三，不及而同天化者亦三，太过而同地化者三，不及而同地化者亦三，此凡二十四岁也。

岐伯回答说：风温之气与春天的木气同化，炎热熏闷之气与夏天的火气同化，胜气与复气也同化，干燥清凉雾露之气与秋天的金气同化，云雨昏蒙阴埃之气与长夏的土气同化，寒气霜雪冰雹之气与冬季的水气同化，这就是天地自然五运六气的气化现象，以及三阴三阳更替盛衰的一般规律。

黄帝问：岁运与司天之气相一致的就称为"天符"，我已经知道了。我还希望听听五运与在泉之气的同化如何？

岐伯回答说：岁运太过与司天之气同化的有三种现象，岁运不及与司天之气同化的有三种现象，岁运太过与在泉之运同化的有三种现象，岁运不及与在泉之气同化的有三种现象，一共加起来有二十四年。

注释

1 **昏：**通"瞀"，指烦闷。
2 **同天化：**岁运与司天之气一致。
3 **同地化：**岁运与在泉之气一致。

原文

帝曰：愿闻其所谓也。

岐伯曰：甲辰甲戌

译文

黄帝问：希望听您再谈谈为什么是这样？

岐伯回答说：甲辰、甲戌是为土运太

太宫下加[1]太阴，壬寅壬申太角下加厥阴，庚子庚午太商下加阳明，如是者三。癸巳癸亥少徵下加少阳，辛丑辛未少羽下加太阳，癸卯癸酉少徵下加少阴，如是者三。戊子戊午太徵上临[2]少阴，戊寅戊申太徵上临少阳，丙辰丙戌太羽上临太阳，如是者三。丁巳丁亥少角上临厥阴，乙卯乙酉少商上临阳明，己丑己未少宫上临太阴，如是者三。除此二十四岁，则不加不临[3]也。

帝曰：加者何谓？

岐伯曰：太过而加同天符，不及而加同岁会也。

帝曰：临者何谓？

岐伯曰：太过不及，皆曰天符，而变行有多少，病形有微甚，生死有早晏[4]耳。（《素问·六元正纪大论》）

过，下加太阴湿土在泉；壬寅、壬申是为木运太过，下加厥阴风木在泉；庚子、庚午是为金运太过，下加阳明燥金在泉，如此有三种现象。癸巳、癸亥是为火运不及，下加少阳相火在泉；辛丑、辛未是为水运不及，下加太阳寒水在泉；癸卯、癸酉是为火运不及，下加少阴君火在泉，如此有三种现象。戊子、戊午是为火运太过，上临少阴君火；戊寅、戊申是为火运太过，上临少阳相火；丙辰、丙戌是为水运太过，上临太阳寒水，如此有三种现象。丁巳、丁亥是为木运不及，上临厥阴风木；乙卯、乙酉是为金运不及，上临阳明燥金；己丑、己未是为土运不及，上临太阴湿土，如此有三种现象。除了这二十四年外，都是岁运与司天、在泉之气不临不加了。

黄帝问：岁运与在泉之气的相加呢？

岐伯回答说：太过的岁运与在泉之气相加，称为"同天符"，不及的岁运与在泉之气相加，称为"同岁会"。

黄帝又问：岁运与司天之气相临呢？

岐伯回答说：太过、不及的岁运与司天之气相临，均称为"天符"。只是会有运气变化的多少、病情的轻重以及生死的早晚的差别而已。

1 **下加：**下加于上为加，运与在泉同化，称为"下加"。

2 **上临：**上临于下为临，运与司天同化，称为"上临"。

3 **不加不临：**不加，指在泉与岁运不同。不临，指司天与岁运不同。

4 **早晏：**早晚。

第十七章

导读

运气学说的气化格局是以五行之间存在的生克、乘侮、制化、胜复等关系运演的，包含有亢害承制的理论，能够解释天地自然万物各种复杂的变化现象及其相互关系。如，各种正常的生化过程和自然现象，均有"承制"之理；阴阳五行的失常必然导致天地自然万物复杂系统的动态平衡遭受破坏，出现"亢则害"以及人体"害则败乱，生化大病"的现象。这种依据六气变化中太过与不及的现象，旨在揭示宇宙系统的内在调节机制。同理可证，用阴阳五行学说来认识和解释人体在宇宙大系统里的存在状态，能够呈现出一种动态平衡的生命之道。

原文

帝曰：善。愿闻地理之应六节气位何如？

岐伯曰：显明[1]之右，君火之位也；君火之右，退行一步，相火治之；复

译文

黄帝说：好。我想听听六气位置是怎样推理的呢？

岐伯说：日出[或春分]之时，右边为君火主治之位；[相火代君行事，故而]君火退行一步，右边为相火主治；再进一

行一步,土气治之;复行一步,金气治之;复行一步,水气治之;复行一步,木气治之;复行一步,君火治之。相火之下,水气承[2]之;水位之下,土气承之;土位之下,风气承之;风位之下,金气承之;金位之下,火气承之;君火之下,阴精承之。

帝曰:何也?

岐伯曰:亢则害,承乃制,制则生化[3],外列盛衰,害则败乱,生化大病。

步,为土气主治;再进一步,为金气主治;再进一步,为水气主治;再进一步,为木气主治;再进一步,为君火主治。[六气之间有着互相克制机理,相参制约。]相火的退却是以水气的制约相关,水气的退却是以土气的制约相关,土气的退却是以风气的制约相关,风气的退却是以金气的制约相关,金气的退却是以火气的制约相关,君火的退却是以阴精的制约相关。

黄帝问:这是为什么呢?

岐伯说:六气亢盛时就会有伤害,即刻要克制它,只有加以制约,才能维持正常的化生现象,六气盛衰互移互变,亢盛为害阻遏气机运化,造成化生紊乱,必生大病。

注释

1 **显明:** 指日正之卯正东方。

2 **承:** 这里指克制的意思。

3 **制则生化:** 指一克一生,则变化无穷。

原文

帝曰:盛衰何如?

岐伯曰:非其位[1]则邪,当其位[2]则正,邪则变甚,正则微。

帝曰:何谓当位?

译文

黄帝问:六气盛衰如何呢?

岐伯说:[其分为当其位和非其位两种现象,]非其位的气化现象是邪气,当其位的气化现象是正气,邪气变化致病严重,正气变化致病轻微。

岐伯曰：木运临卯，火运临午，土运临四季[3]，金运临酉，水运临子，所谓岁会[4]，气之平[5]也。

帝曰：非位何如？

岐伯曰：岁不与会也。

黄帝问：怎样称作当其位呢？

岐伯说：[中运与地支相会，]木运碰到卯年，火运碰到午年，土运碰到辰、戌、丑、未年，金运碰到酉年，水运碰到子年，这就是"岁会"，为气化和平之年。

黄帝问：不当其位如何呢？

岐伯说：中运之气不能与该年五行之气相会。

原文

帝曰：土运之岁，上见太阴；火运之岁，上见少阳、少阴；金运之岁，上见阳明；木运之岁，上见厥阴；水运之岁，上见太阳，奈何？

译文

黄帝说：[五运之气与司天之气同类而化合的关系，有]土运年的太阴司天，[即己丑、己未年，土湿同化；]火运年的少阳、少阴司天，[即戊寅、戊申、戊子、戊午年，火与暑热同化；]金运年的阳明司天，[即乙卯、乙酉年，金燥同化；]木运年的厥阴司天，[即丁巳、丁亥年，木风同化；]水运年的太阳司天，[即丙辰、丙戌年，水寒同化；]是怎样呢？

岐伯曰：天之与会[1]也。故《天元册》曰天符。

天符岁会何如？

岐伯曰：太一天符[2]之会也。

帝曰：其贵贱何如？

岐伯曰：天符为执法[3]，岁会为行令[4]，太一天符为贵人[5]。

帝曰：邪之中也奈何？

岐伯曰：中执法者，其病速而危；中行令者，其病徐而持[6]；中贵人者，其病暴而死。

岐伯说：这是司天之气与中运相会合。所以《天元册》中叫作"天符"。

[黄帝问：]既是"天符"又是"岁会"，是怎样呢？

岐伯说：这叫作司天、中运和地支完全相同的"太一天符"。

黄帝问：它们有何贵贱高下之别吗？

岐伯说：[作个比喻，]天符如同"执法"，岁会如同"行令"，太一天符如同"贵人"。

黄帝问：三者的邪气侵入而伤人发病有何区别呢？

岐伯说：执法之邪气犯人位于上，是为"天符"之邪所伤，发病迅速而危重；行令之邪气犯人位于下，是为"岁会"之邪所伤，病势缓慢而持久；贵人之邪气犯人而统乎上下，是为"太一天符"之邪所伤，发病急剧而多有死亡的危险。

注释

1 **天之与会**：指司天之气与运气相会合。

2 **太一天符**：指司天、中运与地支方位五行所属完全相同。

3 **执法**：比喻天符之气在上，如法执于上。

4 **行令**：比喻岁会之气在下，如下奉令而行。

5 **贵人**：比喻天符、岁会之气盛于上下，如贵人。

6 **持**：相持。

帝曰：位之易也何如？

岐伯曰：君位臣则顺，臣位君则逆，逆则其病近，其害速；顺则其病远，其害微。所谓二火也。

帝曰：善。愿闻其步何如？

岐伯曰：所谓步者，六十度而有奇，故二十四步积盈百刻而成日也。

帝曰：六气应五行之变何如？

岐伯曰：位有终始，气有初中[1]，上下[2]不同，求之亦异也。

帝曰：求之奈何？

岐伯曰：天气始于甲，地气始于子，子甲相合，命曰岁立，谨候其时，气可与期。（《素问·六微旨大论》）

黄帝问：时空位的变化怎样呢？

岐伯说：君位的客气居于臣位的主气之上，是生成关系而为顺；臣位的客气居于君位的主气之上，是克制关系而为逆。相逆的，病势快而急；相顺的，病势慢而轻。君火与相火的例子便是如此 [，客气是少阴君火，主气是少阳相火，是为顺，反之为逆]。

黄帝说：好。我想听听有关"步"是怎样的呢？

岐伯说：所谓"步"，就是一气运行六十日八十七刻半，在二十四步构成四年后所积二千一百刻而为二十一日。

黄帝问：六气与五行相应的变化是怎样的呢？

岐伯说：六气的节律和位移都是有始有终的，无不有着初始之气和兴盛之气，上下循环流动的不同，所以推求过程就有了差异。

黄帝问：如何推求呢？

岐伯说：天气以天干的"甲"开始，地气以地支的"子"开始，子与甲的干支交合，形成六十年的"岁立"，岁立后谨慎地推求气交情况和周期变化。

注释

1 初中：初，指初始，即气自始而渐盛。中，指兴盛，即气自盛而渐衰。

2 上下：这里指天气与地气。

原文

黄帝问曰：太虚寥廓，五运回薄[1]，衰盛不同，损益相从[2]，愿闻平气何如而名？何如而纪[3]也？

岐伯对曰：昭乎哉问也！木曰敷和[4]，火曰升明[5]，土曰备化[6]，金曰审平[7]，水曰静顺[8]。

帝曰：其不及奈何？

岐伯曰：木曰委和[9]，火曰伏明[10]，土曰卑监[11]，金曰从革[12]，水曰涸流[13]。

帝曰：太过何谓？

岐伯曰：木

译文

黄帝道：宇宙广阔无垠，五运循环不息，气化盛衰不同，损益随而有差别，我想听听五运中的平气，是怎样命名？怎样来识别的？

岐伯说：您问得真高明啊！木的平气称为"敷和"[，具有散布温和之气，利于万物荣华]；火的平气称为"升明"[，具有明朗而盛长之气，利于万物繁茂]；土的平气称为"备化"[，具有生化万物之气，利于万物具备形体]；金的平气称为"审平"[，有着宁静和平之气，利于万物结实]；水的平气称为"静顺"[，具有寂静和顺之气，利于万物归藏]。

黄帝问：五运不及会怎么样？

岐伯说：[如果不及，]木无阳和之气，称为"委和"[，导致万物萎靡不振]；火少温暖之气，称为"伏明"[，导致万物暗淡无光]；土无生化之气，称为"卑监"[，导致万物萎弱无力]；金无坚硬之气，称为"从革"[，导致万物质松无韧性]；水无封藏之气，称为"涸流"[，导致万物干枯无润泽]。

黄帝问：太过怎样？

岐伯说：[如果太过，]木过早地散布温和之气，称为"发生"[，导致万物提早发育]；火

曰发生[14]，火曰赫曦[15]，土曰敦阜[16]，金曰坚成[17]，水曰流衍[18]。（《素问·五常政大论》）

散布着强烈的火气，称为"赫曦"［，导致万物烈焰不安］；土有着浓厚坚实之气，称为"敦阜"［，反使万物不能成形］；金有着强硬之气，称为"坚成"［，导致万物刚直］；水有溢满之气，称为"流衍"［，导致万物漂流不能归宿］。

注释

1 **回薄：**回，转的意思。薄，通"迫"，迫近。

2 **损益相从：**由于盛衰不同，故损益随之而异。

3 **纪：**标志，辨别。

4 **敷和：**敷布协调。

5 **升明：**上升而明。

6 **备化：**无所不化生。

7 **审平：**和平清宁。

8 **静顺：**平静和顺。

9 **委和：**阳和之气委屈而少用。

10 **伏明：**明耀之气屈伏不显。

11 **卑监：**卑微监制。

12 **从革：**顺从而改变其形态。

13 **涸流：**藏气不足而源流干涸。

14 **发生：**宣发生气。

15 **赫曦：**炎暑炽盛貌。

16 **敦阜：**敦厚高阜。

17 **坚成：**过于刚硬。

18 **流衍：**广泛流布。

原文

帝曰：善。五运之气，亦复[1]

译文

黄帝道：好！五运也有复气

岁乎?

岐伯曰:郁极乃发,待时而作也。

帝曰:请问其所谓也?

岐伯曰:五常之气,太过不及,其发异也。

帝曰:愿卒闻之。

岐伯曰:太过者暴,不及者徐,暴者为病甚,徐者为病持。

帝曰:太过不及,其数何如?

岐伯曰:太过者其数成[2],不及者其数生[3],土常以生也。

吗?

岐伯回答说:五运之气郁结到极点就发生复气,等到一定的时机会发作。

黄帝问:请问是什么原因?

岐伯回答说:五运有太过与不及的差别,复气的发作也有不同。

黄帝说:希望能详尽地听听。

岐伯回答说:五运太过的,复气发作急暴;五运不及的,复气发作徐缓;发作急暴的,病情严重;发作徐缓的,症状持续时间长。

黄帝问:太过与不及,其蕴含的数如何?

岐伯回答说:太过的为成数,不及的为生数,土是常用生数。

原文

帝曰:其发也何如?

岐伯曰:土郁之发,岩谷震惊,雷殷[1]气交,埃昏黄黑,化为白气,飘骤高深,击石飞空[2],洪

译文

黄帝问:五气郁而发作怎样呢?

岐伯回答说:土运之气郁结而发作,岩石山谷震动惊见,雷声隆隆于气交之际,浑浊雨雾昏蒙,天地之间黄黑,大地湿气上升蒸化为白气,疾风暴雨降于高

水乃从，川流漫衍，田牧土驹[3]。化气乃敷，善为时雨，始生始长，始化始成。故民病心腹胀，肠鸣而为数后，甚则心痛胁，呕吐霍乱，饮发注下，胕肿身重。云奔雨府，霞拥朝阳，山泽埃昏。其乃发也，以其四气。云横天山，浮游生灭，怫[4]之先兆。

山深谷，冲击到山石上飞溅向空中，洪水随而暴发，泛滥于川谷中，大水退后，无数碎石像放牧的马散布于田野。正常化的湿化之气敷布，雨水按时而降，使得自然万物生、长、化、成。[湿气过胜，]这时候人体易患腹胀满、肠鸣，大便频数，甚至心痛，胁肋胀痛，呕吐霍乱，出现痰饮、泻下、浮肿、身重等病。云流变化迅疾而大雨不断，霞光积聚壅遏初升的太阳，山泽间浑浊雨雾昏蒙，这些表明土郁将要发作。土郁发作的时间多在四时交结之气。[湿气上腾，]云气横于天空山谷，或飘浮，或游动，或生成，或散失，此是郁积即将发作的先兆。

注释

1 **雷殷**：隆隆雷声。

2 **击石飞空**：形容大雨滂沱，冲击沙石。

3 **田牧土驹**：像群驹散牧于田野。

4 **怫**（fú）：蕴积将发。

原文

金郁之发，天洁地明，风清气切，大凉乃举，草树浮烟，燥气以行，霜雾数起，杀气来至，草木苍干，金乃有声。故民病咳逆，心胁

译文

金运之气郁结而发作，天气清爽，地气净明，风气凉而急切，秋凉来到，秋天的草木之上烟雾缭绕，燥气流行，时时雾气弥漫，肃杀之气应时而来，草木干枯凋零，发出秋风时鸣。[燥气过胜，]这时候人体易患咳嗽气逆，心胁胀满牵引少腹痛，容易出

满，引少腹，善暴痛，不可反侧，嗌干、面尘、色恶。山泽焦枯，土凝霜卤，怫乃发也，其气五。夜零[1]白露，林莽声凄，怫之兆也。

水郁之发，阳气乃辟，阴气暴举，大寒乃至，川泽严凝，寒雰[2]结为霜雪，甚则黄黑昏翳，流行气交，乃为霜杀，水乃见祥。故民病寒客心痛，腰脽痛，大关节不利，屈伸不便，善厥逆，痞坚腹满。阳光不治，空积沉阴，白埃昏暝，而乃发也，其气二火前后。太虚深玄，气犹麻散，微见而隐，色黑微黄，怫之先兆也。

现突然疼痛，身体不能转侧，咽喉干燥，面色如烟尘般的晦垢。山泽枯涸，地表凝结出霜卤样的白色物质，表明金郁将要发作。金郁发作多在五气当令之时，夜间降下白露，树林间发出凄凉的风声，此是郁积即将发作的先兆。

水运之气郁结而发作，阳气退避，阴气骤然而起，大寒降临，川泽之水凝结成坚冰，寒雾结为霜雪，甚至以气交形式生成黄黑昏暗的水气，成为霜杀之气，出现寒水结冰。[寒气过胜，]这时候人体易患伤寒病，心痛，腰臀部疼痛，大关节活动不灵，屈伸不利，常出现四肢逆冷，胸部痞满，腹部坚硬。阳气受遏不能发挥作用，阴霾之气积于空中，白色寒霜昏暗，这是水郁将发的现象。水郁发作在君、相二火当令前后，天空深远高冷，云气散乱如麻，隐约可见，色黑微黄，此是郁积即将发作的先兆。

注释

1 **零**：降。
2 **寒雰**（fēn）：如雾白气。

原文

木郁之发，太虚埃昏，云物以扰，大风乃至，

译文

木运之气郁结而发作，天空中云雾昏暗，云气扰动不息，狂风大作，屋顶被

屋发折木，木有变。故民病胃脘当心而痛，上支两胁，鬲咽不通，食饮不下，甚则耳鸣眩转，目不识人，善暴僵仆。太虚苍埃，天山一色，或气浊色，黄黑郁若，横云不起，雨而乃发也，其气无常。长川草偃，柔叶呈阴，松吟高山，虎啸岩岫，佛之先兆也。

火郁之发，太虚肿翳，大明[1]不彰，炎火行，大暑至，山泽燔燎，材木流津，广厦腾烟，土浮霜卤，止水[2]乃减，蔓草[3]焦黄，风行惑言，湿化乃后。故民病少气，疮疡痈肿，胁腹胸背，面首四支膜愤，胕胀，疡痱，呕逆，瘛疭骨痛，节乃有动，注下温疟，腹中暴痛，血溢流注，精液乃少，目赤心热，甚则瞀闷懊憹，善暴死。刻终大温，汗濡玄府，其乃发也，其气

掀，树木被折断，草木发生变异。[风气过胜，]这时候人体易患胃脘牵引心痛，向上支撑两胁，咽喉梗塞不通，饮食难以下咽，甚至出现耳鸣、头目晕眩，分辨不清，常会突然僵仆昏倒。天空雾霭弥漫，天空与山峦混为一色，或呈现出秽浊之色，黄黑郁滞于天空，像积云将要下雨，木郁发作的时间不固定。平川旷野的草木被风吹而倒伏，柔软的叶子背面向上展开，高山谷底松涛响起，山岩猛虎叫啸，此是郁积即将发作的先兆。

火运之气郁结而发作，天空中被昏蒙物障蔽，太阳光不显明，火炎流行，大暑来临，山谷和水泽之地像火烧火燎一样，树木被蒸烤得流出汁液，大厦上空升腾着云烟，地面有霜卤样物质，聚集的水减少，蔓草焦枯干黄，风热炽盛，扰乱心思，人们言语惑乱，湿化之气随即来到。[热气过胜，]这时候人体易患少气，疮疡痈肿，胁肋、胸腹、背部、头面、四肢胀满不适，生疮疡痱子，呕逆，筋脉抽搐，骨痛，关节抽动，泄泻，温疟，腹中急剧疼痛，出血不止，精液耗损，目赤，心热，甚至心中烦闷、昏晕等，容易突发死亡。每日百刻终尽后，温度突升，汗流不止，火郁发作时间多在四气之中。动极则静，阳极反阴，热极之后而湿气随之化成，出现花开时节又见河水

四。动复则静,阳极反阴,湿令乃化乃成。华发水凝,山川冰雪,焰阳午泽[4],怫之先兆也。

有怫之应而后报也,皆观其极而乃发也。木发无时,水随火也。谨候其时,病可与期。失时反岁,五气不行,生化收藏,政无恒也。

结冰、山川冰雪,中午时湖泽中出现焰阳之气,此是郁积即将发作的先兆。

五气之郁相应是有先兆,而后又出现报复之气,都以观察到郁极之时而有复气发作。木运之气郁结的发作时间不固定,水运之气郁结是在君火与相火主时前后发作。细心观察运气发作,就可以预测疾病发生的时间。如果不知时令和违逆岁气,五行之气就失其运行节律,生长化收藏的政令就失常了。

原文

帝曰:水发而雹雪,土发而飘骤,木发而毁折,金发而清明,火发而曛昧[1],何气使然?

岐伯曰:气有多少,发有微甚,微者当其气,甚者兼其下,征其下气而见可

译文

黄帝问:水运之气郁结发作时出现冰雹霜雪,土运之气郁结发作时出现飘风骤雨,木运之气郁结发作时出现树木毁坏折断,金运之气郁结发作时出现清净明朗,火运之气郁结发作时出现昏昧不洁,这些是由什么气造成的呢?

岐伯回答说:五运之气有多有少,五郁发作有轻有重,发作轻微的是合于本气,发作重的是兼见于其下承之气,观察下承之气的变

知也。

帝曰：善。五气之发，不当位者何也？

岐伯曰：命其差。

帝曰：差有数乎？

岐伯曰：后皆三十度而有奇也。

帝曰：气至而先后者何？

岐伯曰：运太过则其至先，运不及则其至后，此候之常也。

帝曰：当时而至者何也？

岐伯曰：非太过，非不及，则至当时，非是者眚也。

帝曰：善。气有非时而化者何也？

岐伯曰：太过者当其时，不及者归其己胜也。（《素问·六元正纪大论》）

化，就可知道发作的情况。

黄帝说：好！五运之气郁结发作没有对应在所主的时令，这是为什么？

岐伯回答说：运气郁结发作的时间有先后的差别。

黄帝问：这种差别可用数来认识吗？

岐伯回答说：运气郁结前后一般是三十日多点。

黄帝问：主时之气的到来有先后的不同，这为什么呢？

岐伯回答说：岁运太过，主时之气就先于时令而来；岁运不及，主时之气就晚于时令而来，这是气候变化的常态。

黄帝又问：岁运之气在正当时令来临的，这为什么呢？

岐伯回答说：五运既不太过又无不及，主时之气就会应时来临，如果不是这样，就会有灾祸发生。

黄帝说：好！气有不在其所主的时令而化的，为何呢？

岐伯回答说：气化太过，是以其所主的时令而化；气化不及，是表现为胜己之气所化。

注释

1 **嘿昧：**昏昧。

帝曰：六气之复何如？

岐伯曰：悉乎哉问也！厥阴之复，少腹坚满，裹[1]急暴痛，偃[2]木飞沙，倮虫不荣，厥心痛，汗发呕吐，饮食不入，入而复出，筋骨掉眩，清厥，甚则入脾，食痹而吐。冲阳绝，死不治。

少阴之复，燠热[3]内作，烦躁鼽嚏[4]，少腹绞痛，火见燔炳，嗌燥，分注[5]时止，气动于左，上行于右，咳，皮肤痛，暴瘖[6]心痛，郁冒不知人，乃洒淅恶寒，振慄谵妄，寒已而热，渴而欲饮，少气骨痿，隔肠[7]不便，外为浮肿，哕噫。赤气后化，流水不冰，热气大行，介虫不复，病痱胗疮疡，痈疽痤痔，甚则入肺，咳而鼻渊。天府绝，死不治。

黄帝问：六气报复引起人体发病会怎样呢？

岐伯说：您问得真详细啊！厥阴复气所致之病，会出现少腹部坚满，腹胁里拘急而暴痛。气候变化引起树木倒伏、沙土飞扬，导致倮虫不能繁育等。病变发生气厥心痛，出汗、呕吐，饮食不下，食入后而又吐出，筋脉抽痛，筋骨颤抖，目眩，手足逆冷，严重时风邪入脾，引起痹阻不通的食痹症，而食后即吐。如果冲阳脉绝，多属无法救治的死证。

少阴复气所致之病，会出现烦闷发热从心里发生，心烦躁，鼻堵塞，打喷嚏，小腹痉挛性疼痛，身体火势盛如焚烧，咽嗌干燥，大小便时下时止，火气生于左腹部而向上逆行于右侧，引起咳嗽，皮肤灼痛，突然失音，心痛，心神昏蒙而不省人事，继而寒战恶寒，谵语妄动，寒战之后又发热，口渴欲饮水，少气，骨蒸萎弱，肠道梗塞而大便不通，皮肤浮肿，呃逆嗳气。少阴火热之气后化，江河水不会结冰，热气随之大肆流行，介虫不蛰伏，人们发病多以痱疹、疮疡、痈、痤、痔等，甚至热邪入肺，引起咳嗽、鼻渊。如果天府脉绝，多属无法救治的死证。

注释

1 **裹：**这里指腹部。

2 **偃：**倒下。

3 **燠(yù)热：**烦闷发热。

4 **鼽(qiú)嚏：**鼻孔堵塞不通，打喷嚏。鼽，鼻孔堵塞。

5 **分注：**指大小便俱下。

6 **暴瘖(yīn)：**突然失音。瘖，同"喑"，哑。

7 **隔肠：**指肠如隔绝而不便泄。

原文

太阴之复，湿变乃举，体重中满，食饮不化，阴气上厥，胸中不便，饮发于中，咳喘有声，大雨时行，鳞见于陆，头顶痛重，而掉瘛[1]尤甚，呕而密默，唾吐清液，甚则入肾，窍写无度。太谿绝，死不治。

少阳之复，大热将至，枯燥燔焫，介虫乃耗，惊瘛咳衄，心热烦躁，便数憎风，厥气上行，面如浮埃，目乃瞤瘛，火气内发，上为口糜，呕逆，血溢血泄，发而为疟，恶寒鼓栗，寒极反热，嗌络焦

译文

太阴复气所致之病，会出现湿气病变的发生，身体沉重，胸腹满闷，饮食不易消化，浊气上逆，胸中不爽，水饮生于内，咳喘不断，大雨时常倾注，鱼类游上陆地，人们发病多以头顶痛而重，痉挛抽搐更加厉害，呕吐不止，神情默默，口吐清水，严重时湿邪入肾，泄泻频数没有节制。如果太谿脉绝而不动，多属无法救治的死证。

少阳复气，会出现大热将要来到，干燥灼热，介虫容易死亡。人们发病多以惊恐、痉挛、咳嗽、衄血，心烦躁热，小便频数，易怕风，厥逆之气上行，面色如同蒙上浮尘，眼睛也跳动不宁，火气内生会上为口舌生疮，呕逆，或吐血，或便血，发为疟疾，恶寒战栗，寒极转热，咽部干燥，渴欲饮水，小便色黄而赤，少

槁，渴引水浆，色变黄赤，少气脉萎，化而为水，传为胕肿，甚则入肺，咳而血泄。尺泽绝，死不治。

气，脉萎弱，热气蒸化为水病，转变为浮肿，甚则邪气入肺，咳嗽带血。如果尺泽脉绝而不动，多属无法救治的死证。

注释

1 瘛(chì)：指手脚痉挛、口眼歪斜的症状。

原文

阳明之复，清气大举，森木苍干，毛虫乃厉[1]。病生胠胁，气归于左，善太息，甚则心痛否满，腹胀而泄，呕苦咳哕，烦心，病在鬲中，头痛，甚则入肝，惊骇筋挛。太冲绝，死不治。

太阳之复，厥气上行，水凝雨冰，羽虫乃死。心胃生寒，胸膈不利，心痛否满，头痛善悲，时眩仆，食减，腰脽反痛，屈伸不便，地裂冰坚，阳光不治，少腹控睾，引腰脊，上冲心，唾出清水，及为哕噫，甚则入心，善忘善悲。神门绝，死不治。(《素问·至真要大论》)

译文

阳明复气，会出现清肃之气盛行，林木都苍老干枯，兽类多发疫病而死。人们发病多以胠胁部，燥气偏行于左侧，时时叹息，甚则有心痛、痞满、腹胀、泄泻，还有呕吐、咳嗽、呃逆、烦心，病在膈中，头痛，甚则邪气入肝，引起惊惧、痉挛。如果太冲脉绝而不动，多属无法救治的死证。

太阳复气，会出现寒气上行，水凝结成冰雪，禽类容易死亡。人们发病多以心胃生寒气，胸膈不爽，心痛、痞满，头痛，容易悲伤，时常会眩晕仆倒，纳食减少，腰椎疼痛，屈伸不利，地裂而冰厚坚，阳光不显温暖，人们发病多以小腹痛牵引睾丸，连及腰脊背，逆气上冲于心，唾出清水，呃逆嗳气，甚则邪气入心，善忘善悲。如果神门脉绝而不动，多属无法救治的死证。

注释

1 厉：这里指疫死。

第十八章

导读

标本从化是运气学说的核心内容之一，是指司天、在泉、左右四间气既定后，则风、热、火、湿、燥、寒六气之化便随之而定，上之六气为三阴三阳之本，下之三阴三阳为六气之标，而兼见于标本之间。具体言之，阴阳表里相通，标本同气，皆从本化；若标本异气，从本从标；阳明厥阴，从乎中气。

原文

黄帝问曰：五气交合，盈虚更作[1]，余知之矣。六气分治，司天地者，其至何如？

岐伯再拜对曰：明乎哉问也！天地之大纪，人神之通应也。

帝曰：愿闻上合昭昭，下合冥冥[2]奈何？

岐伯曰：此道[3]之所

译文

黄帝问：五运之气相互交合，太过与不及更替为用，我已经知晓了。六气在一年中分治司天与在泉，二气到来时的变化怎样呢？

岐伯再拜后回答说：问得多么高明啊！这是天地变化的大道，也是人体生命与天地变化相感应之理。

黄帝问：我希望听听上合于昭明的天道与下合于玄远的地理是如何呢？

岐伯说：这是自然规律所主宰，一

主，工之所疑也。

帝曰：愿闻其道也。

岐伯曰：厥阴司天，其化以风；少阴司天，其化以热；太阴司天，其化以湿；少阳司天，其化以火；阳明司天，其化以燥；太阳司天，其化以寒。以所临藏位，命其病者也。

帝曰：地化奈何？

岐伯曰：司天同候，间气皆然。

帝曰：间气何谓？

岐伯曰：司左右者，是谓间气也。

帝曰：何以异之？

岐伯曰：主岁者纪岁，间气者纪步也。

帝曰：善。岁主奈何？

岐伯曰：厥阴司天为风化，在泉为酸化，司气[4]为苍化，间气为动化。少阴司天为热化，在泉为苦化，不司气化，居气[5]为灼化。太阴司天为湿化，在泉为甘化，司气为黅化，间气为柔化。少阳司天为火化，在泉

般医生所迷惑不明的。

黄帝问：我想听听其中的道理。

岐伯说：厥阴司天，气从风化；少阴司天，气从热化；太阴司天，气从湿化；少阳司天，气从火化；阳明司天，气从燥化；太阳司天，气从寒化。根据客气所临的脏位，来命名疾病。

黄帝问：在泉之气化如何呢？

岐伯说：与司天的规律是同样的，间气也是如此。

黄帝问：间气又如何呢？

岐伯说：分管司天与在泉之左右的，被称为间气。

黄帝问：与司天与在泉有什么区别呢？

岐伯说：司天与在泉是主岁之气，共同主一年的气化，而间气主六步中的一步的气化。

黄帝问：很好！一年中的主气是怎样呢？

岐伯说：厥阴司天是为风化，在泉是为酸化，岁运是为苍化，间气是为动化。少阴司天是为热化，在泉是为苦化，岁运不司气化，间气是为灼化。太阴司天是为湿化，在泉是为甘化，岁运是为黅化，间气是为柔化。少阳司天是为火化，在泉是为苦化，岁运是为丹

为苦化，司气为丹化，间气为明化。阳明司天为燥化，在泉为辛化，司气为素化，间气为清化。太阳司天为寒化，在泉为咸化，司气为玄化，间气为藏化。故治病者，必明六化分治，五味五色所生，五藏所宜，乃可以言盈虚病生之绪也。

帝曰：厥阴在泉而酸化先，余知之矣。风化之行也，何如？

岐伯曰：风行于地，所谓本也，余气同法。本乎天者，天之气也；本乎地者，地之气也。天地合气，六节⁶分而万物化生矣。故曰：谨候气宜，无失病机⁷，此之谓也。（《素问·至真要大论》）

化，间气是为明化。阳明司天是为燥化，在泉是为辛化，岁运是为素化，间气是为清化。太阳司天是为寒化，在泉是为咸化，岁运是为玄化，间气是为脏化。所以作为治病的医生，必须辨明六气所司的气化，五味五色发生作用的原理，以及五脏的喜恶，然后才能对气化的太过与不及以及疾病的发生关系有头绪。

黄帝问：厥阴在泉是为酸化，我以前就明白了。风化运行又怎样呢？

岐伯说：风气行于地，这是本于地之气而为风化，其他火、热、湿、燥、寒五气也是这样。来源于太虚，是为天之气；来源于地域，是为地之气。天地之气相互融合，六节之气就有了划分，进而万物才能化生。所以说，要谨慎地观察气候的变化，不可错过疾病发生发展变化的机理，就是这个道理。

注释

1 **盈虚更作：**指五运之太过与不及交替作用。

2 **冥冥：**玄远。

3 **道：**这里指自然规律。

4 **司气：**指五运之气。

5 **居气：**即间气。

6 **六节：**即六步。

7 **病机:** 指疾病发生和发展的机理。

帝曰:六气标本,所从不同,奈何?

岐伯曰:气有从本者,有从标本者,有不从标本者也。

帝曰:愿卒闻之。

岐伯曰:少阳太阴从本,少阴太阳从本从标,阳明厥阴,不从标本,从乎中也。故从本者,化生于本;从标本者,有标本之化;从中者,以中气为化也。(《素问·至真要大论》)

黄帝问:六气的标本变化有所不同,是何种原因呢?

岐伯说:六气变化有从本化的,有从标化与本化的,有不从标化与本化的。

黄帝道:我想详细地了解其中的道理。

岐伯说:少阳、太阴二气是从本化,少阴、太阳二气既从本化又从标化,阳明、厥阴二气不从标本之化而从中气。所以,从本化的,是因病生于本气;从标化和从本化的,是因病发生于本气的和标气的;从中气的,是因病的发生源于中气。

第十九章

"至而至"与"至而不至"是解释运气太过与不及的机理,同时太过与不及又是认识运气推演的主要术语,也是辨证用药的重要根据。太过,指运气盛而有余；不及，指运气衰而不足。如在主运之化中，甲、丙、戊、庚、壬为五阳干，凡阳干之年，均属运气有余，为太过；乙、丁、己、辛、癸为五阴干，凡阴干之年，均属运气不足，为不及。

原文

帝曰：其有至而至[1]，有至而不至，有至而太过，何也？

岐伯曰：至而至者和；至而不至，来气不及也；未至而至，来气有余也。

帝曰：至而不至，未至而至如何？

岐伯曰：应则顺，否则逆，逆则变生，变则病。（《素问·六微旨大论》）

译文

黄帝道：[就六气与时节的关系来说，]或出现时节到了而气化随之来到，或出现时节到了而气化不能随之来到，或出现随着时节而到的太过现象，这是为何呢？

岐伯说：时节到了而气化随之来到，为和平之气；时节到了而气化不能随之来到，是本该来到的气化出现不及现象；先于时节而到来的气化，是气化有余。

黄帝问：时节到了而气化不能随之来到，先于时节而到来的气化，会是怎样的现象呢？

岐伯说：气化与时节相应的是顺，而不相应的是逆，逆便会出现反常态化的变异，变异就会生病。

注释

1 至而至：时节到了，而六气也随之来到。前一个"至"指时节到，后一个"至"指六气到。

原文

帝曰：五运之始，如环无端，其太过不及何如？

岐伯曰：五气更立[1]，

译文

黄帝问：五运周而复始，循行无端，太过与不及是怎样的呢？

岐伯说：五行之气更迭主时，各自

各有所胜[2]，盛虚之变，此其常也。

帝曰：平气何如？

岐伯曰：无过者也。

帝曰：太过不及奈何？

岐伯曰：在经有也。

帝曰：何谓所胜？

岐伯曰：春胜长夏，长夏胜冬，冬胜夏，夏胜秋，秋胜春，所谓得五行时之胜，各以气命其藏。

帝曰：何以知其胜？

岐伯曰：求其至也，皆归始春，未至而至，此谓太过。则薄所不胜，而乘所胜也，命曰气淫。不分邪僻内生，工不能禁。至而不至，此谓不及，则所胜妄行，而所生[3]受病，所不胜薄之也，命曰气迫。所谓求其至者，气至之时也，谨候其时，气可与期[4]。失时反候，五治不

都有所胜克的对象，从而生成互有盛衰的变化，是为正常的现象。

黄帝问：平气是如何呢？

岐伯说：没有太过的现象。

黄帝问：太过与不及的情况如何呢？

岐伯说：在经书中有记载。

黄帝问：什么是所胜？

岐伯说：春胜长夏，长夏胜冬，冬胜夏，夏胜秋，秋胜春，都是五行之气以相互克制的时序反映在不同的季节中，[按照类比方法，]又依据五行之气的属性来命名人体中的五脏。

黄帝问：如何知道五行之气之间的相胜情况呢？

岐伯说：首先要推求五运之气到来的时间，大都始于立春进行推算。如果时令未到而五运之气先期来到，称为太过。五运之气中一气的太过就会侵侮其所不胜之气，欺凌其所胜之气，这叫作气淫。分辨不出邪气内扰而生病，高明的医生也不能控制。时令已到而五运之气未到，称为不及，五运之气中一气的不及就会使得其所胜之气因缺乏制约而妄行，其所生之气因缺乏助益而示弱，其所不胜之气会更加侵迫之，这叫作气迫。所谓推求五运之气的到来，就是要根据时令节序规律，谨慎地等候时令的来到，推知五运之气的到来。

分，邪僻[5]内生，工不能禁也。（《素问·六节藏象论》）

气有余，则制己所胜而侮所不胜；其不及，则己所不胜侮而乘之，己所胜轻而侮之。侮反受邪，侮而受邪，寡于畏也。（《素问·五运行大论》）

如果错失了时令变化或违逆气候正常态，不能按照五运之气的当令主时变化规律，那么就会受到邪气入侵而生病，此时任何高明的大夫也不能控制了。

气太过就会出现克制自己所能胜的气，而又欺侮所不能胜的气；气不足就会被自己所不胜的气趁虚来欺侮，自己所能胜的气也会欺侮自己。欺侮其他气的也会受邪，是由于恃势凌人而无所畏惧，在缺乏防御心时反被侮辱。

注释

1 **五气更立**：指五运之气更迭主时。
2 **所胜**：我克者为所胜，如木克土，为木之所胜。
3 **所生**：生我者为所生，如木生火。
4 **气可与期**：指四时之气，可分别为温、热、凉、寒。
5 **邪僻**：不正之气。

原文

帝曰：五运之化，太过何如？

岐伯曰：岁木太过，风气流行，脾土受邪。民病飧泄，食减，体重，烦冤，肠鸣腹支满，上应岁星[1]。甚则忽忽[2]善怒，眩冒巅疾。化气[3]

译文

黄帝问：五运的气化，太过会出现什么情况呢？

岐伯说：岁木之气太过，风气流行，[风邪偏盛，木胜克土，]脾土受到侵害。人多患消化不良的飧泄，饮食减少，肢体沉重，烦闷沉郁，肠中鸣叫，腹部胀满，上承天上的木星。木气亢盛，人会骤然发怒，头眩眼花的头部疾病。这是土气不能不政，生气[4]独治，云物飞动，草木不宁，甚而摇落，反胁痛而吐甚。冲阳[5]绝者死不治，上应太白星[6]。

行其政令，木气独胜而主治，出现天上的云层飞扬，地上的草木动摇不定，甚至有树倒草偃，人会出现胁痛，呕吐不止。如果冲阳脉尽绝，会死亡而无法治疗，这与天上的金星相应。

注释

1 **岁星：**即木星。

2 **忽忽：**迫促，骤然。

3 **化气：**指土气。

4 **生气：**指木气。

5 **冲阳：**即胃脉，在足跗之上，第二与第三骨之间。

6 **太白星：**即金星。

原文

岁火太过，炎暑流行，金肺受邪。民病疟，少气咳喘，血溢血泄注下，嗌燥耳聋，中热肩背热，上应荧惑星[1]。甚则胸中痛，胁支满胁痛，膺背肩胛间痛，两臂内痛，身热骨痛而为浸淫。收气[2]不行，长气[3]独明，雨水霜寒，上应辰星[4]。上临[5]少阴少阳，火燔焫，冰

译文

岁火之气太过，暑热流行，[火邪偏盛，火胜克金，]肺金受到侵害。人多患疟疾，呼吸少气，咳嗽气喘，吐血、衄血，二便下血，水泻如注，咽喉干燥，耳聋，胸中烦热，肩背泛热，上承天上的火星。火气亢盛，人会胸中疼痛，胁部撑胀满闷，胸膺部、背部、肩胛部疼痛，两臂内侧疼痛，身热，骨痛，发生浸淫疮。这是金气不能行其政令，火气独胜而主治，出现物极必反的雨水霜寒，上承天上的水星。如果遇到少阴或少阳司天，火热之气就会更加旺盛，好像烧烤一般，以致水泉干涸，植物焦枯，人多

泉涸，物焦槁，病反谵妄狂越，咳喘息鸣，下甚血溢泄不已。太渊[6]绝者死不治，上应荧惑星。

见谵语妄动，发狂乱想，咳嗽气喘，痰火鸣声，火气下泄，二便下血不止。如果肺脉尽绝，会死亡而无法治疗，这与天上的火星相应。

注释

1 **荧惑星**：即火星。

2 **收气**：指金气。

3 **长气**：指火气。

4 **辰星**：指水星。

5 **上临**：指司天。

6 **太渊**：指肺脉，在手腕后内侧横纹头，当寸口处。

原文

岁土太过，雨湿流行，肾水受邪。民病腹痛，清厥[1]意不乐，体重烦冤，上应镇星[2]。甚则肌肉萎，足痿不收，行善瘛，脚下痛，饮发中满食减，四支不举。变生得位，藏气[3]伏，化气独治之，泉涌河衍，涸泽生鱼，风雨大至，土崩溃，鳞见于陆，病腹满溏泄肠鸣。反下甚而太谿[4]绝者，死不治，上

译文

岁土之气太过，雨湿之气流行，[湿邪偏盛，湿胜克水，]肾水受到浸淫。人多患腹痛，四肢逆冷，情志抑郁，身体着重，心情烦闷，上承天上的土星。土气亢盛，人会肌肉萎弱，两足痿弱不能行走，抽搐拘挛，脚底疼痛，水邪积于体中而生胀满，饮食减少，四肢无力，不能举动。这是水气潜伏而不能行其政令，土气独胜而替代水气主治，出现泉水涌出，河水满溢，甚至干涸的池塘长出鱼类，狂风暴雨，破堤溃坝，河水泛滥，陆地出现鱼类，人多患肚腹胀满，大便溏泻，肠鸣，泄泻不止。如果太谿脉绝止，多为死亡而无法治疗，这与天上

应岁星。

的木星相应。

原文

岁金太过,燥气流行,肝木受邪。民病两胁下少腹痛,目赤痛眦疡,耳无所闻。肃杀[1]而甚,则体重烦冤,胸痛引背,两胁满且痛引少腹,上应太白星。甚则喘咳逆气,肩背痛,尻阴股膝髀腨胻足皆病,上应荧惑星。收气峻,生气下,草木敛,苍干凋陨,病反暴痛,胠胁不可反侧,咳逆甚而血溢。太冲[2]绝者,死不治,上应太白星。

译文

岁金之气太过,燥气流行,[燥邪偏盛,金胜克木,]肝木受到侵害。人多患两肋下及小腹疼痛,目赤痛,眼梢溃烂,耳朵听不到声音。燥金之气亢盛,身体沉重,烦闷,胸痛牵引及背部,两胁胀满,而痛势下连小腹,上承天上的金星。金气亢盛,人会喘息咳嗽,逆气,肩背疼痛,下连股、膝、髀、腨、胻、足等处疼痛,[由于火气来复,所以]上承天上的火星。金气过于盛行,木气下降,草木收敛,树叶干枯凋落。人多患急剧疼痛,胠胁痛得不能翻身,咳嗽气逆,甚则吐血衄血。如果肝脉尽绝,多为死亡而无法治愈。与天上的金星相应。

原文

岁水太过，寒气流行，邪害心火。民病身热烦心，躁悸，阴厥[1]上下中寒，谵妄心痛。寒气早至，上应辰星。其则腹大胫肿，喘咳，寝汗出憎风。大雨至，埃雾朦郁，上应镇星。上临太阳，雨冰雪，霜不时降，湿气变物，病反腹满肠鸣溏泄，食不化，渴而妄冒。神门[2]绝者，死不治，上应荧惑辰星。

译文

岁水之气太过，寒气流行，[寒邪偏盛，水胜克火，]心火受到侵害，人多患身热，心悸，烦躁不安，虚寒厥冷，全身发冷，谵语妄动，心痛。寒气非时而早至，上承天上的水星。水气亢盛，人会患腹水，足胫浮肿，气喘咳嗽，盗汗，怕风。[土气来复，]大雨倾注，迷雾积聚让人不清，上承天上的土星。如遇太阳寒水司天，会出现冰雹霜雪不时下降，湿气致使物变其形，人多患肚腹胀满，肠鸣溏泻，食物不化，渴而眩晕。如果心脉尽绝，多为死亡而无法治疗，与天上的水星相应。

注释

1 **阴厥：**属于虚寒之厥冷。

2 **神门：**手少阴心经的穴位，是心经的原穴。

原文

帝曰：善。其不及何如？

岐伯曰：悉乎哉问也！岁木不及，燥乃大行，生气失应，草木晚荣。肃杀而甚，则刚木辟著，悉萎苍干，上应太

译文

黄帝道：好！五运不及怎样？

岐伯说：问得真详尽啊！岁木之气不及，燥气流行，生气不能应时令而及时来到，草木就要迟迟开花显荣。肃杀之气亢盛，致使劲硬的树木折断劈裂，柔嫩的枝叶也会萎败干枯，上应天上的金星。此时，人多患中气虚寒，胠胁部疼痛，小

白星。民病中清[1]，肢胁痛，少腹痛，肠鸣溏泄，凉雨时至，上应太白星，其谷苍[2]。上临阳明，生气失政，草木再荣[3]，化气乃急，上应太白、镇星，其主苍早[4]。复[5]则炎暑流火，湿性燥，柔脆草木焦槁，下体再生[6]，华实齐化[7]，病寒热疮疡痱胗痈痤，上应荧惑、太白，其谷白坚[8]。白露早降，收杀气行，寒雨害物，虫食甘黄。脾土受邪，赤气后化，心气晚治，上胜肺金，白气乃屈，其谷不成，咳而鼽，上应荧惑、太白星。

腹痛，肠鸣溏泄，气候上会出现凉雨时至的现象，此与天上的金星相应，谷类呈青苍色，不能成熟。如遇阳明司天，木气不能行其政令，失去了应有的生气，草木在夏秋才再变繁茂，于是生化之气就显得峻急[，开花结实急促]，上应天上的金星、土星，谷类很早就凋谢了，不易结实。[木气受克制，则其之子]火气来复，天气炎热如火，湿润的变为干燥，柔嫩的草木也都焦枯，枝叶从根部重新生长，以达到花实并见，人多患寒热，疮疡，痱疹，痈痤，上应天上的火星、金星，五谷却因火气制金，不能成熟。白露则提前下降，肃杀之气流行，寒雨非时，损害万物，田地里收成的谷物为虫所食。对于人，脾土受邪，火气后起，心气旺起较迟；对于物，等到火能胜金的时候，金气就会受到压制，谷物不能长熟，人会出现咳嗽、流鼻涕等症状，上应天上的火星、金星。

注释

1 **中清：**中气虚寒。

2 **谷苍：**谷，五谷。苍，即青色，不成熟之意。

3 **草木再荣：**金气抑木，所以夏秋才荣。

4 **苍早：**很早就凋谢了。

5 **复：**抑制得太过，必然有反应，古人称为"复"，有报复的意思，子为母而报复。这里金气抑木，而木生火，火为木之子，起而报复，反应是

"炎暑流火"。

6 **下体再生：**意思是从根部重新生长。

7 **华实齐化：**是指开花结果同时可见。

8 **白坚：**指坚而不实。

原文

　　岁火不及，寒乃大行，长政不用，物荣而下[1]。凝惨[2]而甚，则阳气不化，乃折荣美，上应辰星。民病胸中痛，胁支满，两胁痛，膺背肩胛间及两臂内痛，郁冒朦昧，心痛暴喑，胸腹大，胁下与腰背相引而痛，甚则屈不能伸，髋髀如别[3]。上应荧惑、辰星，其谷丹。复则埃郁[4]，大雨且至，黑气乃辱[5]，病鹜溏[6]腹满，食饮不下，寒中肠鸣，泄注腹痛，暴挛痿痹，足不任身。上应镇星、辰星，玄谷不成。

译文

　　岁火之气不及，寒气大肆流行，生长之气不能行其政令，万物缺乏茂盛向上的力量。阴寒天气凝滞过盛，阳气不能生化，繁荣秀美的生机就被摧残了。上应天上的水星，人多患胃痛，胁部胀满，两胁疼痛，胸膺部、背部、肩胛之间以及两臂内侧都感疼痛，气郁上冒，视物不清，心痛，突然失音，胸腹胀大，胁下与腰背互相牵引而痛，甚则病势发展到屈不能伸，髋骨与股部好像裂开一样。[因为火受水气制约，所以]上应天上的火星、水星，五谷不成熟而其色红。[水气克火，则火之子]土气来复，于是土湿之气上蒸为云，大雨将至，水气下降，人多见大便溏泻，腹满，饮食不下，肚中寒冷，肠鸣，泻下如注，腹痛，突然拘挛、痿、痹而足不能支持身体。上应天上的土星、水星，黑色之谷不能长熟。

注释

1 **物荣而下：**指植物由茂盛走向零落。

2 **凝惨：** 形容严寒天气下的萧条景象。

3 **髋髀如别：** 指髋骨与股部好像裂开一样，不能自由活动。髋（kuān），
即坐骨。髀（bì），即股部。别，分离的意思。

4 **埃郁：** 指土湿之气上蒸为云。

5 **黑气乃辱：** 黑气，指水气。辱，抑制。

6 **鹜溏**（táng）：指大便水粪相杂，青黑如鸭粪者，多为寒泄。

原文

　　岁土不及，风乃大行，化气不令。草木茂荣，飘扬而甚，秀而不实，上应岁星。民病飧泄霍乱，体重腹痛，筋骨繇[1]复，肌肉瞤[2]酸，善怒。藏气举事，蛰虫早附，咸病寒中。上应岁星、镇星，其谷黅。复则收政严峻，名木苍凋，胸胁暴痛，下引少腹，善太息。虫食甘黄，气客于脾，黅谷乃减。民食少失味，苍谷乃损，上应太白、岁星。上临厥阴，流水不冰，蛰虫来见，藏气不用，白乃不复。上应岁

译文

　　岁土之运不及，风气大肆流行，而化气就不能行其政令。[风木能生万物，所以]草木茂盛，但因过分飘扬，虽然外秀却不能结实，上应天上的木星。人多患消化不良的飧泄，上吐下泻的霍乱，身体沉重，腹部痛，筋骨动摇强直，肌肉瞤动酸痛，时常发怒。寒水之气伺机而动，虫类提早伏藏在土里，人多患中气虚寒。上应天上的木星、土星，谷类色黄却不能结实。[土受木气的克制，则其子]金气来复，[于是秋气当令，]出现一派肃杀峻烈之气，硕大的树木枝叶凋谢，人会有胸胁急剧疼痛，牵引小腹，短气而频频叹息。田地甘味和色黄谷物被虫蛀蚀所食，黄色的谷类产量减少。邪气客于脾土，人饮食减少，而且感到食而无味，[金气胜木，]青色谷物受到损害，上应天上的金星、木星。如果临到厥阴司天[、少阳在泉]，会出现流水不能结冰，早已冬眠的虫类又再度活动，寒水之气不能行其政令而用事，金气也就不

星，民乃康。

得再盛。上应木星，人们就健康。

注释

1 **繇**（yáo）：动摇。

2 **𥆧**（rún）：抽缩跳动。

原文

岁金不及，炎火乃行，生气乃用，长气专胜，庶物以茂。燥烁以行，上应荧惑星。民病肩背瞀重，鼽嚏血便注下。收气乃后，上应太白星，其谷坚芒[1]。复则寒雨暴至，乃零冰雹霜雪杀物。阴厥且格，阳反上行，头脑户[2]痛，延及囟顶[3]发热。上应辰星，丹谷不成，民病口疮，甚则心痛。

译文

岁金之气不及，火气流行，木气开始行其政令，进而生长之气独盛，万物繁茂炽盛。火气如此旺盛，气候便干燥烁热，是与火星相应。人多患肩背沉重，鼻塞不通，喷嚏，便血，泻下如注。秋收之气被克制而后到，上应天上的金星，谷类呈现白色，实为不熟。[金气被克制以后，其子]水气来复，于是寒雨突袭，冰雹霜雪降落，戕害万物。此时，人受寒逆所扰而四肢厥逆，清阳之气反而上行，以致头后部疼痛，连及脑顶，身体发热。上应天上的水星，红色谷类不能成熟，人多患口疮，甚至发生心痛。

注释

1 **坚芒**：犹如白色。

2 **脑户**：指头后部。

3 **囟顶**：就是头顶。

原文

岁水不及，湿乃大行，

译文

岁水之气不及，湿气大肆流行，[水

长气反用，其化乃速，暑雨数至，上应镇星。民病腹满身重，濡泄寒疡流水，腰股痛发，䐃腨股膝不便，烦冤，足痿，清厥，脚下痛，甚则胕肿，藏气不政，肾气不衡。上应辰星，其谷秬[1]。上临太阴，则大寒数举，蛰虫早藏，地积坚冰，阳光不治，民病寒疾于下，甚则腹满浮肿。上应镇星，其主黅谷。复则大风暴发，草偃木零，生长不鲜。面色时变，筋骨并辟，肉𤺊瘈，目视䀮䀮，物疏璺[2]，肌肉胗发。气并鬲中，痛于心腹。黄气乃损，其谷不登，上应岁星。

气不能制火，]火气反行其政令，万物化生快速，暑雨屡次突降，是与土星相应。人多患腹部胀满，身体重，湿盛泄泻，冻疮阴疡，脓水稀薄，易发腰股痛，䐃、腨、股、膝部都不便利，烦躁愤懑，两脚痿软，清冷气逆，脚底疼痛，甚至浮肿，这是由于冬藏之气不能行其政令，肾气不平衡。上应水星，黑色谷类不能成熟。如果遇到太阴司天[、太阳寒水在泉]，严寒之气常常侵袭，虫类很早进入冬眠状态，地面积水结成厚冰，阳气伏藏而不能发挥温煦作用，人多患下半身的寒性疾病，严重的会腹满浮肿。上应土星，黄色稻谷易于成熟。[因为土气被水气制约，则其子]木气来复，出现大风暴发，草类倒伏，木类凋零，生长的力量不够显著。人的面色时时改变，筋骨拘急疼痛，活动不利，肌肉跳动抽搐，两眼昏花不明，视物如同裂纹存在，皮肉发出风疹。若风气侵入胸膈里，会产生心腹疼痛。这是木气太过，土气受损，黄色的谷类没有收获，上应天上的木星。

注释

1 秬(jù)：黑黍子。

2 疏璺(wèn)：裂纹、分裂。

帝曰：善。愿闻其时也。

岐伯曰：悉乎哉问也！木不及，春有鸣条律畅之化[1]，则秋有雾露清凉之政。春有惨凄残贼之胜，则夏有炎暑燔烁之复。其眚东，其藏肝，其病内舍胠胁，外在关节。

火不及，夏有炳明光显之化，则冬有严肃霜寒之政。夏有惨凄凝冽之胜，则不时有埃昏大雨之复。其眚南，其藏心，其病内舍膺胁，外在经络。

土不及，四维[2]有埃云润泽之化，则春有鸣条鼓拆之政。四维发振拉飘腾[3]之变，则秋有肃杀霖霪[4]之复。其眚四维，其藏脾，其病内舍心腹，外在肌肉四支。

金不及，夏有光显郁蒸之令，则冬有严凝整肃之应。夏有炎烁燔燎之

黄帝道：好！很想听听五气与四时的关系。

岐伯说：问得真详尽啊！木运不及之年，如果春天有和煦条畅的和风时令，那么秋天就有雾露清凉的气候。如果春天反见寒冷凄惨的秋气，夏天就会有炎热如火燔烧的反应。自然灾害常发于东方，对应人体的肝脏，发病部位内在胠胁，外在筋骨关节。

火运不及之年，如果夏天有显明的火气时令，那么冬天就有严冷霜寒的气候。如果夏天反见凄惨凛冽的冬气，就会有倾盆大雨的反应。自然灾害常发于南方，对应人体的心脏，发病部位内在胸胁，外在经络。

土运不及之年，如果辰、戌、丑、未之月有云雾润泽的土气时令，那么春天就有风和日暖、鸟鸣柳绿的气候。如果四维之月有暴风拔倒树木的异常变化，那么秋天就有淫雨绵绵的反应。自然灾祸常发于四隅，对应人体的脾脏，发病部位内在心腹，外在肌肉四肢。

金运不及之年，如果夏天有光照显明湿蒸的火气，那么冬天就有冰冻凝结的整肃之气。如果夏天出现如火燔烧的

变，则秋有冰雹霜雪之复。其眚西，其藏肺，其病内舍膺胁肩背，外在皮毛。

水不及，四维有湍润埃云之化，则不时有和风生发之应。四维发埃骤注之变，则不时有飘荡振拉之复。其眚北，其藏肾，其病内舍腰脊骨髓，外在谿谷踹膝。

夫五运之政，犹权衡也，高者抑之，下者举之，化者应之，变者复之，**此生长化成收藏之理，气之常也，失常则天地四塞矣。故曰：天地之动静，神明为之纪，阴阳之往复，寒暑彰其兆，此之谓也。**

变化，那么秋天就会有冰雹霜雪的反应。自然灾害常发于西方，对应人体的肺脏，发病部位内在胸胁肩背，外在皮毛。

水运不及之年，如果辰、戌、丑、未之月有湿雾润泽的土气时令，那么就会有和风生发的相应。如果四维之月有尘埃弥漫而暴雨如注的变化，那么就会时常有狂风暴雨摇折草木发生。自然灾害常发于北方，对应人体的肾脏，发病部位内在腰脊骨髓，外在筋骨之间和小腿膝弯之处。

五运的作用如同权衡法器，太过的就加以抑制，不及的就加以助推，正常的与之相应，异常使之复原，这是万物生长化收藏的自然道理，乃气化的四时之常序。如果气化失序，那么自然四时之气就会闭塞不通。所以说：天地的动静，是日月星辰运行的法度，阴阳的往来，是寒暑更移的预演，就是这个道理。

注释

1 **鸣条律畅之化：** 鸣条律畅，惠风畅鸣，春风和气，形容春天正常的时令。之化，指时令正常，即春天有正常的时令气候特点。后文"秋有雾露清凉之政""春有惨凄残贼之胜""夏有炎暑燔烁之复""夏有炳明光显之化"等关于季节、时令的论述都类似此解。

2 **四维：** 这里指辰、戌、丑、未月。

3 **振拉飘腾：** 意为暴风飞扬、草木摇折。振拉，指摇动拔折的意思。飘腾，指暴雨。

4 **霖霪**：连绵之雨，久雨。雨过三日为霖，过十日为霪。

原文

帝曰：夫子之言五气之变，四时之应，可谓悉矣。夫气之动乱，触遇而作，发无常会，卒然灾合，何以期之？

岐伯曰：夫气之动变，固不常在，而德化政令灾变，不同其候也。

帝曰：何谓也？

岐伯曰：东方生风，风生木，其德敷和[1]，其化生荣，其政舒启[2]，其令风，其变振发，其灾散落。南方生热，热生火，其德彰显，其化蕃茂，其政明曜，其令热，其变销烁，其灾燔焫[3]。中央生湿，湿生土，其德溽蒸[4]，其化丰备，其政安静，其令湿，其变骤注，其灾霖溃。西方生燥，燥生金，其德清洁，其化紧敛，其政劲

译文

黄帝道：您说的五气的变化是与四时相应，可以说很详尽了。气的动乱是互相遇合而发作，往往没有一定的常规，仅是突然相遇发生灾害，怎样能预先知道呢？

岐伯说：五气的动变固然没有一定的常规，然而各气的特性、生化作用、职权和变异等特征，都有着各自不同的推断原理。

黄帝问：这是什么道理？

岐伯说：东方生风气，风气能使木气旺盛，木的特性是布散和气，它的生化作用是使万物滋生荣盛，它的职权是使万物舒展宣通，它的行令是风行，它的异常变化是大风怒号，它的灾害是摧残万物使其零落。南方生热气，热气能使火气旺盛，火的特性是光明彰显，它的生化作用是使万物繁多茂盛，它的职权是使万物明亮光耀，它的行令是生热，它的异常变化是销烁煎熬，它的灾害是焚烧万物。中央生湿气，湿气能使土气旺盛，土的特性是湿热熏蒸，它的生化作用是使万物充沛丰满，它的职权是使万物安定守静，它的行令是生湿，它的异常变化是暴雨倾注，它的灾

切，其令燥，其变肃杀，其灾苍陨。北方生寒，寒生水，其德凄沧，其化清谧[5]，其政凝肃，其令寒，其变凓冽，其灾冰雪霜雹。是以察其动也，有德有化，有政有令，有变有灾，而物由之，而人应之也。

帝曰：夫子之言岁候，不及其太过，而上应五星。今夫德化政令，灾眚变易，非常而有也，卒然而动，其亦为之变乎？

岐伯曰：承天而行之，故无妄动，无不应也。卒然而动者，气之交变也，其不应焉。故曰：应常不应卒，此之谓也。（《素问·气交变大论》）

害是久雨不止、土溃堤崩。西方生燥气，燥气能使金气旺盛，金的特性是清洁凉爽，它的生化作用是使万物紧缩收敛，它的职权是使万物刚劲峻急，它的行令是生燥，它的异常变化是肃杀，它的灾害是使万物干枯凋落。北方生寒气，寒气能使水气旺盛，它的特性是严寒峻烈，它的生化作用是使万物安宁清静，它的职权是使万物凝定整肃，它的行令是生寒，它的异常变化是酷寒，它的灾害是冰雪霜雹。所以观察五气各自的运动，有德性、生化、职权、行令、变异、灾害等，表现为万物与之相对应，人也与之相感应。

黄帝道：您所说的五运变化，有着不及与太过与天上的五星相对应。五运的德性、生化、职权、行令、变异、灾害，有时不按常规发生，而是突然的变化，天体也会随之变动吗？

岐伯说：五运是随天道而运动，不是各自随意妄动，而是与天道变化相应。突如其来的变动，是气的交相变化偶然引起，仍然是与天道规律相应的。所谓"应常不应卒"，指常规发生是相应的，偶然发生不是相应的，就是这个道理。

注释

1 **敷和：**指布散和气。

2 **舒启：**指舒展打开。

3 **燔焫**（ruò）：指焚烧。

4 **溽**（rù）**蒸**：湿热。

5 **谧**：安宁，平静。

藏象理论

中医藏象理论是研究人体脏腑的形态结构、生理功能、病理变化与气、血、精、神等之间的相互关系，以及脏腑之间、脏腑与形体官窍及自然社会环境之间的相互关系的学说，包含有器质性、功能性、病理性等多方面特征。中医通过"有诸内，必形诸外"的观察方法探究脏腑，既有现代解剖生理学意义上的脏器名称，又有藏象学说的脏腑功能属性，其中脏气是脏腑与外在官窍联络的中介，而且依据脏气变化分析病情，进行辨证论治。中医藏象理论揭示了人体是一个有机的整体，脏与脏、脏与腑、腑与腑之间有着密切联系，不仅以生理功能上相互制约、相互依存、相互为用为特点，而且以经络为联系通道，相互传递着各种信息，形成了一个在气血津液环周于全身的情况下非常协调统一的整体。

第二十章

导读

《黄帝内经》很早运用解剖学知识对人体形态结构进行细密观察和界定，对人体中器官的形状、大小、容量、构造等都有较为精确的描述，解开了脏腑的方位与尺寸大小等信息。

原文

藏有要害，不可不察，肝生于左，肺藏于右，[1]心部于表[2]，肾治于里[3]，脾为之使[4]，胃为之市[5]，鬲肓之上，中有父母[6]，七节之傍，中有小心[7]。（《素问·刺禁论》）

译文

五脏都有其要害的地方，不可不详审。肝气生于左，肺气藏于右，心脏主管着外表，肾脏治理着体内，脾脏像差役一样输送水谷精微营养到各个脏器，胃腑容纳水谷犹如货物集中于集市，鬲肓上有维持生命的气海，第七椎旁里有肾的微精。

注释

1 **肝生于左，肺藏于右**：肝主春生之气，应于东方，东方为左，所以肝生于左；同理，肺主秋收之气，应于西方，西方为右，所以肺藏于右。

2 **心部于表**：指心调节在表的阳气。部，安排、布置，引申为调节。

3 **肾治于里**：肾在五行中属水，调节在里的阴气。

4 **脾为之使**：脾主运化，输送水谷精微营养至全身，所以脾为之使。使，指脾的传输功能。

5 **胃为之市：**形容胃受纳水谷犹如货物集中于市场。市，即市场。

6 **父母：**指心、肺两脏。

7 **小心：**这里指肾脏。

原文

黄帝问于伯高曰：余愿闻六府传谷者，肠胃之小大、长短、受谷之多少奈何？

伯高曰：请尽言之。谷所从出入、浅深、远近、长短之度：唇至齿长九分，口广二寸半，齿以后至会厌[1]，深三寸半，大容五合[2]。舌重十两，长七寸，广二寸半。咽门[3]重十两，广一寸半，至胃长一尺六寸。胃纡[4]曲屈，伸之长二尺六寸，大[5]一尺五寸，径五寸，大容三斗五升。小肠[6]后附脊，左环圆周迭积，其注于回肠者，外附于脐上，回运环[7]反十六曲，大二寸半，径八分分之少半[8]，长三丈二尺。回肠[9]当脐，左环回周叶积[10]而下，回运环反十六曲，大四寸，径一寸寸

译文

黄帝问伯高道：我想听听六腑传导谷物，肠胃的大小、长短及容纳饮食物的数量的多少如何？

伯高说：请让我详细地解说一番。谷物在人体中所经过体位的出入、深浅、远近、长短的度数为：从口唇到牙齿的长度为九分，两口角宽为二寸半，从牙齿向后到会厌距离为三寸半深，[这一空间为口腔，]可容纳半升食物。舌的重量为十两，长度为七寸，宽度为二寸半。咽门的重量为十两，宽度为一寸半，从咽门至胃的长度为一尺六寸。胃的形态是弯曲折皱，伸展长二尺六寸，周长为一尺五寸，直径为五寸，能容纳饮食物为三斗五升。小肠后附于脊柱，从左向右环绕叠积，下口注于回肠，在外附在肚脐的上方，环绕重叠共十六个弯，周长外围为二寸半，直径八分半稍少些，长三丈二尺。回肠在脐部向左回环，环绕叠积向下延伸，回环反复十六个弯，外周长外围为四寸，直径一寸半稍少些，共长二丈

之少半，长二丈一尺。广肠[11]傅脊[12]，以受回肠，左环叶脊上下辟，大八寸，径二寸寸之大半，长二尺八寸。肠胃所入至所出，长六丈四寸四分，回曲环反，三十二曲也。（《灵枢·肠胃》）

一尺。广肠附于脊柱，承受回肠排出的糟粕，向左回环叠积于脊椎之前由上到下至尾骶，周长外围为八寸，直径二寸半稍多些，长二尺八寸。肠胃受纳水谷从入到出，总长是六丈又四寸四分，共计回环弯曲有三十二个弯。

注释

1 **会厌：**在气管和食管的交会处，是覆盖气管的一个器官。

2 **合：**古代容量单位，每十合为一升。

3 **咽门：**位于食道上端，会厌后方。

4 **纡（yū）：**弯曲。

5 **大：**这里指周长。

6 **小肠：**此处的"小肠"不是现代解剖学的定义，而是指止于脐部的小肠长度，包括现代解剖学所说小肠的十二指肠和空肠。十二指肠、空肠曲固定于腹后壁。

7 **回运环：**指环绕迭积。

8 **分之少半：**指不足半分。

9 **回肠：**即现代解剖学所说的回肠和结肠上段的合并部分。

10 **叶积：**指迭积的意思。

11 **广肠：**指现代解剖学所说的乙状结肠和直肠。

12 **傅脊：**在脊椎附近的意思。

原文

胃大一尺五寸，径五寸，长二尺六寸，横屈，受水谷三斗五升，其中之谷

译文

胃的外围周长为一尺五寸，直径为五寸，长度为二尺六寸，形状略显弯曲，横于上腹，受纳饮食为三斗五升，其中

常留二斗，水一斗五升而满。上焦泄气，出其精微，剽悍滑疾，下焦下溉诸肠。小肠大二寸半，径八分分之少半，长三丈二尺，受谷二斗四升，水六升三合合之大半。回肠大四寸，径一寸寸之少半，长二丈一尺，受谷一斗，水七升半。广肠大八寸，径二寸寸之大半，长二尺八寸，受谷九升三合八分合之一。肠胃之长，凡五丈八尺四寸[1]，受水谷九斗二升一合合之大半，此肠胃所受水谷之数也。平人则不然，胃满则肠虚，肠满则胃虚，更虚更满，故气得上下，五藏安定，血脉和利，精神乃居，故神者，水谷之精气也。故肠胃之中，当留谷二斗，水一斗五升。故平人日再后[2]，后二升半，一日中五升，七日五七三斗五升，而留水谷尽矣。故平人不食饮七日而死者，水谷

包括食物二斗和水液一斗五升便盛满。上焦输布精气，将中焦化生的精微质料布散到全身，以卫气运行的剽悍滑利温煦肌肉，以营气灌注下焦而润泽诸肠 [，达到和内调外的作用]。小肠外围周长为二寸半，直径为八分半稍少些，长度为三丈二尺，受纳食物二斗四升和水六升三合稍多些。回肠外围周长为四寸，直径为一寸半稍少些，长度为二丈一尺，受纳食物一斗和水七升半。广肠外围周长为八寸，直径为二寸半稍多些，长度为二尺八寸，受纳食物九升三合又八分之一合。肠胃的总长度共为五丈八尺四寸，受纳食物九斗二升一合半稍多些，这是肠胃能受纳食物的总量。一般健康的人并不是如此，当胃中充满食物时，肠中则空虚无物，当肠中充满食物时，胃中又没有食物了，肠胃处于盈满和空虚的交替状态。这样，气才能够布散于全身，而上下循行不息、畅行无阻，五脏循行有序，血脉和缓滑利，精神才能内守，所以说，神是由精微质料化生而成。人的肠胃贮藏食物二斗和水一斗五升。一般健康人每日两次大便，每次排泄物约为二升半，一天排出五升，七天共排出三斗五升，这样肠胃最初存留的饮食物都完全排尽了。因此，一般健康人七

精气津液皆尽故也。(《灵枢·平人绝谷》)

天不进饮食就会死亡，因为饮食所化生的精气津液都消耗殆尽了。

注释

1 **五丈八尺四寸**：此数加上唇至齿长九分，齿至会厌长三寸半，咽门至胃长一尺六寸，共为六丈又四寸四分。

2 **日再后**：指一日两次大便。

第二十一章

导读

五脏与五行的关系是中医藏象理论中的核心内涵。《黄帝内经》运用五行学说把人体脏腑形体和自然界相类似的事物进行类比，且归属于五行系统的体系中，旨在解释人体五脏系统和自然界同类事物之间存在着相互通应、相互影响的关系。

原文

东方青色，入通于肝，开窍于目，藏精于肝，其病发惊骇。其味酸，其类草木，其畜鸡，其谷麦。其应四时，上为岁星，是以春气在头也，其音角，其数八，

译文

东方属于青色，木之气与肝相通，肝开窍于目，木之精气内藏于肝，[木之气多振动，]发病常表现为惊骇。五味为酸，类属于草木，五畜为鸡，五谷为麦。对应四时的春季和天体的木星，是以春天阳气上升为其端倪，五音

是以知病之在筋也，其臭[1]臊。

南方赤色，入通于心，开窍于耳，藏精于心，故病在五藏，其味苦，其类火，其畜羊，其谷黍，其应四时，上为荧惑星，是以知病之在脉也，其音徵，其数七，其臭焦。

中央黄色，入通于脾，开窍于口，藏精于脾，故病在舌本，其味甘，其类土，其畜牛，其谷稷，其应四时，上为镇星，是以知病之在肉也，其音宫，其数五，其臭香。

西方白色，入通于肺，开窍于鼻，藏精于肺，故病在背，其味辛，其类金，其畜马，其谷稻，其应四时，上为太白星，是以知病之在皮毛也，其音商，其数九，其臭腥。

北方黑色，入通于肾，开窍于二阴，藏精于肾，故病在谿[2]，其味咸，其类水，其畜彘，其谷豆，其应

为角，成数为八，[因肝主筋，]疾病多发生在筋，嗅味为臊。

南方属于赤色，火之气与心相通，心开窍于耳，火之精气内藏于心，[心为五脏之君主，]因而发病在五脏。五味为苦，类属于火，五畜为羊，五谷为黍，对应四时的夏季和天体的火星。[因心主血脉，]疾病多发生在脉，五音为徵，成数为七，嗅味为焦。

中央属于黄色，土之气与脾相通，脾开窍于口，土之精气内藏于脾。[脾之脉连舌本，散舌下，]因而病在舌本，五味为甘，类属于土，五畜为牛，五谷为稷，对应四时的长夏和天体的土星，[因脾主肌肉，]疾病多发生在肌肉，五音为宫，成数为五，嗅味为香。

西方属于白色，金之气与肺相通，肺开窍于鼻，金之精气内藏于肺，[肺在胸中而附于背，]因而病在背，五味为辛，类属于金，五畜为马，五谷为稻，对应四时的秋季和天体的金星，[因肺主皮毛，]疾病多发生在皮毛，五音为商，成数为九，嗅味为腥。

北方属于黑色，水之气与肾相通，肾开窍于前后二阴，水之精气内藏于肾，[水所流注为谿，肾为水脏，]因而病在谿，五味为咸，类属于水，五畜为

四时，上为辰星，是以知病之在骨也，其音羽，其数六，其臭腐。（《素问·金匮真言论》）

豕，五谷为豆，对应四时的冬季和天体的水星，[因肾主骨，]疾病多发生在骨，五音为羽，成数为六，嗅味为腐。

注释

1 臭：作"气"解。
2 豯：指肘膝腕。

原文

黄帝问曰：合人形以法四时五行而治，何如而从？何如而逆？得失之意，愿闻其事。

岐伯对曰：五行者，金木水火土也，更贵更贱[1]，以知死生，以决成败，而定五藏之气，间甚[2]之时，死生之期也。

帝曰：愿卒闻之。

岐伯曰：肝主春，足厥阴少阳主治，其日甲乙，肝

译文

黄帝问：以与人体相应和的方式，效法四时五行的生克制化规律，怎样是从？怎样是逆？作为治疗法则中的顺从与违逆所带来的得与失，我想听听是怎么一回事。

岐伯回答说：所谓五行，是指金、木、水、火、土，有着生克制化的变化规律。[依据五行生克制化规律，]可以推测人的死生，预知治疗疾病的成功与失败，断定五脏之气的盛衰，测知疾病的痊愈和轻重以及死生的日期。

黄帝说：我想详尽地听听。

岐伯说：[肝属于木，木气旺于春，故]肝旺于春，[肝与胆互为表里，]厥阴肝和足少阳胆共主宰春[；甲乙属木，足少阳胆为甲木，足厥阴肝为乙木]，肝与胆的旺日为甲乙；肝在志为怒，怒则气急，需食用甘味之品能缓之。

[心属于火，火气旺于夏，故]心旺于夏，[心与小肠互为表里，]手少阴心和手太阳小肠

苦急[3]，急食甘以缓之。

心主夏，手少阴太阳主治，其日丙丁，心苦缓[4]，急食酸以收之。

脾主长夏，足太阴阳明主治，其日戊己，脾苦湿[5]，急食苦以燥之。

肺主秋，手太阴阳明主治，其日庚辛，肺苦气上逆，急食苦以泄之。

肾主冬，足少阴太阳主治，其日壬癸，肾苦燥，急食辛以润之，开腠理，致津液，通气也。（《素问·藏气法时论》）

共主宰夏[；丙丁属火，手少阴心为丁火，手太阳小肠为丙火]，心与小肠的旺日为丙丁；心在志为喜，喜则气缓，心气过缓则心气虚而散，需食用酸味之品能收之。

[脾属土，土气旺于长夏，故]脾旺于长夏，[脾与胃互为表里，]足太阴脾和足阳明胃共主宰长夏[；戊己属土，足太阴脾为己土，足阳明胃为戊土]，脾与胃的旺日为戊己；脾性恶湿，湿盛则伤脾，需食用苦味之品能燥之。

[肺属金，金气旺于秋，故]肺旺于秋，[肺与大肠互为表里，]手太阴肺和手阳明大肠共主宰秋[；庚辛属金，手太阴肺为辛金，手阳明大肠为庚金]，肺与大肠的旺日为庚辛；肺主气而司呼吸，其特性在于清肃开阖，气逆会引起肺病，需食用苦味之品能泄之。

[肾属水，水气旺于冬，故]肾旺于冬，[肾与膀胱互为表里，]足少阴肾与足太阳膀胱共主宰冬[；壬癸属水，足少阴肾为癸水，足太阳膀胱为壬水，]肾与膀胱的旺日为壬癸；肾为水脏而喜润与恶燥，需食用辛味之品能润之，旨在开阖腠理，运输津液，疏通五脏之气。

注释

1 **更贵更贱：** 此为生化迭乘。贵，指五行的旺。贱，指五行的衰。

2 **间甚：** 这里指病愈与病重。

3 **肝苦急：** 指肝木太亢而苦躁急。

4 **心苦缓：** 指心火缓散不收。

5 脾苦湿： 指夏热则脾易为湿所苦。

五味所入：酸入肝，辛入肺，苦入心，咸入肾，甘入脾，是谓五入。

五气所病：心为噫，肺为咳，肝为语，脾为吞，肾为欠为嚏，胃为气逆，为哕为恐，大肠小肠为泄，下焦溢为水，膀胱不利为癃，不约为遗溺，胆为怒，是谓五病。

五精所并：精气并于心则喜，并于肺则悲，并于肝则忧，并于脾则畏，并于肾则恐，是谓五并，虚而相并者也。

五藏所恶：

五味入胃，各为其所喜的脏腑吸收：酸味入肝，辛味入肺，苦味入心，咸味入肾，甘味入脾。这是饮食五味之所入。

五脏之气不和后所发生的病变：心气不和则多噫气；肺气不和则多咳嗽；肝气不和则多言语；脾气不和则多吞酸；肾气不和则多呵欠、喷嚏；胃气不和则多气逆，或有呃逆，或有恐惧感；大肠、小肠病则不能泌别清浊，[传送糟粕，]多为泄泻；下焦不能通调水道[，则水液泛溢于皮肤而]多为水肿；膀胱之气化不利，多为癃闭，不能约制，多为遗尿；胆气不和则多易发怒。这是五脏之气不和而发生的病变。

五脏之精气相并所发生的疾病：[心气不足，精气皆并于心，则神失所养，会出现喜笑无常的情志异常，这就是]精气并于心则喜；[肺气虚弱，精气皆并于肺，则心君失于辅助，易引起心气虚弱则悲的神态，这就是]精气并于肺则悲；[肝气不足，精气皆并于肝，则肝所主之神失于荣养，常会忧郁寡言，愁闷不解，这就是]精气并于肝则忧；[脾气不足，精气皆并于脾，则意失于营，就会出现记忆减退、不耐思考、不能谏议、遇事畏难不前的异常神态，这就是]精气并于脾则畏；[肾气虚弱，精气皆并于肾，则志失精养而虚弱，常见意念不定，遇事害怕，不能决断处事，这就是]精气并于肾则心恶热,肺恶寒,肝恶风,脾恶湿,肾恶燥,是谓五恶。

五藏化液:心为汗,肺为涕,肝为泪,脾为涎,肾为唾,是谓五液。

五味所禁:辛走气,气病无多食辛;咸走血,血病无多食咸;苦走骨,骨病无多食苦;甘走肉,肉病无多食甘;酸走筋,筋病无多食酸;是谓五禁,无令多食。

五病所发:阴病发于骨,阳病发于血,阴病发于肉,阳病发于冬,阴病发于夏,是谓五发。

五邪所乱:邪入于阳则狂,

恐。这就是所说的五并,都是由于五脏乘虚相并所致。

五脏所恶:[心为火脏,火热皆为心所司,心化血以养火,但火太亢,则心血受伤,这就是]心恶热;[肺为气之主,输布阳气以卫外,若寒伤皮毛、伤卫外之阳,则发热咳嗽,若寒伤胸膈,则停饮痹痛,这就是]肺恶寒;[肝为风木之脏,肝血得和气之风则流畅,肝血得邪气之风则消灼凝结,或发为中风,或发为惊风,皆为风鼓荡其气所致,形成风者多以惊的现象,是以风邪外闭,内热不得外出,扰乱心神,使之不安,或出汗过多,血燥火旺,这就是]肝恶风;[脾主健运,运化水液,若脾虚健运失职,水湿停滞,会出现水胜则土无权的飧泄洞泄、痞满、肿胀、水饮等症,皆是湿气有余而脾土不能克化的缘故,这就是]脾恶湿;[肾主藏精,下通水道,上发津液,若燥则会伤其阴精,骨髓干枯,津液缺少,水道干涩,这就是]肾恶燥。这是五脏所恶。

五脏化生的液体:心之液化为汗,肺之液化为涕,肝之液化为泪,脾之液化为涎,肾之液化为唾。这是五脏化生的五液。

五味所禁:辛味走气,气病不可多食辛味;咸味走血,血病不可多食咸味;苦味走骨,骨病不可多食苦味;甜味走肉,肉病不可多食甜味;酸味走筋,筋病不可多食酸味。这就是五味的禁忌,不可使之多食。

五病所发:[骨隶属于肾,肾为水脏,]阴病多邪入于阴则痹，搏阳则为巅疾，搏阴则为喑，阳入之阴则静，阴出之阳则怒，是谓五乱。

五邪所见：春得秋脉，夏得冬脉，长夏得春脉，秋得夏脉，冬得长夏脉，名曰阴出之阳，病善怒不治，[1]是谓五邪。皆同命，死不治。

五藏所藏：心藏神，肺藏魄，肝藏魂，脾藏意，肾藏志，是谓五藏所藏。

五藏所主[2]：心主脉，肺主皮，肝主筋，脾主肉，肾主骨，是谓五主。

五劳所伤：久视伤血，久卧

发生于骨；[血隶属于心，心为阳中之阳，]阳病多发生于血；[肉隶属于脾，脾为阴中之至阴，]阴病多发生于肉；[冬属于阴，而阴气盛，阴盛则阳病，]阳病多发生于冬；[夏属于阳，而阳气盛，阳盛则阴病，]阴病多发生于夏。这是指骨、肉、血、阴、阳五类病症的发生。

五邪所乱：邪气侵入于阳分，[则阳偏盛，]会出现狂病；邪气侵入于阴分，[则阴偏盛，]会出现痹病；邪气与阳气相争多发为癫疾，邪气与阴气相争多发为喑哑之疾；邪气由阳分而入于阴分，属于阴证而为静；邪气由阴分而出于阳分，属于阳证而为怒。这就是所谓五乱。

五脏感受邪气的脉象：春天遇到秋天的毛脉，[是金克木；]夏天遇到冬天的石脉，[是水克火；]长夏遇到春天的弦脉，[是木克土；]秋天遇到夏天的洪脉，[是火克金；]冬天遇到长夏的濡脉，[是土克水。]这就是五邪脉。若都有相同情况，属于不治之症。

五脏所藏：心脏藏神，肺脏藏魄，肝脏藏魂，脾脏藏意，肾脏藏志。这就是五脏所藏。

五脏所主：心主血脉，肺主皮毛，肝主筋，脾主肉，肾主骨髓。这就是五脏各有所主。

五劳所伤：久视与肺气宣发调达"肝开窍于目"和"心主血脉"相应而伤血，久卧与心气不伸相应而伤气，久坐与脾气血脉灌输不畅相应而伤肌肉，久立与肾精消耗相应而伤骨，久行与肝血虚耗筋脉失养相应而伤筋。这就是五种过度的疲伤气，久坐伤肉，久立伤骨，久行伤筋，是谓五劳所伤。

五脉应象：肝脉弦，心脉钩，脾脉代，肺脉毛，肾脉石，是谓五藏之脉。（《素问·宣明五气》）

劳可以伤耗五脏的精气。

五脏应四时的脉象：肝脏[应春，端直而长，其]脉象如弦；心脏[应夏，来盛去衰，其]脉象如钩；脾脏[旺于长夏，其]脉弱，随长夏而如代；肺脏[应秋，轻虚而浮，其]脉象如毛；肾脏[应冬，其]脉象沉如石。这就是所谓的应于四时的五脏平脉。

1 **名曰阴出之阳，病善怒不治：**据《新校正》，此十一字系错简衍文，应删去，故此处不翻译。
2 **主：**这里指主宰，关联。

第二十二章

导读

中医藏象理论是以五脏为核心的五大系统论，五个系统交互作用和影响，从而构成一个有机统一的整体。在这一整体中，五脏各有其独特的生理功能，并以此来显示各自为生命之本所起的重要作用，如心为"生之本"，肺为"气之本"，肾为"封藏之本"，肝为"罢极之本"，脾为"仓廪之本"等。而且，人体以五脏为中心承载着两个维度的整体联系，一方面有五脏与人体神志、五体、五华相互联系，构成以肝、心、脾、肺、肾五大系统为核心的有机整体；另一方面有五脏与自然四时之气相通应、相联系，以此解释人体的生理功能、病理变化受到自然四时阴阳变化的必然影响。

原文

言人身之藏府中阴阳，则藏者为阴，府者为阳，肝、心、脾、肺、肾五藏皆为阴，胆、胃、大肠、小肠、膀胱、三焦六府皆为阳。

故背为阳，阳中之阳，心也；背为阳，阳中之阴，肺也；腹为阴，阴中之阴，肾也；腹为阴，阴中之阳，肝也；腹为阴，阴中之至阴，脾也。此皆阴阳、表里、内外、雌雄相输应也，故以应天之阴阳也。（《素问·金匮真言论》）

黄帝问曰：愿闻十二藏之相使[1]，贵贱[2]何如？

岐伯对曰：悉乎哉问也，请遂言之。心者，君主之官也，神明出焉。肺者，相傅之官，治节出焉。肝者，将军之官，谋虑出焉。胆者，中正之官，决断出焉。膻中者，臣使之官，喜乐出焉。脾胃者，仓

译文

人体中的脏腑以阴阳来划分，脏属于阴，腑属于阳，肝、心、脾、肺、肾五脏都属于阴，胆、胃、大肠、小肠、膀胱、三焦六腑都属于阳。

背与胸腔为阳，心为阳中之阳，肺为阳中之阴。腹腔为阴，肾为阴中之阴，肝为阴中之阳，脾为阴中的至阴。这些都是以阴阳、表里、内外、雌雄的相互对待关系，以应合于自然阴阳变化的道理。

黄帝问：我想听听人体十二脏腑器官的各自分工、主从关系是怎样的呢？

岐伯回答说：您问得真详细呀！请让我具体讲讲。心，是君主之官，精神心理活动由此而出。肺，是相傅之官，[犹如相傅辅佐君主，]辅助君主之心治理调节全身气、血和津液的活动。肝，是将军之官，谋略、计谋由此而出。胆，是清净之府，决断由此而出。膻中，是臣使之官，[为气之会，]气脉通而心

廪[3]之官，五味出焉。大肠者，传道之官，变化出焉。小肠者，受盛之官，化物出焉。肾者，作强之官，伎巧出焉。三焦者，决渎之官，水道出焉。膀胱者，州都[4]之官，津液藏焉，气化则能出矣。（《素问·灵兰秘典论》）

志喜乐而出。脾和胃，是仓廪之官，[主受纳饮食和布化津液，通过水谷化生精气]而生成五味。大肠，是传导之官，传送食物的糟粕排出体外。小肠，是受盛之官，承受经胃消化的食物而分化清浊。肾，是作强之官，能够作出各种技巧的选择。三焦，是决渎之官，能够通行水道。膀胱，是州都之官，贮存水液，经气化排出尿液。

注释

1 **相使：**相互役使、相互作用和联系。

2 **贵贱：**这里指主次。

3 **仓廪：**储藏未去壳的谷物的地方成为仓，储藏已去壳的谷物的地方成为廪。

4 **州都：**即水陆汇集之处。州，指水中的陆地。都，指水所汇集之处。

原文

帝曰：藏象何如？

岐伯曰：心者，生之本，神之变[1]也，其华在面，其充在血脉，为阳中之太阳，通于夏气。肺者，气之本，魄之处也，其华在毛，其充在皮，为阳中之太阴，通于秋气。肾者，主蛰[2]，封藏之本，精之处也，

译文

黄帝问：脏象如何呢？

岐伯说：心，是人体生命活动的根本，为神识所居之处，心血荣华外露显于面部，血气循行充养于血脉之中，属于阳中的太阳，与夏气相应。肺，是人体气机活动的根本，为魄所居之处，肺气荣华外露显于毫毛，卫气宣发充养于皮肤，属于阳中的太阴，与秋气相应。肾，主闭藏，是人体封藏精气的根本，为

其华在发，其充在骨，为阴中之少阴，通于冬气。肝者，罢极[3]之本，魂之居也，其华在爪，其充在筋，以生血气，其味酸，其色苍，此为阳中之少阳，通于春气。脾胃大肠小肠三焦膀胱者，仓廪之本，营之居也，名曰器，能化糟粕，转味而入出者也，其华在唇四白，其充在肌，其味甘，其色黄，此至阴之类，通于土气。凡十一藏取决于胆也。（《素问·六节藏象论》）

精所居之处，精气荣华外露显于头发，精血充养于骨，属于阴中之少阴，与冬气相应。肝，是罢极之本，为魂所居之处，血荣外露显于爪甲，肝血滋养于筋，以生血气，味为酸，色为苍青，属于阳中之少阳，与春气相应。脾、胃、大肠、小肠、三焦、膀胱，是受纳运化水谷和津液的根本，为营气所生之处，被称为具有盛贮食物的器皿，传化水谷和津液，化生糟粕，进行五味的转化、吸收和运输，精微荣华外露显于口唇四旁的白肉，滋养身体肌肉，味为甘，色为黄，属于至阴之类，与土气相应。十一脏的正常功能取决于胆气的升发。

注释

1 **神之变**：即神居之处。

2 **主蛰**：比喻肾主藏精，宜闭藏而不宜泄的功能。蛰，冬眠伏藏之虫。

3 **罢极**：即劳困的意思。肝主筋，筋主运动，筋脉运动强健有力，赖于肝血和肝气的濡养，所以称肝为罢极之本。

原文

黄帝问曰：余闻方士[1]，或以脑髓为藏，或以肠胃为藏，或以为府。敢问更相反，皆自谓是，不知其道，愿闻其说。

译文

黄帝问：我从方士那儿听到，有的把脑髓称为脏，有的把肠胃称为脏，还有的又把肠胃称为腑。请教一下，那些看法相反而又各自为主的说法，不知道哪一个更为合理，希望听听其中的道理。

岐伯对曰：脑、髓、骨、脉、胆、女子胞，此六者地气之所生也，皆藏于阴而象于地，故藏而不写，名曰奇恒之府[2]。夫胃、大肠、小肠、三焦、膀胱，此五者，天气之所生也，其气象天，故写而不藏，此受五藏浊气，名曰传化之府[3]，此不能久留，输写者也。魄门[4]亦为五藏使，水谷不得久藏。所谓五藏者，藏精气而不写也，故满而不能实。六府者，传化物而不藏，故实而不能满也。所以然者，水谷入口，则胃实而肠虚；食下，则肠实而胃虚。故曰：实而不满，满而不实也。[5]

帝曰：气口何以独为五藏主？

岐伯曰：胃者，水谷之海，六府之大源也。五味入口，藏于胃，以养五藏气，气口亦太阴也。是以五藏六府之气味，皆出

岐伯回答说：脑、髓、骨、脉、胆、女子胞宫，六者禀受地气而生，都是藏蓄精血，像大地承载万物，蓄藏而不妄泻，是为奇恒之腑。胃、大肠、小肠、三焦、膀胱，五者秉承天气而生，像天体运行不息，疏泄而不蓄藏，受纳传输五脏水谷精气，是为传化之腑。其功能在于不能将受纳水谷久留，必须将变化后的精华进行吸收，将糟粕排出体外。肛门也是为五脏役使进行排泄，使饮食物不能久藏于人体。五脏的功能是藏贮精气而不泄泻，常常为精气充满，而不使水谷充实。六腑的功能是消化、吸收和运输变化之物而不蓄藏，常常为水谷充实，而不能像五脏一样处于精气充满状态。之所以是这样，在于食物下咽之后，胃虽是充实的，而肠道却是空虚的；当受纳水谷从胃下行到肠道以后，肠道是充实的，而胃就变得空虚了。所以说，"实而不满"与"满而不实"就是这个道理。

黄帝问：为什么仅从诊脉部位便能诊断五脏主病呢？

岐伯回答说：胃是人体中饮水和谷物汇合之处，是六腑的最大汇集地。饮食五味由口而入，贮藏于胃中，化生精微水谷荣养脏腑血气。"寸口"属于手太阴肺经和足太阴脾经。五脏六腑的气味皆

于胃，变见于气口。故五
气入鼻，藏于心肺，心肺
有病，而鼻为之不利也。
（《素问·五藏别论》）

来源于胃，变化特质表现在寸口上。臊、
焦、香、腥、腐五气入鼻，进入心肺二脏
而贮藏，若心肺发生病变，鼻的功能就
不灵了。

注释

1 **方士：**懂方术之人，即医生。
2 **奇恒之府：**指脑、髓、骨、脉、胆、女子胞，是一类相对密闭的组织器官，却不与水谷直接接触，即似腑非腑；但具有类似于五脏贮藏精气的作用，即似脏非脏。此处指不同于常腑。奇，异。恒，常。
3 **传化之府：**为胆、胃、大肠、小肠、三焦，与水谷直接接触，主宰消化。此处指不能久留而输泻的腑。
4 **魄门：**即肛门。魄，通"粕"。
5 **实而不满，满而不实也：**五脏主藏精，宜保持精气盈满；六腑主传化水谷，宜保持水谷充实。满，指精气。实，指水谷。

第二十三章

导读

五味合于五脏之气是中医藏象五行理论的具体运用。从正常的生理角度看，五脏各主其味，意味着饮食进入脏腑就会对其产生滋养作用，以辛、酸、甘、苦、咸五味分别养护五脏，并分别循行于脏腑经脉荣养相应的形体部位。然而，五味是讲究"适得其所，善尽其对"，强调不要太过；否则，味过于酸，反而能伤肝，引起肝气偏盛，就会克伐脾胃

（木克土）；味过于咸，反而使肾气偏盛，就会导致抑心气（水克火）；味过于甘，反而能伤脾，引起胃胀不适，还会克伐肾水（土克水）；味过于苦，反而能伤心，导致心肺功能障碍（火克金）；味过于辛，反而能伤肺，出现筋脉迟缓不利（金克木）；如此这些，五味太过会打破人体脏腑的平衡状态。无疑，这些对养生和临床治疗都有着深刻的借鉴意义。

原文

阴之所生，本在五味，阴之五宫[1]，伤在五味。是故味过于酸，肝气以津[2]，脾气乃绝。味过于咸，大骨气劳，短肌[3]，心气抑[4]。味过于甘，心气喘满，色黑，肾气不衡。味过于苦，脾气不濡[5]，胃气乃厚[6]。味过于辛，筋脉沮弛[7]，精神乃央[8]。是故谨和五味，骨正筋柔，气血以流，腠理以密，如是，则骨气以精，谨道如法，长有天命。（《素问·生气通天论》）

夫五味入胃，各归所喜。故酸先入肝，苦先入心，甘先入脾，辛先入肺，咸先入肾，久而增气，物化之常也。（《素问·至真要大论》）

译文

人体阴精的生成是来源于饮食五味，[若饮食五味摄取不当，]储藏阴精的五脏就会受到伤害。所以，过食酸味，会使肝气集聚和脾气衰竭；过食咸味，会使骨骼损伤和肌肉短缩，心气郁滞；过食甜味，会使心气烦闷和胸腹胀满，肌肤发黑，肾气失衡；过食苦味，会使脾气不濡润和胃气厚浊壅滞；过食辛味，会使筋脉弛缓败坏和精神颓靡。因此，要谨慎地调和饮食五味，促使骨骼正直强健和筋脉柔和，气血流动通畅，腠理固密，骨气精健有力。如此，谨慎地遵循养生之道，保有天赋的寿命。

饮食中含有五味，经过胃的消化和吸收，五味分别趋向于各自所喜的一脏。所以，酸味先入肝，苦味先入心，甘味先入脾，辛味先入肺，咸味先入肾，日久会增强某一脏气，这是五味与五脏相应所起气化作用的道理。

注释

1 **五宫：** 这里指五脏。

2 **津：** 这里指聚集的意思。

3 **短肌：** 指皮肤干枯，毫无润泽。

4 **抑：** 这里指郁滞。

5 **濡：** 濡润。

6 **厚：** 这里指厚浊。

7 **沮弛：** 渐渐弛缓而败坏。

8 **央：** 这里指颓靡。

原文

黄帝曰：愿闻谷气有五味，其入五藏，分别奈何？

伯高曰：胃者，五藏六府之海也，水谷皆入于胃，五藏六府皆禀气于胃。五味各走其所喜，谷味酸，先走肝；谷味苦，先走心；谷味甘，先走脾；谷味辛，先走肺；谷味咸，先走肾。谷气津液已行，营卫大通，乃化糟粕，以次传下。

黄帝曰：营卫之行奈何？

伯高曰：谷始入于

译文

黄帝说：听闻谷气的五味进入体内，与五脏的对应关系是怎样的呢？

伯高说：胃，是五脏六腑营养来源之大海，水谷都进入胃里，五脏六腑所需津液都来源于胃的消化和吸收的精微之气。饮食五味分别趋于各自所喜的一脏，食物的酸味先入于肝，苦味先入于心，甘味先入于脾，辛味先入于肺，咸味先入于肾。人受气于谷气，津液由谷气所化而已在体内运行，生成营卫之气于体内畅通无碍，同时化为糟粕向下排出体外。

黄帝问：营卫之气是怎样运行呢？

伯高说：谷物进入中焦胃中，化生精微先由胃输到上中两焦，来灌注五脏；谷气所化又分两行，即营、卫二气［，清胃，其精微者，先出于胃之[1]两焦[2]，以溉五藏，别出两行营卫之道。其大气[3]之抟[4]而不行者，积于胸中，命曰气海，出于肺，循喉咽，故呼则出，吸则入。天地之精气，其大数常出三入一，故谷不入，半日则气衰，一日则气少矣。

者入营，营行脉中，浊者入卫，卫行脉外]。又有水谷精气与呼吸精气相合抟聚，积贮于胸中，叫作"气海"；这气经过肺部而上出，沿着喉咙，通过呼气而排出体外，经过吸气而进入体内。聚于气海的天地相合之精气，大概言之为呼出三分而吸入一分，所以人若不食谷物，半日就会感到气衰，一日就会感到气短。

原文

黄帝曰：谷之五味，可得闻乎？

伯高曰：请尽言之。五谷：粳米甘，麻[1]酸，大豆咸，麦苦，黄黍[2]辛。五果：枣甘，李酸，栗咸，杏苦，桃辛。五畜：牛甘，犬酸，猪咸，羊苦，鸡辛。五菜：葵[3]甘，韭酸，藿[4]咸，薤[5]苦，葱辛。五色：黄色宜甘，青色

译文

黄帝道：谷物的五味，可以讲讲吗？

伯高说：请让我详尽地谈谈吧。五谷：粳米味甘，芝麻味酸，大豆味咸，小麦味苦，黄米味辛。五果：枣味甘，李味酸，栗味咸，杏味苦，桃味辛。五畜：牛肉味甘，犬肉味酸，猪肉味咸，羊肉味苦，鸡肉味辛。五菜：葵菜味甘，韭菜味酸，豆叶味咸，薤白味苦，葱味辛。五色：黄色与甘

宜酸，黑色宜咸，赤色宜苦，白色宜辛。凡此五者，各有所宜。五宜：所言五色者，脾病者，宜食粳米饭、牛肉、枣、葵；心病者，宜食麦、羊肉、杏、薤；肾病者，宜食大豆黄卷[6]、猪肉、栗、藿；肝病者，宜食麻、犬肉、李、韭；肺病者，宜食黄黍、鸡肉、桃、葱。五禁：肝病禁辛，心病禁咸，脾病禁酸，肾病禁甘，肺病禁苦。肝色青，宜食甘，粳米饭、牛肉、枣、葵皆甘。心色赤，宜食酸，大[7]肉、麻、李、韭皆酸。脾色黄，宜食咸，大豆、豕肉、栗、藿皆咸。肺色白，宜食苦，麦、羊肉、杏、薤皆苦。肾色黑，宜食辛，黄黍、鸡肉、桃、葱皆辛。（《灵枢·五味》）

味相合，青色与酸味相合，黑色与咸味相合，赤色与苦味相合，白色与辛味相合，谷物五味是有各自相合之色。五宜：五色合于五味的，脾脏生病宜食用粳米饭、牛肉、枣、葵菜，心脏生病宜食用麦、羊肉、杏、薤白，肾脏生病宜食用大豆、猪肉、栗子、豆叶，肝脏生病宜食用麻籽、狗肉、李子、韭菜，肺脏生病宜食用黄黍、鸡肉、桃、葱。五禁：肝病禁食辛味，心病禁食咸味，脾病禁食酸味，肾病禁食甘味，肺病禁食苦味。肝气外显于青色，肝病者宜食甘味之品，粳米饭、牛肉、枣、葵菜都属于甘味之品；心气外显于红色，心病者宜食酸味之品，狗肉、麻籽、李子、韭菜都属于酸味之品；脾气外显于黄色，脾病者宜食咸味之品，大豆、猪肉、栗子、豆叶都属于咸味之品；肺气外显于白色，肺病者宜食苦味之品，麦、羊肉、杏、薤白都属于苦味之品；肾气外显于黑色，肾病者宜食辛味之品，黄黍、鸡肉、桃、葱都属于辛味之品。

注释

1 **麻：**指芝麻。

2 **黄黍：**糯小米，又称"黄米"。

3 **葵：**冬葵。

4 藿(huò)：这里作豆叶。

5 薤(xiè)：指野蒜。

6 大豆黄卷：即黄豆芽。

7 大：这里应为"犬"。

原文

黄帝问于少俞曰：五味入于口也，各有所走，各有所病。酸走筋，多食之，令人癃[1]；咸走血，多食之，令人渴；辛走气，多食之，令人洞心[2]；苦走骨，多食之，令人变呕；甘走肉，多食之，令人悗心[3]。余知其然也，不知其何由，愿闻其故。

少俞答曰：酸入于胃，其气涩以收，上之两焦，弗能出入也，不出即留于胃中，胃中和温[4]，则下注膀胱，膀胱之胞薄以懦[5]，得酸则缩绻，约而不通，水道不行，故癃。阴[6]者，积筋之所终也，故酸入而走筋矣。

译文

黄帝问少俞道：饮食进入口中后，五味各自归于相应的脏腑，[以滋养五脏气，]但同时在其影响下也会发生各自的病变。如酸味入筋，过食酸味，会引起小便不通；咸味入血分，过食咸味，会使人口渴；辛味入气分，过食辛味，可引起人的心气空虚；苦味入骨骼，多食苦味，会使人作呕；甘味滋养肌肉，过食甘味，会使肢体酸重而感到心情烦闷。我知其然而不知其所以然，想知道其中的缘故。

少俞回答说：酸味食物进入胃后，酸味涩滞而收敛，使得气血津液滞行于上、中二焦，而不能通畅于三焦之中，停滞于胃中而疏布不出，胃中积滞郁久而生热，湿热之气下注膀胱中，膀胱的尿脬薄而柔弱，遇到酸味便会收缩蜷曲，导致整个膀胱约束不通，使得尿道不通，形成小便不利的病症，即癃闭症。前阴部是宗筋之所聚的地方，[肝主筋，其味酸，]所以说酸走筋。

1 **癃**(lóng)：指小便不通。

2 **洞心**：指心中空虚感。

3 **悗**(mán)**心**：烦闷。

4 **和温**：气热。

5 **懦**：软弱。

6 **阴**：这里指阴器，即外生殖器。

原文

黄帝曰：咸走血，多食之，令人渴，何也？

少俞曰：咸入于胃，其气上走中焦，注于脉，则血气走之，血与咸相得则凝，凝则胃中汁注之，注之则胃中竭，竭则咽路焦[1]，故舌干而善渴。血脉者，中焦之道也，故咸入而走血矣。

黄帝曰：辛走气，多食之，令人洞心，何也？

少俞曰：辛入于胃，其气走于上焦。上焦者，受气而营诸阳者

译文

黄帝问：咸味走血分，过食咸味会使人口渴，这是何种道理？

少俞回答说：咸味食物进入胃后，咸味之气出于中焦，输注运行于血脉之中，常与血相凝结而相伴而行，使得血液浓稠凝涩，[凝涩则津亏血燥，]不断地需要调动胃中的津液渗注以滋润之，源源不断地供给津液，使得胃中水液不足，[就不能上润咽喉和舌体，]造成咽部和舌根因津液输布不足而感到焦燥，所以出现口渴现象。血脉，是中焦化生的精微输布到全身而提供营养的通道，咸味也入中焦而走血。

黄帝问：辛味走气分，过食辛味会使人心中空虚，这是何种道理？

少俞回答说：辛味食物入胃后，[辛味之气属阳，]出于上焦。上焦是将中焦的水谷精微布散到全身，[温润体表。]过食姜、韭等辛味之品会熏蒸上焦，影响营卫之气，

也。姜韭之气熏之，营卫之气不时受之，久留心下，故洞心。辛与气俱行，故辛入而与汗俱出。

黄帝曰：苦走骨，多食之，令人变呕，何也？

少俞曰：苦入于胃，五谷之气，皆不能胜苦。苦入下脘，三焦之道皆闭而不通，故变呕。齿者，骨之所终[2]也，故苦入而走骨，故入而复出，知其走骨也。

黄帝曰：甘走肉，多食之，令人悗心，何也？

少俞曰：甘入于胃，其气弱小，不能上至于上焦，而与谷留于胃中。甘者，令人柔润者也，胃柔则缓，缓则虫动，虫动则令人悗心。其气外通于肉，故甘走肉。（《灵枢·五味论》）

辛味之气久留于胃中，人的内心会出现空虚的感觉。辛味与卫气属性相同而同行，所以辛味常与卫阳之气一起随汗而排泄。

黄帝问：苦味走骨，过食苦味的食物会使人作呕，这是何种道理？

少俞回答说：苦味食物进入胃后，酸甘辛咸之类的气味都不能胜过它。苦味进入胃脘下，三焦的通路被苦涩之味阻滞而气机阻闭，造成三焦闭塞不通，胃气受阻而不能疏散，因而形成上逆呕吐。牙齿属骨的一部分，为骨之余，苦味进入体内先入骨，表现为苦味自齿门而入，又从齿门而出，说明苦走骨的道理。

黄帝问：甘味走肌肉，过食甘味之品会使人感到心胸烦闷，这是何种道理？

少俞回答说：甘味食物进入胃后，甘味腻碍胃气，输布气机柔弱无力，无法达于上焦，滞碍谷物留在胃中。甘味会使得人体气机升降失常，形成柔软而气缓的胃体，湿浊易于生虫，虫类喜食甘味而蠕动不已，造成心中烦闷的现象。甘味通于脾胃，外应于肌肉，所以说甘味善走肌肉。

注释

1 焦：这里指燥。

2 终：这里指多余。

第二十四章

导读

　　在藏象理论中，脏气又是联络脏腑与外在官窍的。基于此，五脏分别主筋、脉、肉、皮毛和骨等五体，是五脏功能活动的外在表现，正常的五脏功能外显于外在官窍功能是正常的，若各脏的气血运行出现异常，外现于五体则会出现筋脉失养、面色无华、肌肉枯萎、齿摇发脱等虚损之象，会影响人的形体和容貌。

原文

　　五藏常内阅[1]于上七窍也：故肺气通于鼻，肺和则鼻能知臭香矣；心气通于舌，心和则舌能知五味矣；肝气通于目，肝和则目能辨五色矣；脾气通于口，脾和则口能知五谷矣；肾气通于耳，肾和则耳能闻五音矣。五藏不和，则七窍不通；六府不和，则留为痈。（《灵枢·脉度》）

　　黄帝曰：五藏之气，阅

译文

　　五脏之气的功能表现常常由内反映到人体头面七窍：肺气通于鼻，肺气调和，鼻子才能闻到各种气味；心气通于舌，心气调和，舌头才能辨别出各种滋味；肝气通达于眼，肝气调和，眼睛才能辨别各种颜色；脾气通于口，脾气调和，口才能辨别食物的各种味道；肾气通于耳，肾气调和，耳朵才能听见各种声音。五脏之气失调，与之对应的七窍就会不通；六腑之气失调，邪气就会滞留于局部而生为痈。

　　黄帝道：我已经知道五脏之气的

于面者，余已知之矣，以肢节知而阅之奈何？

岐伯曰：五藏六府者，肺为之盖，巨肩陷咽，候见其外。

黄帝曰：善。

岐伯曰：五藏六府，心为之主，缺盆为之道，骺骨有余，以候髑骬。

黄帝曰：善。

岐伯曰：肝者主为将，使之候外，欲知坚固，视目小大。

黄帝曰：善。

岐伯曰：脾者主为卫，使之迎粮，视唇舌好恶，以知吉凶。

黄帝曰：善。

岐伯曰：肾者，主为外，使之远听，视耳好恶，以知其性。

黄帝曰：善。（《灵枢·师传》）

功能表现可以通过诊察面色来推测，但根据形体肢节功能表现来推测内脏又是怎样呢？

岐伯说：肺在五脏六腑中的位置最高，被称为"华盖"，通过双肩的上下和咽部的升陷来测知肺的盛衰情况。

黄帝说：好。

岐伯说：心在五脏六腑中居于主宰地位，心主血脉的运行通道在于缺盆下，通过观察缺盆间隙的远近，再观察胸骨剑突的长短，以测知心气的虚实。

黄帝说：好。

岐伯说：肝为将军之官，以眼睛来对应于肝气，欲知肝气的盛衰，通过观察眼睛的大小来进行推知。

黄帝说：好。

岐伯说：脾以运化和输布水谷精微来充养卫气，以进食的多少来判断脾气的强弱，通过观察唇舌口味来推断食欲和脾病预后的好坏。

黄帝说：好。

岐伯说：肾气通于耳而远听声音，从听力的强与弱，就可以判断肾脏的虚实。

黄帝说：好。

注释

1 **阅：**此处指通。

原文

黄帝曰：愿闻六府之应。

岐伯答曰：肺合大肠，大肠者，皮其应。心合小肠，小肠者，脉其应。肝合胆，胆者，筋其应。脾合胃，胃者，肉其应。肾合三焦膀胱，三焦膀胱者，腠理毫毛其应。

黄帝曰：应之奈何？

岐伯曰：肺应皮。皮厚者大肠厚，皮薄者大肠薄。皮缓腹里大者，大肠大而长，皮急者大肠急而短，皮滑者大肠直，皮肉不相离者大肠结。

心应脉。皮厚者脉厚，脉厚者小肠厚；皮薄者脉薄，脉薄者小肠薄。皮缓者脉缓，脉缓者小肠大而长；皮薄而脉冲小者，小

译文

黄帝说：我想听听六腑与在外的皮、肉、筋、脉等相应关系。

岐伯答道：肺与大肠相合，[肺与皮毛相应，所以]大肠也应皮。心与小肠相合，[心与脉相应，所以]小肠也应脉。肝与胆相合，[肝与筋相应，所以]胆也应筋。脾与胃相合，[脾与肉相应，所以]胃也应肉。肾与三焦、膀胱相合，[膀胱为津液之腑，三焦为中渎之腑，肾为水脏，而统领中渎、津液两腑，所以肾合三焦、膀胱。三焦出气以温暖肌肉充养皮毛，膀胱属于太阴经，亦主一身之表，所以]三焦、膀胱也应腠理、毫毛。

黄帝问：五脏六腑与在外的皮、肉、筋、脉等相应关系如何体现呢？

岐伯答道：皮肤能够反映肺以及与肺相表里的大肠情况。皮肤厚的，大肠就厚；皮肤薄的，大肠也薄；皮肤弛缓和腹部肥大的，大肠就纵缓而长；皮肤发紧的，大肠就紧缩而短；皮肤滑润的，大肠就通直而滑；皮肤肌肉焦枯不相附着的，大肠就迂曲结塞。

血脉能够反映心以及与心相表里的小肠情况。[脉在皮肤中，]皮肤厚的，血脉也厚，血脉厚的，小肠也就厚；皮肤薄的，血脉也薄，血脉薄，小肠也就薄；皮肤纵缓的，血

肠小而短。诸阳经脉皆多纡屈者，小肠结。

脾应肉。肉䐃坚大者胃厚，肉䐃么者胃薄。肉䐃小而么者胃不坚；肉䐃不称身者胃下，胃下者下管约不利。肉䐃不坚者胃缓，肉䐃无小裹[1]累者胃急。肉䐃多少里累者胃结，胃结者上管约不利也。

肝应爪。爪厚色黄者胆厚，爪薄色红者胆薄。爪坚色青者胆急，爪濡色赤者胆缓，爪直色白无纹者胆直，爪恶色黑多纹者胆结也。

肾应骨。密理厚皮者三焦膀胱厚，粗理薄皮者三焦膀胱薄。疏腠理者三焦膀胱缓，皮急而无毫毛者三焦膀胱急。毫毛美而粗者三焦膀胱直，稀毫毛者三焦膀胱结也。

黄帝曰：厚薄美恶皆有形，愿闻其所病。

脉就弛缓，血脉弛缓的，小肠就大而长；皮肤薄而血脉弱小，小肠就小而短。六阳经经脉多弯曲的，小肠就迂曲结塞。

肌肉能够反映脾以及与脾相表里的胃情况。肌肉坚实而隆起的，胃壁就厚；肌肉瘦薄的，胃壁就薄；肌肉瘦小而薄的，胃体就不坚实；肌肉与身体部位不相称的，胃体的位置便偏低；胃体偏低，向下压迫而使大小便不能约束；肌肉不坚实，胃体就纵缓；肌肉没有小颗粒累累重叠的，胃体就紧缩；肌肉有颗粒累累重叠的，胃气就郁结，胃气郁结而使消化不利。

爪甲能够反映肝以及与肝相表里的胆情况。爪甲厚而色黄的，胆就厚；爪甲薄而色淡红的，胆就薄；爪甲坚硬而色青的，胆就紧缩；爪甲濡润而色红的，胆就和缓；爪甲直正而色白无纹的，胆道就畅通；爪甲异常而色黑多纹的，胆道就淤结不通。

骨能够反映肾的情况，[且与膀胱、三焦相合。]皮肤纹理致密而厚的，三焦、膀胱就厚；皮肤纹理粗糙而薄的，三焦、膀胱就薄；腠理疏松的，三焦、膀胱就纵缓；皮肤紧急而不长毫毛的，三焦、膀胱就紧缩；毫毛美艳而粗的，三焦、膀胱就调畅；毫毛稀疏的，三焦、膀胱就淤结不通。

黄帝说：五脏六腑的厚薄、好坏等都有一定的外在表现，我想听听所发病变

岐伯答曰：视其外应，以知其内藏，则知所病矣。（《灵枢·本藏》）

情况。

岐伯答道：观察五脏六腑外应的表现，通过外征来了解内在脏腑的状况，就能推断发生病变的脏腑了。

注释

1 裹：此处指里。

第二十五章

导读

在藏象理论中，精神情志也是不可忽视的方面，精神与形体共同承载着"形神一体"这一中医特色。五脏精气化生五志，五志活动分属于五脏，心在志为喜，肝在志为怒，脾在志为思，肺在志为悲，肾在志为恐。这些情志属性的划分是基于临床经验之上，成为中医学独具特色的心理理论，对判断生理病理变化有着极为重要的临床意义。

原文

天有四时五行，以生长收藏，以生寒、暑、燥、湿、风。人有五藏化五气，以生喜、怒、悲、忧、恐。（《素问·阴阳应象

译文

自然界有春、夏、秋、冬四季更替，运化出四时的生长收藏，对应五行所形成的春、夏、长夏、秋、冬，产生寒、暑、燥、湿、风的气候变化。人有五脏化生出五气对应五行，生成出喜、怒、悲、忧、恐。

人有五藏化五气，以生喜、怒、思、忧、恐。（《素问·天元纪大论》）

肝藏血，血舍魂[1]，肝气虚则恐，实则怒。

脾藏营，营舍意，脾气虚则四肢不用，五藏不安；实则腹胀，经溲不利[2]。

心藏脉，脉舍神，心气虚则悲；实则笑不休。

肺藏气，气舍魄，肺气虚则鼻塞不利少气[3]；实则喘喝，胸盈仰息[4]。

肾藏精，精舍志，肾气虚则厥；实则胀，五藏不安。（《灵枢·本神》）

心藏神，肺藏魄，肝藏魂，脾藏意，肾藏精志也。（《灵枢·九针论》）

人有五脏化生五气，生成出喜、怒、思、忧、恐等情志变化。

肝是藏血的脏器，魂寄居于血中，肝血不足则魂不守舍而引起恐惧，肝血有余则肝气实会引起发怒。

脾是藏营的脏器，意寄居于营中，[脾以营养灌四傍，]脾气虚会使得四肢沉重不举，五脏得不到充分濡养而不能有序发挥调节功能；脾气实会引起腹中滞碍而胀满，带来小便不利现象。

心是藏脉的脏器，神寄居于脉中，心气亏虚则易出现伤感情绪，心气充足则嬉笑不停。

肺是藏气的脏器，魄寄居于气中，肺气亏虚则会发生鼻塞、呼吸不利、气短现象，肺气太实则会发生喘促、胸满、仰面呼吸等。

肾是藏精的脏器，志寄居于精中，肾气虚则引起肾阴不足而导致四肢厥冷，肾气实是以腰腹郁滞作胀为特征，造成脏腑气血机能紊乱而烦躁不安。

心藏神，[主宰生命活动；]肺藏魄，[反应人体行为能力；]肝藏魂，[呈现人的精神意识感应；]脾藏意，[体现人的思想活动能力；]肾藏精与志[，精能化髓而通于脑，体现人的记忆能力，维持人体正常的生命活动]。

注释

1 **血舍魂**：魂寄居于血中。舍，这里指寄居。

2 **经溲（sōu）不利**：大小便不利。经，《甲乙经》作"泾"。《素问·调经论》亦作"泾"。唐·王冰注云："泾，大便。溲，小便也。"

3 **少气**：指气息短促，呼吸微弱。

4 **胸盈仰息**：胸部胀满，仰面呼吸的意思。

经络针灸

第六编

经络是人体气血运行的路线，也是联系脏腑和体表以及全身各部的通道，起着运行气血和调节人体机能的作用。经络包括经脉和络脉两部分，其中纵行的干线称为经脉，由经脉分出网络全身各个部位的分支称为络脉。经络包含着经度常数，是人体针灸和按摩的基础。《黄帝内经》很早便对针灸的名称、形状、作用与原则、针灸方法、针灸禁忌等进行详细记载，着重从经络脏腑、形气色脉、阴阳、四时、虚实、补泻、治神、针害等方面论及针刺之道，成为中医学的重要组成部分。

第二十六章

导读

　　从经脉之道角度看,《黄帝内经》记载着人体是以十四条经络和三百六十五处气穴构成,蕴含着经度常数。经脉之气在人体内按一定规律运行,是人体经络线上特殊的点区部位,周流遍及全身的穴位和营卫之间。人体经脉之气运行是有规律可循的,表现为一昼夜间运行五十周次,循环不已,从而维持着人体正常的生命活动。

原文

　　黄帝问曰:余闻气穴[1]三百六十五,以应一岁,未知其所,愿卒闻之。

　　岐伯稽首再拜对曰:窘乎哉问也!其非圣帝,孰能穷[2]其道焉!因请溢意[3]尽言其处。

　　帝捧手逡巡[4]而却曰:夫子之开[5]余道也,目未见其处,耳未闻其数,而目以明,耳以聪矣。

译文

　　黄帝问:我听说人体的气穴有三百六十五个,对应一年的天数,但不知具体的所在位置,我希望能听听。

　　岐伯稽首拜了两拜回答说:您所提出的这个问题,很难陈述明晰啊!若不是圣帝,谁能穷究这些深奥的道理,因此请允许我尽情地将气穴的位置都一一讲出来。

　　黄帝拱手谦逊地说:先生所讲的道理,对我很有启发,虽然我尚未看到具体的穴位,未听到具体的穴数,然而已经使我眼睛明亮,耳朵灵敏,对这些问题有所领会了。

岐伯曰：此所谓"圣人易语，良马易御"也。

岐伯说：这真是所谓"圣人易语，良马易御"啊！

注释

1 **气穴**：即气孔。

2 **穷**：推究。

3 **溢意**：畅达。

4 **逡巡**：徘徊不前。

5 **开**：启发。

原文

帝曰：余非圣人之易语也，世言真数[1]开人意，今余所访问者真数，发蒙解惑，未足以论也。然余愿闻夫子溢志尽言其处，令解其意，请藏之金匮，不敢复出。

岐伯再拜而起曰：臣请言之，背与心相控而痛，所治天突与十椎[2]及上纪。上纪者，胃脘[3]也，下纪者，关元[4]也。背胸邪系阴阳左右，如此其病前后痛涩，胸胁痛而不得息，不得卧，

译文

黄帝道：我并不是易语的圣人，众人都说气穴的数理可以开阔人的思想意识，现在我所询问的是气穴的数理，能够开发我的蒙昧和解除我的疑惑，还谈不到论及深奥的道理。然而我希望您能将气穴的部位全都讲出来，使我能了解它的精髓，并把所记的内容藏于金柜之中，绝不轻易传出去。

岐伯拜了两拜站起来说：请允许我说说吧！背部与心胸互相牵制作痛，治疗时应取任脉的天突穴和督脉的中枢穴以及上纪和下纪。上纪指胃脘部的中脘穴，下纪指关元穴。背在后属阳，胸在前属阴，因病邪侵袭时系于阴阳左右，因此使得前胸和背相引而涩痛，胸胁痛得无法呼吸，不能平卧，上气喘息，呼吸短促，一侧作痛。

上气短气偏痛,脉满起,斜出尻脉,络胸胁支心贯鬲,上肩加天突,斜下肩交十椎下。

这是经脉的邪气盛则侵入络,并从尻脉斜出,络于胸胁部,支心贯穿横膈,上肩胛而后至天突穴,再斜下肩交于背部第十椎节之下。

注释

1 **真数:** 即脉络的穴数。

2 **十椎:** 督脉的中枢。

3 **胃脘:** 即中脘穴,胃经之募穴。

4 **关元:** 即关元穴,小肠经之募穴。

原文

藏俞五十穴[1],府俞七十二穴[2],热俞五十九穴[3],水俞五十七穴[4],头上五行[5]行五,五五二十五穴,中䯏[6]两傍各五,凡十穴,大椎上两傍各一,凡二穴,目瞳子浮白二穴,两髃[7]厌分中二穴,犊鼻二穴,耳中多所闻二穴[8],眉本[9]二穴,完骨二穴,项中央一穴,枕骨[10]二穴,上关二穴,大迎二穴,下关二穴,天柱二穴,巨虚上下廉四穴,曲

译文

五脏〔各有井荥输经合五腧,五五二十五,左右〕共五十六穴;六腑〔各有井荥输原经合六腧,六六三十六,左右〕共七十二穴;治疗热病有五十九穴,治疗水肿有五十七穴。人的头部有五行,每行五穴,五五共二十五穴。五脏在背部脊椎两侧各有五穴,左右共十穴。大椎之上两侧各有大抒穴一个,共二穴,瞳子髎、浮白各二穴,左右共四穴,两旁厌分,环跳左右二穴,犊鼻左右二穴,耳内听宫左右二穴,眉根攒竹左右二穴,耳后浮白上的完骨左右二穴,项后中央风府一穴,脑后玉枕左右二穴,听宫上边的上关左右二穴,颔前大迎左右二穴,介于听宫下与颊车上的下关左右二穴,项后风府两旁的天柱左右二

牙二穴，天突一穴，天府二穴，天牖二穴，扶突二穴，天窗二穴，肩解[11]二穴，关元一穴，委阳二穴，肩贞二穴，瘖门[12]一穴，齐[13]一穴，胸俞十二穴[14]，背俞二穴，膺俞十二穴[15]，分肉二穴，踝上横二穴，阴阳蹻四穴。水俞在诸分，热俞在气穴，寒热俞在两骸厌中二穴，大禁二十五，在天府下五寸。凡三百六十五，针之所由行也。

穴，上巨虚、下巨虚左右共四穴，颊车左右二穴，结喉下中央天突左右一穴，天府左右二穴，天牖左右二穴，扶突左右二穴，天窗左右二穴，肩井左右二穴，关元一穴，委阳左右二穴，肩贞左右二穴，哑门一穴，神阙一穴，胸俞左右共十二穴，背俞左右二穴，膺俞左右共十二穴，滑肉门左右二穴，踝上横纹解溪左右二穴，照海、申脉左右共四穴。治诸水病的五十七穴，皆在诸经的分肉之间；治热病的五十九穴，皆在精气聚会之处；治寒热之腧穴，在两膝关节的外侧，为足少阳胆经的阳关左右共二穴。严格禁用针刺的部位是天府下五寸处的手五里穴。以上共计三百六十五穴，都是针刺的部位。

注释

1 **藏俞五十穴：**指五脏各有井、荥、输、经、合五腧穴，每脏有五穴，五五二十五穴，左右相加合计为五十穴。

2 **府俞七十二穴：**指六腑所属诸阳经的井、荥、输、原、经、合诸穴，每腑有六穴，六六三十六穴，左右相加合计为七十二穴。

3 **热俞五十九穴：**计头部五行，每行各五穴，中行为上星、囟会、前顶、百会、后顶五穴；次两傍为五处、承光、通天、络却、玉枕，左右共十穴；又次两傍为临泣、目窗、正营、承灵、脑空，左右共十穴。以上有二十五穴。又有大杼、中腑、缺盆、风门，左右共八穴；又有气冲、足三里、上巨虚、下巨虚，左右共八穴；又有云门、肩髃、委中、腰俞，左右共八穴；又有魄户、神堂、魂门、意舍、志室，左右共十穴。合起来共为五十九穴。

4 **水俞五十七穴:** 计尻以上共为五行,每行各五穴,循脊骨当中为督脉气
所发,即脊中、悬枢、命门、腰俞、长强,共五穴;其次挟督脉两傍去脊
一寸五分,为足太阳经脉气所发,即大肠俞、小肠俞、膀胱俞、中脊俞、
白环俞,左右共十穴;又次外挟两傍去脊三寸,亦为足太阳经脉气所
发,即胃仓、肓门、志室、胞肓、秩边,左右共十穴;伏兔上各二行,每
行各五穴,为足少阳经脉气所发,即中注、四满、气穴、大赫、横骨,左
右共十穴;次挟冲脉,足少阴经两旁,乃足阳明经脉气所发,即外陵、
大巨、水道、归来、气冲,左右共十穴;踝上各一行,每行六穴,为足少
阴,阴跷经脉气所发,即太冲、复溜、阴谷;照海、交信、筑宾等。在正
中者为单穴,两侧者为双穴,共五十七穴。

5 **行:** 行列。

6 **胪(lǚ):** 背脊的干骨。

7 **髀:** 股。

8 **耳中多所闻二穴:** 即听宫穴。

9 **眉本:** 即攒竹穴。

10 **枕骨:** 即窍阴穴。

11 **肩解:** 即肩井穴。

12 **痦门:** 即哑门穴。

13 **齐:** 同"脐",指神阙穴。

14 **胸俞十二穴:** 指俞腑、彧中、神藏、灵墟、神封、步廊,左右共十二穴。

15 **膺俞十二穴:** 指云门、中腑、周荣、胸乡、天溪、食窦,左右共十二穴。

原文

帝曰:余已知气穴之
处,游针之居,愿闻孙络
谿谷,亦有所应乎?

岐伯曰:孙络[1]三百
六十五穴会,亦以应一

译文

黄帝说道:我已经知道气穴的部位,
行针刺的处所,还想听听孙络与谿谷是
否也相应呢?

岐伯说:孙络与三百六十五穴相会,
也与一年相应和。孙络的作用是散邪

岁，以溢²奇邪，以通荣卫，荣卫稽留，卫散荣溢，气竭血著³，外为发热，内为少气，疾写无怠，以通荣卫，见而写之，无问所会。

气，外与皮毛相连而通行营卫。若邪侵入人体，滞留于营卫，造成卫气外散、营血内溢，一旦卫气散尽、营血留滞，会引起体表发热、体内少气，因此治疗时应迅速针刺用泻法，以通畅营卫，凡是见到有营卫稽留之处，就用泻法，是不必考虑穴会之处。

原文

帝曰：善。愿闻谿谷之会也。

岐伯曰：肉之大会为谷，肉之小会为谿，肉分之间，谿谷之会，以行荣卫，以会大气。邪溢气壅，脉热肉败，荣卫不行，必将为脓，内销骨髓，外破大腘，留于节凑，必将为败。积寒留舍，荣卫不居，卷肉缩筋，肋肘不得伸，内为骨痹，外为不仁，命曰不足，大寒留于谿谷也。谿

译文

黄帝说：好！我想听听谿谷交会是怎样的。

岐伯说：肌肉与肌肉大会合的部位叫谷，肌肉与肌肉小会合的部位叫谿。肌肉纹理之间是谿谷会合的部位，此处可以通行营卫，也可以会合宗气。如果人体邪气满溢、正气壅滞，会造成血脉发热、肌肉腐坏以及营卫不能畅行，必将出现郁热腐肉成脓，体内骨髓销铄，体表肌肉溃腐。如果病邪滞留于关节和肌腠中，会使人的髓液溃脓，致使筋骨败坏。如果寒邪积留体内而不去，造成营卫不能正常运行，导致筋脉肌肉卷缩以及肋肘无法伸展。如此，人体内生骨痹，外有

谷三百六十五穴会，亦应一岁，其小痹[1]淫溢[2]，循脉往来，微针所及，与法相同。

帝乃辟左右而起，再拜曰：今日发蒙解惑，藏之金匮，不敢复出。乃藏之金兰之室[3]，署[4]曰"气穴所在"。

岐伯曰：孙络之脉别经者，其血盛而当写者，亦三百六十五脉，并注于络，传注十二络脉，非独十四络脉也，内解[5]写[6]于中者十脉。（《素问·气穴论》）

肌肤麻木不仁，这些是正气不足的症候，表现为由寒邪滞留谿谷所致。谿谷与三百六十五穴相会合，也与一年相应和。若病邪滞留于皮毛孙络的小痹，邪气随脉往来不定，一般用微针即可，治疗方法与刺孙络相同。

黄帝于是挥退身边的人起身拜了两拜说道：今天得到你的启发，解答了我的疑惑，应把这些知识藏于金柜中，不轻易传出去。于是，将之珍藏于金兰之室，命名为"气穴所在"。

岐伯说：孙络之脉是属于经脉的，在于血盛就当泻，也是与三百六十五脉相同。传注于络脉，复注于十二脉络，那就不局限于十四络脉的范围了。若要从内驱散病邪，可取五脏的十条经脉注泻。

注释

1 **小痹：**失去知觉、麻痹。

2 **淫溢：**积渐。

3 **金兰之室：**藏书之处。

4 **署：**作"题"。

5 **解：**解散。

6 **写：**同"泻"。

原文

足太阳脉气所发者

译文

足太阳膀胱经脉气输注的穴位有

七十八穴：两眉头各一，入发至项[1]三寸半，傍五，相去三寸，其浮气在皮中者凡五行，行五，五五二十五，项中大筋两傍各一，风府两傍各一，侠背以下至尻尾二十一节，十五间各一，五藏之俞各五，六府之俞各六，委中以下至足小指傍各六俞。

七十八个：两眉头陷中左右各有一穴，由眉头直上入发际至前顶穴，[有神庭、上星、囟会三穴，]共长三寸半，[前顶穴顶居中行，左右分次两行和外两行，是]从中至两旁，共五行，中行至外行相距三寸；其浮于头部的脉气，共五行，五五二十五穴位。下行至项中的大筋两旁左右各有一穴，即天柱穴、风府穴两旁各有一穴[，即风池穴]；侠脊自上而下至骶尾骨有二十一节，其中十五个椎间左右各有一穴；五脏腧穴左右各有一个，六腑的腧穴左右各有六个，自委中以下至足小趾旁左右各有六个腧穴。

注释

1 **项:** 作"顶"。

原文

足少阳脉气所发者六十二穴：两角上各二，直目上发际内各五，耳前角上各一，耳前角下各一，锐发[1]下各一，客主人[2]各一，耳后陷中各一，下关各一，耳下牙车[3]之后各一，缺盆各一，掖下三寸，胁下至胠，八间各一，髀枢中傍

译文

足少阳胆经脉气输注的穴位有六十二个：头的两角处各有二穴；两目瞳孔直上的发际间各有五穴；两耳前角上各有一穴；两耳前角下各有一穴；锐发下各有一穴，上关左右各一穴；两耳后的陷凹中各有一穴；下关左右各有一穴；耳下牙车之后左右各有一穴；缺盆左右各有一穴；腋下三寸，从胁下至季胁的八肋之间左右各有一穴；髀枢部左右各一穴；膝以下至足第四趾的小趾侧各有六穴。

各一，膝以下至足小指次指各六俞。

足阳明脉气所发者六十八穴：额颅发际傍各三[4]，面骱骨空各一，大迎之骨空各一，人迎各一，缺盆外骨空各一，膺中[5]骨间各一，侠鸠尾之外，当乳下三寸，侠胃脘各五，侠齐广三寸各三，下齐二寸侠之各三，气街动脉各一[6]，伏兔上各一，三里以下至足中指各八俞，分之所在穴空。

足阳明胃经脉气输注的穴位有六十八个：额颅发际旁左右各有三穴；面部眼眶下颧骨骨空中左右各有一穴；大迎穴在下颌角前至骨空陷中左右各有一穴；结喉旁人迎穴左右各有一个；缺盆外侧的骨空陷中左右各有一穴；膺中骨间陷中左右各有一穴；侠鸠尾穴的外侧，乳下三寸，侠胃脘左右各有五穴；侠脐横开三寸左右各有三穴；侠脐下横开二寸左右各有三穴；气街穴在搏动的脉跳动处左右各有一穴；伏兔穴上左右各有一穴；足三里穴以下到足中趾内间，左右各有八个腧穴，分布在一定的空穴中。

注释

1 **锐发：**指发尖锐处，即耳前发末。

2 **客主人：**即上关穴。

3 **牙车：**指下颌骨。

4 **额颅发际傍各三：**指头维、本神、曲差左右六穴。

5 **膺中：**即前胸两侧肌肉隆起处。

6 **气街动脉各一：**指气冲左右二穴。

原文

手太阳脉气所发者三十六穴：目内眦各一，目外各一，骱骨下各一，

译文

手太阳小肠经脉气输注的穴位有三十六个：目内眦左右各有一穴，目外眦左右各有一穴，颧骨下左右各有一穴，耳

耳郭上各一，耳中各一，巨骨穴各一，曲掖上骨穴各一，柱骨上陷者各一，上天窗四寸各一，肩解各一，肩解下三寸各一，肘以下至手小指本各六俞。

手阳明脉气所发者二十二穴：鼻空外廉、项上各二[1]，大迎骨空各一，柱骨之会[2]各一，髃骨之会[3]各一，肘以下至手大指次指本各六俞。

廓上左右各有一穴，耳中旁左右各有一穴，巨骨穴左右各有一穴，曲腋上左右各有一穴，柱骨上陷中左右各有一穴，两天窗穴之上四寸左右各有一穴，肩解部左右各有一穴，肩解部之下三寸处左右各有一穴，肘部以下至小指端部各有六穴。

手阳明大肠经脉气所发出的有二十二穴：鼻孔的外侧左右各有一穴，项部左右各有一穴，大迎穴在下颌骨空间左右各有一穴，项肩相会之处左右各有一穴，肩臂相会之处左右各有一穴，肘部以下至手大指端部左右各有六穴。

注释

1 **鼻空外廉、项上各二：**指迎香、天窗左右四穴。

2 **柱骨之会：**指项肩相会之处。

3 **髃(yú)骨之会：**指肩臂相会之处。

原文

手少阳脉气所发者三十二穴：䪼骨下各一，眉后各一，角上各一，下完骨后各一，项中足太阳之前各一，侠扶突各一，肩贞各一，肩贞下三寸分间各一，肘以下至手小指次指本各六俞。

译文

手少阳三焦经脉气输注的穴位有三十二个：面部颧骨下左右各有一穴，眉后左右各有一穴，头角上左右各有一穴，耳后完骨后下左右各有一穴，项中足太阳经之前左右各有一穴，侠扶突之外侧左右各有一穴，肩贞穴左右各一，在肩贞穴之下三寸分肉之间左右各有一穴，肘部以下至手小指之端部各有六穴。

督脉气所发者二十八穴：项中央二，发际后中八，面中三，大椎以下至尻尾及傍十五穴，至骶下凡二十一节，脊椎法也。

任脉之气所发者二十八穴：喉中央二，膺中骨陷中各一，鸠尾下三寸，胃脘五寸，胃脘以下至横骨六寸半一，腹脉法也。下阴别一，目下各一，下唇一，龂交[1]一。

冲脉气所发者二十二穴：侠鸠尾外各半寸至齐寸一，侠齐下傍各五分至横骨寸一，腹脉法也。

足少阴舌下，厥阴毛中急脉各一，手少阴各一，阴阳跷各一，手足诸鱼际脉气所发者，凡三百六十五穴也。（《素问·气府论》）

督脉之经气输注的穴位有二十八个：颈项中央有二穴，前发际向后中行有八穴，面部的中央从鼻至唇有三穴，自大椎以下至尻尾旁有十五穴。自大椎至尾骶骨共二十一节，这是以脊椎计算穴位的方法。

任脉之经气输注的穴位有二十八个：喉部中央有二穴，胸膺正中的骨陷处有六穴，自鸠尾穴下至上脘穴是三寸，上脘穴至脐中是五寸，脐中至横骨是六寸半，每寸各有一穴，共计十四穴，这是腹部取穴的方法。自曲骨向下至前后阴之间有会阴穴，两目之下各有一穴，下唇凹陷处有一穴，龂交有一穴。

冲脉之经气输注的穴位有二十二个：侠鸠尾穴旁开半寸向下至脐，每寸一穴［，左右共十二穴］；自脐旁开半寸向下至横骨，每寸一穴，左右共十穴。这是腹脉取穴的方法。

足少阴经脉气输注的舌下有二穴，足厥阴经在毛际中左右各有一急脉穴，手少阴经左右各有一穴，阴跷脉、阳跷脉左右有一穴，四肢手足赤白肉分，鱼际之处，是脉气输注的部位。以上共计三百六十五穴。

注释

1 龂(yín)交：即龈交穴。龂，同"龈"。

黄帝曰：余愿闻五十营[1]奈何？

岐伯答曰：天周二十八宿[2]，宿三十六分。人气行一周千八分，日行二十八宿。人经脉上下、左右、前后二十八脉[3]，周身十六丈二尺，以应二十八宿。漏水下百刻，以分昼夜，故人一呼，脉再动，气行三寸，一吸，脉亦再动，气行三寸，呼吸定息，气行六寸。十息，气行六尺，日行二分。二百七十息，气行十六丈二尺，气行交通于中，一周于身，下水二刻，日行二十五分。五百四十息，气行再周于身，下水四刻，日行四十分。二千七百息，气行十周于身，下水二十刻，日行五宿二十分。一万三千五百息，气行五十营于身，水下百刻，日行二十八宿，漏水

黄帝说：我想了解五十营运行的情况是怎样的？

岐伯回答说：天体运行有二十八星宿，每个星宿之间相距是三十六分[，共计一千零八分]。人体经脉之气运行一周天合一千零八分，与一昼夜中日行二十八星宿时间相同。人体经脉上下、左右、前后共有二十八脉，其在周身的长度是十六丈二尺，与二十八星宿相对应。用带有刻度标尺的漏水壶以一百刻计算一昼夜的运行时间[，进而计算人体经气运行所需的时间]。人呼气一次，脉跳动两次，经气运行三寸；吸气一次，脉又跳动两次，经气又运行三寸；这样，一呼一吸是为一息，经气运行六寸。呼吸十息，经气运行六尺，正好日行二分。呼吸二百七十息，经气运行十六丈二尺，而交相通贯于经脉之中，循行周身为漏水下二刻，日行二十分。人呼吸五百四十息，经气运行在体内循环两周，漏水下四刻，日行四十分。人呼吸二千七百息，经气运行在体内循环十周，漏水下二十刻，日行五个星宿零二十分。人呼吸一万三千五百息，经气运行在体内循环五十周，漏水下一百刻，日行遍二十八星宿，漏水壶里的

皆尽, 脉终矣。所谓交通者, 并行一数也。故五十营备, 得尽天地之寿矣, 凡行八百一十丈也。(《灵枢·五十营》)

水都漏尽了, 经气运行在体内循环五十周。所谓的经气的交相通贯运行, 是指经气在二十八脉运行一周。所以, 人的经气一昼夜保持五十周次气脉之数, 总长度是八百一十丈, 就能享尽天地所赐予的寿数。

注释

1 **五十营:** 指经脉之气在人体内按一定规律运行, 一昼一夜间循行全身五十周, 使五脏的精气得以畅行, 保持正常的功能状态。

2 **二十八宿:** 属于中国古代天文知识的范畴, 是把天空中可见的星分成二十八组, 叫二十八宿, 东南西北四方各七宿。东方苍龙七宿是角、亢、氐、房、心、尾、箕, 北方玄武七宿是斗、牛、女、虚、危、室、壁, 西方白虎七宿是奎、娄、胃、昴、毕、觜、参, 南方朱雀七宿是井、鬼、柳、星、张、翼、轸。

3 **二十八脉:** 指手足三阴、三阳十二条经脉, 左右对称, 共二十四条, 加上任脉、督脉各一, 以及左右的跷脉(男子阳跷脉左右各一, 女子阴跷脉左右各一), 合为二十八脉。

原文

营气之道, 内[1]谷为宝。谷入于胃, 乃传之肺, 流溢于中, 布散于外。精专[2]者, 行于经隧[3], 常营无已, 终而复始, 是谓天地之纪。

故气从太阴出, 注手阳明, 上行注足阳明, 下行至跗上, 注大指间,

译文

供养人体之气的至道, 是以受纳谷物为至宝。谷物入胃后, [所化生的精微之气,]上输到肺, 流溢于内濡养脏腑, 布散于外营养形体。最精纯的气在经脉中运行, 常常营运不息, 终而复始, 这是天地自然运行的规律。

营养之气的运行是从手太阴经脉出, 流注于手阳明经脉, 上行注入足阳明经脉, 下行至足跗, 流注于足大趾间, 与足太

与太阴合。上行抵髀，从脾注心中，循手少阴，出腋下臂，注小指，合手太阳。上行乘腋颗[4]内，注目内眦，上巅下项，合足太阳。循脊下尻，下行注小指之端，循足心注足少阴。上行注肾，从肾注心，外散于胸中，循心主脉出腋下臂，出两筋之间，入掌中，出中指之端，还注小指次指之端，合手少阳。上行注膻中，散于三焦，从三焦注胆，出胁注足少阳，下行至跗上，复从跗注大指间，合足厥阴。上行至肝，从肝上注肺，上循喉咙，入颃颡[5]之窍，究[6]于畜门[7]。其支别者，上额循巅下项中，循脊入骶，是督脉也；络阴器，上过毛中，入脐中，上循腹里，入缺盆，下注肺中，复出太阴。此营气之所行也，逆顺之常也。（《灵枢·营气》）

阴经脉会合。精气由足上行股内入脾，从脾上传注于心中；沿手少阴经脉，出于腋窝，向下沿臂内侧后流至手小指，与手太阳经脉相会合。再上行经过腋部，出眼眶下的内侧，流注于眼内角，然后上行头顶中央，随而下走项后，与足太阳经脉相会合。再次沿着脊柱向下行于尾骶部，流注于足小趾尖，斜入足心，循注于足少阴经脉。随后，从足心上行注入肾脏，由肾转注入心脏，向外布散于胸中；又沿手厥阴经脉，出腋窝，下行前臂，经腕后两筋之间，入于掌中，直出中指尖，还回流注于无名指尖，与手少阳经脉相会合。进而由此上行于两乳之间的膻中，散布于上中下三焦，又从三焦注于胆腑，出胁肋部，注于足少阳经脉，下行至足背，又从足背流注到足大趾间，与足厥阴经脉相会合。然后随肝经上行至肝脏，从肝脏上注于肺脏，再向上沿喉咙，入上腭至鼻内通脑之处。其支脉的分支是由鼻窍上行至额部，沿头顶中央下行项后，沿脊柱入骶骨部，这是督脉循行的通道；再由此环绕阴器，向上从阴毛中部上行，入于脐中，再上沿腹内进入缺盆，又向下注于肺脏，复出手太阴经脉。这就是营气运行的路线，无论上行下行，[出阴入阳，出阳入阴，]有逆有顺，都遵循着常道。

1 **内**：同"纳"，受纳。

2 **精专**：精纯之意。

3 **经隧**：即经脉。

4 **頔**（zhuō）：指目眶骨之下部。

5 **颃颡**（chán sǎng）：指咽上上腭与鼻相通的部位，为内鼻孔。

6 **究**：深。

7 **畜门**：为外鼻孔。

第二十七章

经脉具有特定的循行路线和循行部位，表现为人体气血的运行是按照一定的生命节律循环无端，连成一个庞大的循环通道，表征着经脉的排列连接是有序的、复杂的。而且，经脉的循行路线及其虚实病候，见证着十二经脉别道而行的路径及其相互离合出入以及奇经中的任脉、督脉和冲脉等复杂存在情况。

帝曰：愿闻三阴三阳之离合也。

岐伯曰：圣人南面而立，前曰广明[1]，后曰太冲[2]。太冲之

黄帝说：我想听听三阴三阳的离合内容。

岐伯回答说：圣人面向南方站立，[人的前方是南，属阳，后方是北，属阴，故]体前被称为广明，体后被称为太冲。太冲脉起始的地方与足少阴肾经相交，是为少阴经。足

地[3]，名曰少阴。少阴之上，名曰太阳，太阳根起于至阴[4]，结于命门[5]，名曰阴中之阳。中身而上，名曰广明，广明之下，名曰太阴，太阴之前，名曰阳明，阳明根起于厉兑[6]，名曰阴中之阳。厥阴之表，名曰少阳，少阳根起于窍阴[7]，名曰阴中之少阳。是故三阳之离合也，太阳为开，阳明为阖，少阳为枢。三经者，不得相失也，搏而勿浮，命曰一阳。

帝曰：愿闻三阴。

岐伯曰：外者为阳，内者为阴，然则中为阴，其冲在下，名曰太阴，太阴根起于隐白[8]，名曰阴中之阴。太阴之后，名曰少阴，少阴根起于涌泉[9]，名曰阴中之少阴。少阴之前，名

少阴肾经的上面是足太阳膀胱经，是为太阳经，足太阳膀胱经起于足小趾外侧的至阴穴，上行结于睛明穴。少阴经上面的经脉，叫太阳经，太阳经的下端起于足小趾外侧的至阴穴，其上聚结于面部的睛明穴，[因足太阳经与足少阴经互为表里，]又被称为"阴中之阳"。[以人身上下而言，]上半身属于阳，被称为广明，广明之下的人体下半身被称为太阴，太阴前面的经脉是阳明经，足阳明胃经起于足大趾侧次趾之端的厉兑穴，[因足阳明经与太阴经互为表里，]故称为"阴中之阳"。[厥阴为里，为阴气已尽，开始新的向阳转化过程，]所以厥阴经之表是少阳经，少阳经下端起于足部的窍阴穴，[因少阳居厥阴之表，]故称为"阴中之少阳"。因此，三阳经的离合，[分开来说，]太阳主表为开，阳明主里为阖，少阳介于表里之间为枢。但三者之间，不是各自为政，而是相互紧密联系着的，脉象跳动有力而不浮越，所以合起来称为一阳。

黄帝说：愿意再听听三阴的离合内容。

岐伯说：四肢外侧属于阳经，四肢内侧属于阴经，居于里的经脉也属阴经。冲脉在下为太阴经，足太阴脾经起始于足大趾端内侧的隐白穴，这条经脉又称为"阴中之阴"。太阴经后面的经脉是为少阴经，足少阴肾经起于足心的涌泉穴，称为"阴中之少阴"。少阴经前面的经脉是为厥阴经，足厥阴肝经起

曰厥阴,厥阴根起于大敦[10],阴之绝阳,名曰阴之绝阴。是故三阴之离合也,太阴为开,厥阴为阖,少阴为枢。三经者不得相失也。搏而勿沉,名曰一阴。(《素问·阴阳离合论》)

始于足大趾端外侧的大敦穴。厥阴经有阴而无阳,且又是阴气循行终止之处,被称为"阴之绝阴"。如此,三阴经脉的离合关系在于,分开为太阴是三阴在表为开,厥阴是主阴在里为阖,少阴位于太、厥表里之间为枢;但三者之间,不能各自为政,而是相互协调紧密联系着的,脉象跳动有力而不偏沉,所以合而为一称为一阴。

注释

1 **广明:** 指阳气充盛。以身体前后来说,前为广明;以身体上下来说,则半身以上为广明。

2 **太冲:** 穴名,位于足背侧,第一、二跖骨结合部之前凹陷处。

3 **地:** 即"位"。

4 **至阴:** 穴名,位于人体的足小趾末节外侧,距趾甲角0.1寸。

5 **命门:** 指目,是两眼睛明穴部位的别称。

6 **厉兑:** 穴名,位于人体的第二趾外侧趾甲角旁约0.1寸。

7 **窍阴:** 穴名,位于人体的第四趾末节外侧,距趾甲角0.1寸。

8 **隐白:** 穴名,位于人体的足大趾末节内侧,距趾甲角0.1寸。

9 **涌泉:** 穴名,位于人体的足前部凹陷处第二、三趾趾缝纹头端与足跟连线的前三分之一处,为全身腧穴的最下部,乃是肾经的首穴。

10 **大敦:** 穴名,位于人体的足大趾末节外侧,距趾甲角0.1寸。

原文

任脉者,起于中极[1]之下,以上毛际,循腹里上关元,至咽喉,上颐[2]循面入目。冲脉者,起

译文

任脉起于中极穴下的会阴部,上行经毛际过腹部,循腹再上行到关元穴,上至咽喉,别络口唇,循行于面部而入于目中承泣穴。冲脉经起于腹中气街穴,与足少

于气街[3]，并少阴之经，侠齐上行，至胸中而散。任脉为病，男子内结七疝[4]，女子带下瘕聚。冲脉为病，逆气里急。

督脉为病，脊强反折。督脉者，起于少腹以下骨中央，女子入系廷孔。其孔，溺孔之端也。其络循阴器合篡间，绕篡后，别绕臀，至少阴与巨阳中络者合，少阴上股内后廉，贯脊属肾，与太阳起于目内眦，上额交巅，上入络脑，还出别下项，循肩髆，内侠脊抵腰中，入循膂络肾。其男子循茎下至篡，与女子等。其少腹直上者，贯齐中央，上贯心入喉，上颐环唇，上系两目之下中央。此生病，从少腹上冲心而痛，不得前后，为冲疝；其女子不孕，癃痔遗溺嗌干。督脉生病治督脉，治在骨上，甚者在齐下营[5]。

阴肾经相并，[真气与谷气相并，]侠脐左右上行，到胸中分散。任脉经经气发生病变，男子则循腹里内结为七疝疾病，女子会有带下和瘕聚的疾病。冲脉经经气发生病变，会出现气逆上冲，腹中拘急疼痛。

督脉经经气发生病变，会引起脊强反折而屈伸不利。督脉经起于小腹下横骨近处的中央，女子前阴的廷孔。所谓廷孔，是尿道口的外端。督脉别络是从溺孔的外端，循着阴器分行向后，复合于篡间，绕行于前后二阴之后，再分歧别行绕臀部，到股后足少阴经与足太阳经中的络脉，合足少阴经上行经骨内之后，贯通于脊柱，连属于肾脏；与足太阳经于头部共起于目内眦，上行至额部而交会于巅顶，内联络于脑，复返又出于脑，左右分别沿颈项下行，循行于脊髓内，侠脊抵直腰中，复入内而循膂络于肾。男子是环绕阴茎下至会阴，与女子的循行路线相同。另行一脉是从小腹直上穿过脐中央，沿着中线向上贯于心脏，入于喉咙，再上行到颐并环绕口唇，直到上行于两目中央之下。督脉经经气发生病变，是从小腹直上冲心而引起疼痛，出现二便不通症状，称为冲疝；女子会出现不能怀孕，或小便不利、痔疾、遗尿、咽喉干燥。总之，督脉经经气生病治督脉，较轻的表现为横骨上毛际中的曲骨穴上的病

（《素问·骨空论》）　　变，较重的会引起脐下的阴交穴病变。

注释

1　**中极：** 穴位名，别名玉泉、气原。在下腹部，前正中线上，当脐中下寸。

2　**颐：** 口角后方、腮部之下的部位。

3　**气街：** 穴位名，其部位在小腹下方之毛际的两旁，也叫作"气冲"。

4　**七疝** (shàn)：病名，七种疝病之合称。

5　**齐下营：** 指脐下小腹部之腧穴。

原文

肺手太阴之脉，起于中焦，下络[1]大肠，还[2]循胃口[3]，上隔属[4]肺，从肺系[5]横[6]出腋下，下循臑内[7]，行少阴心主之前，下肘中，循臂内上骨下廉[8]，入寸口，上鱼[9]，循鱼际，出大指之端；其支者，从腕后直出次指内廉，出其端。

是动[10]则病肺胀满，膨膨而端咳，缺盆中痛，甚则交两手而瞀[11]，此为臂厥[12]。是主肺所生病者，咳，上气喘渴，烦心胸满，臑

译文

手太阴肺经的循行路线：起始于中焦胃脘部，向下联络于与本经相表里的大肠腑，然后自大肠返回，沿着胃的上口穿过膈肌，连属于肺脏，从气管、喉咙横行出胸壁外上方，向腋下循行，再沿上臂内侧于手少阴心经前上方下行，达到肘中后再沿前臂内侧的桡骨下缘行至桡动脉搏动处的寸口，又沿手掌肌肉隆起的鱼部，经大鱼际外缘出拇指桡侧指端；其支脉是从腕后桡骨茎突上方分出，经手背虎口部，沿着食指拇侧至食指桡侧端 [，与手阳明大肠经相衔接]。

本经经气发生病变，主要表现为肺部发病的胀满，气满鼓胀而气喘咳嗽，锁骨上窝缺盆部疼痛；严重时会交叉双臂，甚感胸部烦闷，眼花目眩、视物不清，还会发生前臂部气血阻逆而厥冷、麻木、疼痛的臂厥病。本经经气的腧穴能主治有关"肺"系所发

臂内前廉痛厥,掌中热。气盛有余,则肩背痛,风寒,汗出中风,小便数而欠。气虚则肩背痛寒,少气不足以息,溺色变。为此诸病,盛则写之,虚则补之,热则疾之,寒则留之,陷下则灸之,不盛不虚,以经取之。盛者,寸口大三倍于人迎,虚者,则寸口反小于人迎也。

生的病症,出现咳嗽,气上逆而喘息气粗,口渴,心烦不宁,胸部满闷,上臂、前臂的内侧前边(经脉所过处)疼痛或厥冷,掌心发热。本经气盛有余时,多见肩背部遇风寒而作痛,汗出易伤风,小便次数多而尿量少。本经气不足时,多见肩背部遇寒疼痛,气短而呼吸急促,小便颜色异常。治疗这些病证时,对经气亢盛的治疗宜用泻法,对经气不足的治疗宜用补法;对热证的治疗宜用速针法,对寒证的治疗宜用留针法;对虚陷不起的治疗宜用灸法;对经气既不亢盛也不虚弱的治疗宜调节本经所属的腧穴。本经气亢盛的,寸口脉比人迎脉大三倍;本经气虚弱的,寸口脉反而比人迎脉小。

注释

1 **络:** 指经脉通于表里的脏腑。

2 **还:** 指经脉过去又转回循行。

3 **胃口:** 指胃上口贲门。

4 **属:** 指经脉通于本脏腑者。

5 **肺系:** 即气管。

6 **横:** 指经脉平行(而出)。

7 **臑(nào)内:** 即臑的内侧。上臂内侧高起的白肉为臑。

8 **廉:** 经脉循沿边缘或边侧。

9 **鱼:** 手大指本节后,掌侧隆起的肌肉称鱼,鱼部的边侧称鱼际。

10 **是动:** 指本经由外邪所引动而发生疾病。

11 **眢(mào):** 视物模糊不清。

12 **臂厥:** 臂气厥逆,两手交叉于胸部,而目视不清。

大肠手阳明之脉，起于大指次指[1]之端，循指上廉，出合谷[2]两骨之间，上入两筋之中，循臂上廉，入肘外廉，上臑外前廉，上肩，出髃骨[3]之前廉，上出于柱骨之会上[4]，下入缺盆[5]，络肺，下膈，属大肠；其支者，从缺盆上颈，贯颊，入下齿中，还出挟口，交人中，左之右，右之左，上挟鼻孔。

是动则病齿痛颈肿。是主津液所生病者[6]，目黄口干，鼽衄[7]，喉痹，肩前臑痛，大指次指痛不用。气有余则当脉所过者热肿，虚则寒栗不复。为此诸病，盛则写之，虚则补之；热则疾之，寒则留之；陷下则灸之；不盛不虚，以经取之。

手阳明大肠经的循行路线：起始于食指的末端，沿着食指桡（拇）侧的上缘，出拇指、食指歧骨之间的合谷穴，向上行至拇指后方与腕部外侧前缘两筋结合的凹陷处，沿前臂外侧前缘，进入肘外侧，经上臂外侧前缘上行至肩部，然后出肩峰部的前缘，再向后上行至颈骨隆起处，接着折向前下方进入锁骨上窝的缺盆，下行联络于肺脏，而贯穿横膈膜联属于大肠腑；其支脉是从缺盆处上行至颈部，通过颊部，进入下齿龈中，再从口内返出而挟行于口唇旁，经脉的左右对称分布在人中穴处相交汇后，经过左脉向右、右脉向左再上行挟于鼻孔两侧 [，于鼻翼旁的迎香穴处与足阳明胃经相衔接]。

本经经气发生病变，主要表现为牙齿疼痛，颈部肿胀。本经经气的腧穴能主治津液方面的疾病，眼睛昏黄，口干鼻塞，或流鼻涕，或出鼻血，咽喉肿痛气闭，肩前与上臂疼痛，食指疼痛而不能活动。本经气有余时，会出现经脉所过之处发热而肿；本经气不足时，会出现寒冷颤抖而不易恢复。治疗这些病证时，对经气亢盛的治疗宜用泻法，对经气不足的治疗宜用补法；对热证的治疗宜用速针法，对寒证的治疗宜用留针法；对虚陷不起的治疗宜用灸法；对经气既不亢盛盛者，人迎大三倍于寸口；虚者，人迎反小于寸口也。

也不虚弱的治疗宜调节本经所属的腧穴。本经气亢盛的，人迎脉比寸口脉大三倍；本经气虚弱的，人迎脉反而比寸口脉小。

注释

1 **大指次指：**指大拇指的次指，即食指。

2 **合谷：**穴位名，别名虎口。在大拇指和食指的虎口间，拇指食指像两座山，虎口似一山谷，故又名为虎口。

3 **髃(yú)骨：**人体锁骨外侧端与肩胛骨肩峰形成的关节，为肩髃穴的所在。

4 **柱骨之会上：**肩背之上，颈骨隆起处，即大椎穴。也是六阳经会合的地方。

5 **缺盆：**即锁骨窝。

6 **主津液所生病者：**大肠与肺互为表里，肺主气，津液由气所化，所以大肠的泻与秘都是因津液所生的病。

7 **鼽衄(qiú nù)：**鼽，鼻流清涕。衄，鼻出血。

原文

胃足阳明之脉，起于鼻之交頞[1]中，旁纳太阳之脉，下循鼻外，入上齿中，还出挟口环唇，下交承浆，却循颐后下廉，出大迎，循颊车，上耳前，过客主人，循发际，至额颅；其支者，从大迎前下人迎，循喉咙，入

译文

足阳明胃经的循行路线：起于鼻翼两旁[迎香穴]，上行交会于鼻根部，并旁会于足太阳膀胱经，到达目内眦后再向下行，沿鼻柱外侧的承泣穴下行，进入上齿龈内，继而返回挟行于口旁，并环绕口唇，交会于口唇下的承浆穴。[接下来，本经分为两支。]一个分支是循着腮后下缘退行而出于大迎穴，又斜上行到下颌部的颊车，再上行至耳的前方，经过上关穴（客主人穴），沿发际，上行至额颅部；另一分支是从大迎穴的前方下行至

缺盆，下隔，属胃，络脾；其直者，从缺盆下乳内廉，下挟脐，入气街中；其支者，起于胃口，下循腹里，下至气街中而合，以下髀关[2]，抵伏兔[3]，下膝膑[4]中，下循胫[5]外廉，下足跗[6]，入中指内间；其支者，下廉三寸而别，下入中指外间；其支者，别跗上，入大指间，出其端。

颈部的人迎穴，再沿喉咙进入缺盆，向下穿过横膈膜，连属于胃腑，并联络于脾脏。直行向下的经脉是从缺盆处下行，沿乳中线下行，挟行于脐的两侧（旁开二寸），下行至腹股沟外阴毛毛际两旁的气街部位（气冲穴）。本经脉又一分支从胃下口的幽门处分出，[大约相当于下脘穴所在的部位,]沿着腹腔内侧下行到气街部位，与直行之脉相会合，而后再下行大腿前侧的髀关穴处，接着下行至伏兔穴，又至膝膑处沿下肢胫骨前缘下行至足背，最后入足第二趾外侧端（厉兑穴）。本经脉另一分支是从膝下三寸处（足三里穴）分出，下行入中趾外侧端；又一分支从足背上的冲阳穴分出，前行入足大趾内侧的末端（隐白穴）[,交于足太阴脾经]。

注释

1 頞(è)：即鼻梁。

2 髀关：穴位名，其部位在大腿前方上端的皮肤交纹处。

3 伏兔：穴位名，其部位在大腿前方的肌肉隆起处，因其形如趴伏的兔子，故名伏兔。

4 膝膑：指膝盖骨，即髌骨。

5 胫(jìng)：自膝以下至踵称胫。

6 跗(fū)：指足背面。

原文

是动则病洒洒振寒[1]，善呻数欠，颜黑，

译文

本经经气发生病变，主要表现为全身阵阵发冷战栗，频频呻吟，时作呵欠，面色暗

病至则恶人与火，闻木声则惕然而惊，心欲动，独闭户塞牖而处，甚则欲上高而歌，弃衣而走，贲响腹胀，是为骭厥[2]。是主血所生病者[3]，狂疟温淫，汗出，鼽衄，口㖞[4]，唇胗[5]，颈肿，喉痹，大腹水肿，膝膑肿痛，循膺、乳、气街、股、伏兔、骭外廉、足跗上皆痛，中指不用。气盛则身以前皆热，其有余于胃，则消谷善饥，溺色黄；气不足则身以前皆寒栗，胃中寒则胀满。为此诸病，盛则写之，虚则补之；热则疾之，寒则留之；陷下则灸之；不盛不虚，以经取之。盛者，人迎大三倍于寸口；虚者，人迎反小于寸口也。

黑，发病时怕见人和火光，听到木器撞击的声音就会惊悸惶恐，心中跳动不安，孤僻地独自一人关在屋子里，或者甚至有病情逆转的"登高而歌、弃衣而走"的癫狂现象，出现腹胀肠鸣，以及经气逆乱所致的骭厥病。本经的腧穴主治血所发生的疾病，高热神昏的疟疾，温热之邪侵淫身体，大汗出，鼻出血，口角歪斜，口唇生疮，颈项肿疼，咽部红肿疼痛，腹部水肿，膝髌部肿痛，本经所沿的胸膺、乳房、气街、大腿前缘、伏兔、胫部外缘、足背等处都疼痛，足中趾活动不利。如果本经经气有余，胸腹部发热，胃热太盛，出现谷食易消，小便颜色发黄；本经经气不足，胸腹部发冷而战栗，胃中阳虚有寒而出现胀满。治疗这些病证时，对经气亢盛的治疗宜用泻法，对经气不足的治疗宜用补法；对热证的治疗宜用速针法，对寒证的治疗宜用留针法；对虚陷不起的治疗宜用灸法；对经气既不亢盛也不虚弱的治疗宜调节本经所属的腧穴。本经气亢盛的，人迎脉比寸口脉大三倍；本经气虚弱的，人迎脉反而比寸口脉小。

注释

1 **洒洒振寒**：指患者有阵阵发冷的感觉，就好像凉水洒在身上一样。

2 **骭（gàn）厥**：指足阳明之气自胫部而上逆的病证。古人认为贲响（肠中气体走动而发生鸣响)、腹胀都是因足胫部之气上逆所致，故称之为"骭厥"。骭，是胫骨在古时候的名称。

3 **主血所生病者:** 胃腑受纳水谷而使营血得以化生，是为营血之根，如果胃腑有病，则营血不生。足阳明经受纳胃腑之气，成为多气多血之经，而可调节营血之变，所以足阳明胃经上的腧穴以主治有关血的各种病证。

4 **口喎**（wāi）**:** 指口角歪斜。

5 **唇胗**（zhēn）**:** 指口唇生出疮疡。

原文

脾足太阴之脉，起于大指之端，循指内侧白肉际[1]，过核骨[2]后，上内踝[3]前廉，上端[4]内，循胫骨后，交出厥阴之前，上膝股内前廉，入腹，属脾，络胃，上膈，挟咽，连舌本[5]，散舌下；其支者，复从胃，别上膈，注心中。

是动则病舌本强，食则呕，胃脘痛，腹胀善噫，得后与气[6]，则快然如衰，身体皆重。是

译文

足太阴脾经的循行路线：起始于足大趾的末端（隐白穴），沿着足大趾内侧的赤白肉际处，经过足大趾后方的核骨，上行到达内踝的前缘（商丘穴），再循上至小腿肚的内侧，然后沿胫骨的后缘上行，[至内踝上8寸处的漏谷穴，]与足厥阴肝经相交会并穿行至其前方，再上行经过膝部、大腿内侧的前缘（冲门穴），然后进入腹内，连属于脾脏，并联络于胃腑，并向上穿过横膈膜，挟行于咽喉两侧，连系舌根，并散布于舌下。其支脉是从胃腑处分出，上行穿过横膈膜，[达到膻中穴时，]注入心中[，与手少阴心经相衔接]。

本经经气发生病变，主要表现为舌根强直，食后呕吐，胃脘疼痛，腹部胀满而时时嗳气，排出大便或矢气后会感到脘腹如释重负，而且身重乏力。本经的腧穴主治脾脏所发生的疾病，出现舌根疼痛，身体活动欠佳，饮食难以

主脾所生病者，舌本痛，体不能动摇，食不下，烦心，心下急痛，溏、瘕泄[7]，水闭，黄疸，不能卧，强立，股膝内肿厥，足大指不用。为此诸病，盛则写之，虚则补之；热则疾之，寒则留之；陷下则灸之；不盛不虚，以经取之。盛者，寸口大三倍于人迎；虚者，寸口反小于人迎也。

下咽，心中烦闷，心下急剧作痛，大便溏薄，痢疾，水闭体内而小便不通，皮肤黄疸，不能安静睡卧，即使勉强站立时会出现股膝内侧经脉的肿胀而厥冷，还有足大趾活动不便。治疗这些病证时，对经气亢盛的治疗宜用泻法，对经气不足的治疗宜用补法；对热证的治疗宜用速针法，对寒证的治疗宜用留针法；对虚陷不起的治疗宜用灸法；对经气既不亢盛也不虚弱的治疗宜调节本经所属的腧穴。本经气亢盛的，寸口脉比人迎脉大三倍；本经气虚弱的，寸口脉反而比人迎脉小。

注释

1 **白肉际：** 手足之掌（或跖）与指（或趾）都有赤白肉际，掌（或跖）与指（或趾）的阴面为白肉，阳面（即生有毫毛的那一面）为赤肉，二者相交界的地方即为赤白肉际。

2 **核骨：** 指第一趾跖关节在足内侧所形成的圆形隆起，其状如圆骨，故名核骨。

3 **内踝：** 即内踝骨，在胫骨的下端。

4 **踹：** 指小腿的腓肠肌部，俗称小腿肚。

5 **舌本：** 即舌根。

6 **得后与气：** 指排出了大便或矢气。后，指大便。气，指矢气。

7 **瘕（jiǎ）泄：** 指痢疾。

原文

心手少阴之脉，起于心中，出属心系[1]，

译文

手少阴心经的循行路线：起始于心脏之中，出心脏后便连属于心系脉络，向下穿

下膈络小肠；其支者，从心系上挟咽，系目系；其直者，复从心系却上肺，下出腋下，下循臑内后廉，行太阴心主之后，下肘内，循臂内后廉，抵掌后锐骨[2]之端，入掌内后廉，循小指之内，出其端。

是动则病嗌干[3]，心痛，渴而欲饮，是为臂厥。是主心所生病者，目黄，胁痛，臑臂内后廉痛厥，掌中热痛。为此诸病，盛则写之，虚则补之；热则疾之，寒则留之；陷下则灸之；不盛不虚，以经取之。盛者，寸口大再倍于人迎；虚者，寸口反小于人迎也。

过横膈膜，连络小肠腑；其支脉是从心系脉络上行，挟行于咽喉的两旁，再上行连于目系脉络；其直行主干是从心系脉络上行至肺部，然后再向下斜行出于腋窝下，再沿着上臂内侧的后缘，循行于手太阴肺经和手厥阴心包络经的后方，一直下行而至肘中，再沿着前臂内侧的后缘循行，直达手掌后豆骨隆起处的末端，并进入手掌内侧的后缘，沿着小指桡侧达到其末端[，与手太阳小肠经相衔接]。

本经经气发生病变，主要表现为咽喉干燥，心痛，口渴想要喝水，前臂经脉所过处发生气血阻逆。本经的腧穴主治心脏所发生的疾病，出现眼睛发黄，胁肋疼痛，手臂内侧后缘处厥冷，掌心灼痛。治疗这些病证时，对经气亢盛的治疗宜用泻法，对经气不足的治疗宜用补法；对热证的治疗宜用速针法，对寒证的治疗宜用留针法；对虚陷不起的治疗宜用灸法；对经气既不亢盛也不虚弱的治疗宜调节本经所属的腧穴。本经气亢盛的，寸口脉比人迎脉大两倍；本经气虚弱的，寸口脉反而比人迎脉小。

注释

1 **心系**：指心脏与其他脏腑相联系的脉络。

2 **锐骨**：指掌后尺侧部隆起的骨头。

3 **嗌(yì)干**：指食道上口之咽喉部有干燥的感觉。

小肠手太阳之脉，起于小指之端，循手外侧上腕，出踝[1]中，直上循臂骨下廉，出肘内侧两筋之间，上循臑外后廉，出肩解[2]，绕肩胛，交肩上，入缺盆，络心，循咽下膈，抵胃，属小肠；其支者，从缺盆循颈上颊，至目锐眦[3]，却入耳中；其支者，别颊上頔[4]，抵鼻，至目内眦[5]，斜络于颧。

是动则病嗌痛，颔[6]肿，不可以顾，肩似拔，臑似折。是主液所生病者[7]，耳聋，目黄，颊肿，颈、颔、肩、臑、肘、臂外后廉痛。为此诸病，盛则写之，虚则补之；热则疾之，寒则留之；陷下则灸之；不盛不虚，以经取之。盛者，人迎

手太阳小肠经的循行路线：起始于手小指尺侧的末端，沿着手的外侧循行到腕部，并出腕后方尺侧部隆起的骨头，再沿着前臂尺骨的下缘直行而上，出肘内侧两筋的中间，沿着上臂外侧的后缘向上，经过肩关节后面的骨缝处，然后绕行于肩胛部，再交会于肩上，进入缺盆穴，下行于胸中而联络于心脏，之后再沿着食管下行穿过横膈，到达胃部，连属于小肠腑；其支脉是从缺盆穴处沿颈部向上行到达颊部，行至外眼角，再斜入于耳内；其另一条支脉是从颊部别行而走向眼眶下方，进而到达鼻部，再到达内眼角处，然后再向外斜行并络于颧骨 [，与足太阳膀胱经相衔接]。

本经经气发生病变，主要表现为咽喉疼痛，颔部发肿，颈项转侧不利，肩部像被拉拔，肱骨像被折断一般。本经的腧穴主治液所发生的疾病，出现听力下降，眼睛发黄，面颊肿胀，颈部、颔部、肩部、上臂部、肘部、前臂等外侧后缘处疼痛。治疗这些病证时，对经气亢盛的治疗宜用泻法，对经气不足的治疗宜用补法；对热证的治疗宜用速针法，对寒证的治疗宜用留针法；对虚陷不起的治疗宜用灸法；对经气既不亢盛也不虚弱的治疗宜调节本经所属的腧穴。本经气亢

大再倍于寸口；虚者，人迎反小于寸口也。

盛的，人迎脉比寸口脉大两倍；本经气虚弱的，人迎脉反而比寸口脉小。

注释

1 **踝**：指手腕后方尺侧部隆起的骨头。

2 **肩解**：肩关节后面的骨缝。

3 **目锐眦**：指眼外角。

4 **頄（zhuō）**：眼眶下的部位，其中还包括彭骨所连及的上牙床的部位。

5 **目内眦**：指眼内角。

6 **颔**：指下颌骨正中下方的空软部位，即平常所说的下巴颏。

7 **主液所生病者**：小肠为受盛之官，承接胃所腐熟水谷，并泌别清浊，使其精华营养全身，其糟粕归于大肠，其水液归于膀胱。小肠有病，则水谷不分，清浊难别。是故小肠可以调节水液的产生，而其所络属的经脉——小肠经也就可以调治水液方面所发生的病证。

原文

膀胱足太阳之脉，起于目内眦，上额交巅[1]；其支者，从巅至耳上角[2]；其直者，从巅入络脑，还出别下项，循肩髆[3]内，挟脊抵腰中，入循膂[4]，络肾，属膀胱；其支者，从腰中下挟脊，贯臀，入腘中；其支者，从髆内左右，别下贯胛，挟脊内，过髀枢[5]，循髀外，从后廉

译文

足太阳膀胱经的循行路线：起始于内眼角，向上经过额部而交会于头顶；其支脉是从头顶行至耳的上角；其直行的经脉是从头顶入内而络于脑，然后复出而再下行至颈项的后部（天柱穴），一支是沿着肩胛的内侧，挟行于脊柱的两旁，达到腰中，再沿着脊柱旁的肌肉深入腹内，联络于肾脏，并连属于膀胱腑；另有一条支脉是从腰中分出，挟着脊柱的两侧下行并贯穿臀部，而直入于膝部的腘窝中；还有一条支脉是从左右的肩胛内侧处分出下行，经过肩胛骨，再挟着脊柱的内侧下行，通过髀枢部，再沿

下合腘中，以下贯踹内，出外踝之后，循京骨[6]，至小指外侧。

是动则病冲头痛，目似脱，项如拔，脊痛，腰似折，髀不可以曲，腘如结，踹如裂，是为踝厥[7]。是主筋所生病者[8]，痔、疟，狂、癫疾，头囟[9]项痛，目黄，泪出，鼽衄，项、背、腰、尻[10]、腘、踹、脚皆痛，小指不用。为此诸病，盛则写之，虚则补之；热则疾之，寒则留之；陷下则灸之；不盛不虚，以经取之。盛者，人迎大再倍于寸口；虚者，人迎反小于寸口也。

着大腿外侧的后缘向下走行，而进入腘窝的那条支脉在腘窝中相会合，进而向下通过小腿肚的内部，出于外踝骨的后方，再沿着足小趾本节后的京骨，到达足小趾外侧的末端[，与足少阴肾经相衔接]。

本经经气发生病变，主要表现为伴有气逆引起头痛，眼睛疼痛得像是从眼眶中脱出似的，颈项像被牵拔，脊柱疼痛，腰部像被折断一般，髋关节屈曲不利，膝腘就像被捆绑一般而运动不自如，小腿肚疼痛如裂，出现指结的症状。本经的腧穴主治筋所发生的疾病，出现痔疮，疟疾，狂病，癫病，头颈部疼痛，眼睛发黄，流泪，鼻出血和流清涕，项、背、腰、尻、腘、小腿肚、脚等发生疼痛，足小趾活动不利。治疗这些病证时，对经气亢盛的治疗宜用泻法，对经气不足的治疗宜用补法；对热证的治疗宜用速针法，对寒证的治疗宜用留针法；对虚陷不起的治疗宜用灸法；对经气既不亢盛也不虚弱的治疗宜调节本经所属的腧穴。本经气亢盛的，人迎脉比寸口脉大两倍；本经气虚弱的，人迎脉反而比寸口脉小。

注释

1 **巅：**指头顶正中的最高处，即百会穴所在的位置。

2 **耳上角：**指耳尖上方所对之头皮的部位。

3 **肩髆**（bó）：指肩胛骨。

4 **膂：**指挟行于脊柱两旁的浅层肌肉。

5 **髀枢:** 指髋关节,又称大转子,为环跳穴所在的部位。髀,指大腿。

6 **京骨:** 指足小趾本节后向外侧突出的半圆骨,也即京骨穴所在的部位。

7 **踝厥:** 指结等症状而言,这些症状都是由本经经气自外踝部向上逆行而导致的,故名踝厥。

8 **主筋所生病者:** 太阳经为阳气最充足的经脉,其阳气不足则经筋无以所养,所以足太阳膀胱经可以主治筋所发生的病证。

9 **囟:** 顶门。婴儿头顶骨缝未合之处称为囟门。

10 **尻:** 指骶骨的末端。自腰以下至骶尾骨(第十七至二十一节)通称为尻。

原文

肾足少阴之脉,起于小指之下,邪走足心[1],出于然谷之下,循内踝之后,别入跟中,以上踹内,出腘内廉,上股内后廉,贯脊,属肾,络膀胱;其直者,从肾上贯肝膈,入肺中,循喉咙,挟舌本;其支者,从肺出络心,注胸中。

是动则病饥不欲食,面如漆柴[2],咳唾则有血,喝喝[3]而喘,坐而欲起,目䀮䀮[4]如无所见,心如悬若饥

译文

足少阴肾经的循行路线:起始于足小趾的下面,斜行走向足心部(涌泉穴),出于内踝前下的然谷穴,斜上沿着内踝的后缘别行向下,进入足跟部,再上行至小腿肚的内侧,到达腘窝内侧,再沿着大腿内侧的后缘入脊柱,连属于肾脏,并联络于膀胱腑;其直行的经脉是从肾脏向上行,穿过肝脏和横膈膜,进入肺脏,再沿着喉咙上行并挟傍于舌的根部;另有一条支脉是从肺脏发出,联络于心脏,并贯注于胸内[,与手厥阴心包络经相衔接]。

本经经气发生病变,主要表现为虽感觉饥饿却不想进食,面色像漆柴一样黯黑无泽,咳唾带有血丝,喘息喝喝之声不断,不能平卧,视物模糊不清,就像眼睛看不见东西,心中有悬吊感而时时处于饥饿状态,气

状，气不足则善恐，心惕惕如人将捕之，是为骨厥。是主肾所生病者，口热舌干，咽肿上气，嗌干及痛，烦心心痛，黄疸，肠澼[5]，脊股内后廉痛，痿厥，嗜卧，足下热而痛。为此诸病，盛则写之，虚则补之，热则疾之，寒则留之，陷下则灸之，不盛不虚，以经取之。灸则强食生肉，缓带被发[6]，大杖重履[7]而步。盛者，寸口大再倍于人迎，虚者，寸口反小于人迎也。

虚不足常怀恐惧感，心绪不宁就像被逮捕一样，出现骨厥病。本经的腧穴主治肾脏所发生的疾病，出现口中发热，舌干，咽部肿胀，气逆上壅，喉咙干燥与疼痛，心烦意乱，心中疼痛，身体出现黄疸，痢疾，脊柱和大腿内侧后缘疼痛，痿弱气逆，嗜睡，足底发热并疼痛。治疗这些病证时，对经气亢盛的治疗宜有泻法，对经气不足的治疗宜用补法；对热证的治疗宜用速针法，对寒证的治疗宜用留针法；对虚陷不起的治疗宜用灸法；对经气既不亢盛也不虚弱的治疗宜调节本经所属的腧穴。灸法以增强饮食而促进肌肉生长，同时放松腰带和披散头发以使全身气血畅通，行动时缓步而行以使全身筋骨舒展。本经气亢盛的，寸口脉比人迎脉大两倍；本经气虚弱的，寸口脉反而比人迎脉小。

注释

1 **邪走足心**：肾经的经脉从膀胱经经脉的终点出发后，斜行走向足心部的涌泉穴。邪，其读音、意义均与"斜"字相同。

2 **漆柴**：形容患者的面色黯黑无泽，就好像烧焦了的黑色木炭一样。漆，指黑色。

3 **喝喝**：形容喘息之声。

4 **眈（huāng）眈**：形容视物不清的样子。

5 **肠澼（pì）**：指病邪积于肠中，即痢疾。

6 **缓带被发**：其目的是使身体不受束缚，气血得以畅行无阻。缓带，就是放松衣带。被发，就是披散头发。

7 **大杖重履:** 在此用以形容动作徐缓的样子。大杖,就是粗而结实的拐杖。重履,就是在睡鞋外面再套上一双鞋子。因古人睡觉时多需另换睡鞋,起床后再将睡鞋换下,但体弱的人起床后不脱换睡鞋,而是在睡鞋外面再套上一双鞋子,故称重履。

原文

心主手厥阴心包络之脉,起于胸中,出属心包络,下膈,历络三焦[1];其支者,循胸出胁,下腋三寸,上抵腋下,循臑内,行太阴少阴之间,入肘中,下臂,行两筋之间,入掌中,循中指,出其端;其支者,别掌中,循小指次指[2]出其端。

是动则病手心热,臂肘挛急,腋肿,甚则胸胁支满,心中憺憺大动,面赤目黄,喜笑不休。是主脉所生病者[3],烦心心痛,掌中热。为此诸病,盛则写之,虚则补之;热则疾之,寒则留之;陷下则灸之;不盛不虚,以经

译文

心主的经脉手厥阴心包络经的循行路线:起始于胸中,外行连属于心包络,下行穿过横膈膜,并过于联络三焦;其支脉是从胸中分出胁部,行于腋下三寸处,再向上循行抵达腋窝,再沿着上臂内侧,循行在手太阴肺经与手少阴心经两条经脉的中间,向下入于肘中,再循前臂内侧两筋中间下行,进入掌中,然后沿着中指达到其末端;它的另一条支脉是从掌心别行而出,沿着无名指到达其末端[,与手少阳三焦经相衔接]。

本经经气发生病变,主要表现为掌心发热,臂肘关节疼挛拘急,腋部肿胀,严重时出现胸胁部撑胀满闷,心中剧烈跳动不安,面色赤红,眼睛发黄,喜笑过度而不能自制。本经的腧穴主治脉所发生的疾病,其症状是心中烦躁,心痛,掌心发热。治疗这些病证时,对经气亢盛的治疗宜用泻法,对经气不足的治疗宜用补法;对热证的治疗宜用速针法,对寒证的治疗宜用留针法;对虚陷不起的治疗宜用灸法;对经气既不亢盛也不虚弱的治疗宜调节本经所属的腧穴。本经

取之。**盛者，寸口大一倍于人迎；虚者，寸口反小于人迎也。**

气亢盛的，寸口脉比人迎脉大一倍；本经气虚弱的，寸口脉反而比人迎脉小。

注释

1 **历络三焦：**指心包络经自胸至腹，顺次经过并联络上、中、下三焦。历，经过。

2 **小指次指：**指小指旁侧的第二个手指，也就是无名指。

3 **主脉所生病者：**心主血脉，而心包络为心的外卫，代心受邪并代心行令，所以心包络经可以主治脉所发生的疾病。

原文

三焦手少阳之脉，起于小指次指之端，上出两指之间，循手表腕[1]，出臂外两骨之间[2]，上贯肘，循臑外，上肩而交出足少阳之后，入缺盆，布膻中，散络心包，下膈，循属三焦；其支者，从膻中上出缺盆，上项，系耳后直上，出耳上角，以屈下颊至頗；其支者，从耳后，入耳中，出走耳前，过客主人前，交颊，至目锐眦。

译文

手少阳三焦经的循行路线：起始于无名指的末端，上行出于小指与无名指的中间，沿手背到达腕关节部，再向上前臂外侧两骨的中间，上行穿过肘关节部，沿着上臂外侧上行至肩部，与足少阳胆经相交叉而出行于其后，再进入缺盆，布行于两乳之间的膻中，并散布联络于心包络，再下行穿过横膈膜，从胸至腹而连属于上、中、下三焦；它的一条支脉是从胸部的膻中上行出于缺盆，上到颈项，连系于耳后，再直行向出于耳上角，并由此弯曲下行至颊部，再到达眼眶下；它的另一条支脉是从耳后进入耳中，然后出行于耳前，经过客主人穴的前面，与前一条支脉交会于颊部，再上行至外眼角[，与足少阳胆经相衔接]。

是动则病耳聋浑浑焞焞[3]，嗌肿，喉痹。是主气所生病者[4]，汗出，目锐眦痛，颊痛，耳后、肩、臑、肘、臂外皆痛，小指次指不用。为此诸病，盛则写之，虚则补之；热则疾之，寒则留之；陷下则灸之；不盛不虚，以经取之。盛者，人迎大一倍于寸口；虚者，人迎反小于寸口也。

本经经气发生病变，主要表现为听力不利，听不清楚声音，咽喉肿痛，喉咙闭塞。本经的腧穴主治气所发生的疾病，表现出汗出，外眼角疼痛，面颊疼痛，耳后、肩部、上臂、肘部、前臂等外缘都疼痛，无名指活动不利。治疗这些病证时，对经气亢盛的治疗宜用泻法，对经气不足的治疗宜用补法；对热证的治疗宜用速针法，对寒证的治疗宜用留针法；对虚陷不起的治疗宜用灸法；对经气既不亢盛也不虚弱的治疗宜调节本经所属的腧穴。本经气亢盛的，人迎脉比寸口脉大一倍；本经气虚弱的，人迎脉反而比寸口脉小。

注释

1 **手表腕：** 手腕的外侧，也就是指手背。在此是指手背上从小指与无名指的分叉处到腕部阳池穴处的部分。

2 **两骨之间：** 指桡骨与尺骨的中间。

3 **浑浑焞焞**(tūn)：形容听不清楚声音的样子。

4 **主气所生病者：** 因为三焦腑具有气化功能以通行水液，故其所络属的经脉三焦经可以调治气所发生的病证。

原文

胆足少阳之脉，起于目锐眦，上抵头角[1]，下耳后，循颈行手少阳之前，至肩上，却交出手少阳之

译文

足少阳胆经的循行路线：起始于外眼角，上行至额角，下行绕过耳后，沿着颈部行于手少阳三焦经前向下行，到达肩上与手少阳三焦经相交而行于其

后，入缺盆；其支者，从耳后入耳中，出走耳前，至目锐眦后；其支者，别锐眦，下大迎，合于手少阳，抵于顿，下加颊车，下颊，合缺盆，以下胸中，贯膈，络肝，属胆，循胁里，出气街，绕毛际[2]，横入髀厌[3]中；其直者，从缺盆下腋，循胸过季胁[4]，下合髀厌中，以下循髀阳[5]，出膝外廉，下外辅骨[6]之前，直下抵绝骨[7]之端，下出外踝之前，循足跗上，入小指次指之间；其支者，别跗上，入大指之间，循大指歧骨[8]内，出其端，还贯爪甲，出三毛[9]。

后，再进入缺盆；其支脉是从耳后进入耳中再行于耳前，到达外眼角后；它的另一条支脉是从外眼角分出，下行至大迎穴，上行后与手少阳三焦经相合至眼下，下连颊车，再向下循行至颈部会合于缺盆，然后由缺盆下行至胸中，经过横膈膜，联络于肝脏，且连属于胆腑，再沿着胁部里向下行，入于气街，绕过阴毛的边缘而横行进入髋关节部；其直行的经脉是从缺盆下行至腋部，沿着胸部通过季胁，向下相合于环跳穴部位，再由此沿着大腿的外侧向下行于膝部外缘，再下行到腓骨头前，一直行至外踝上的凹陷处，再向下行于外踝前，并沿着足背进入足部第五趾与第四趾的中间；还有一条支脉是从足背分出，进入足部大趾与次趾的中间，并沿着足大趾的外侧 [靠近次趾的那一侧] 行至其末端，然后再回转穿过足大趾的爪甲的三毛部 [，与足厥阴肝经相衔接]。

注释

1 **头角**：指前额之上缘的两端处，即额角。

2 **毛际**：指耻骨部阴毛的边缘。

3 **髀厌**：即髀枢，也称髋关节，俗称大转子，为环跳穴所在的部位。

4 **季胁**：两侧胸胁下方的软肋部。

5 **髀阳**：指大腿的外侧。髀，就是股，俗名大腿。阳，内为阴，外为阳。

6 **外辅骨**：指腓骨。胫骨为内辅骨。

7 **绝骨：**指外踝上方的腓骨与腓骨长短肌之间的凹陷处，又是悬钟穴的别名。

8 **歧骨：**足之大趾与次趾本节后方的骨缝处叫作歧骨。

9 **三毛：**指足大趾背面，趾甲后方，第一趾关节处，有毛的部位。

原文

是动则病口苦，善太息，心胁痛，不能转侧，甚则面微有尘，体无膏泽[1]，足外反热，是为阳厥[2]。是主骨所生病者[3]，头痛，颔痛，目锐眦痛，缺盆中肿痛，腋下肿，马刀侠瘿[4]，汗出，振寒，疟，胸、胁、肋、髀、膝外至胫，绝骨、外踝前，及诸节皆痛，小指次指不用。为此诸病，盛则写之，虚则补之；热则疾之，寒则留之；陷下则灸之；不盛不虚，以经取之。盛者，人迎大一倍于寸口；虚者，人迎反小于寸口也。

译文

本经经气发生病变，主要表现为口中发苦，常常叹息，心胁部作痛，身体转侧不利，严重时面部像蒙罩微薄的灰尘，全身皮肤缺乏润泽光泽，小腿外侧发热，出现阳厥病。本经的腧穴主治骨所发生的疾病，表现为头部、颔部以及外眼角疼痛，缺盆部肿痛，腋下肿胀，腋下、颈部病发的瘰疬，自汗出，战栗怕冷，疟疾，胸部、胁部、大腿、膝盖外侧等部位，直至小腿外侧、绝骨、外踝前等各骨节都疼痛，足小趾旁侧的无足趾活动不利。治疗这些病证时，对经气亢盛的治疗宜用泻法，对经气不足的治疗宜用补法；对热证的治疗宜用速针法，对寒证的治疗宜用留针法；对虚陷不起的治疗宜用灸法；对经气既不亢盛也不虚弱的治疗宜调节本经所属的腧穴。本经气亢盛的，人迎脉比寸口脉大一倍；本经气虚弱的，人迎脉反而比寸口脉小。

注释

1 **膏泽**：形容油润有光泽的样子。膏，膏脂。泽，润泽。

2 **阳厥**：指由少阳之气上逆所导致的病证。古人认为凡是足少阳胆经之经气发生异常变动而出现的病证，都是由胆木生火，火气冲逆所致，故其病证都称为阳厥病。

3 **主骨所生病者**：胆之味为苦，苦味入骨；又骨为干，其质刚，胆为中正之官，其气亦刚，故胆腑有病，可伤于骨。所以胆腑所络属的经脉胆经可以调治骨所发生的病证。

4 **马刀侠瘿**（yǐng）：指瘰疬，相当于现在所说的淋巴结核，俗称疬串。其生于腋下，状似马刀形者，叫作马刀；而其生于颈部者，叫作侠瘿。

原文

肝足厥阴之脉，起于大指丛毛[1]之际，上循足跗上廉，去内踝一寸，上踝八寸，交出太阴之后，上腘内廉，循股阴[2]，入毛中，过阴器，抵小腹，挟胃，属肝络胆，上贯膈，布胁肋，循喉咙之后，上入颃颡[3]，连目系，上出额，与督脉会于巅；其支者，从目系下颊里，环唇内；其支者，复从肝，别贯膈，上注肺。是动则病腰痛不可以

译文

足厥阴肝经的循行路线：起始于足大趾趾甲后的丛毛部位（大敦穴），沿着足背内侧上行，离内踝一寸处（中封穴），向上循行至内踝上八寸处交足太阴脾经后，再行至膝部腘窝的内缘，沿着大腿的内侧，进入阴毛中，然后环绕过阴器，而抵达小腹部，再挟行于胃的两旁，连属于肝脏，再联络于胆腑，再向上穿过横膈膜，散布于胁肋，沿着喉咙后向上进入鼻腔后的鼻后孔，再与眼球后的脉络相联系，然后上行出于额部，与督脉会合于头顶；它的一条支脉是从眼球的脉络分出，向下行至颊部里，再环绕口唇的内侧；它的另一条支脉是从肝脏分出，穿过横膈膜，再向上行，流注于肺脏[，与手太阴肺经相衔接]。本经经气发

俯仰，丈夫㿉疝[4]，妇人少腹肿，甚则嗌干，面尘脱色。是主肝所生病者，胸满，呕逆，飧泄[5]，狐疝[6]，遗溺，闭癃。为此诸病，盛则写之，虚则补之；热则疾之，寒则留之；陷下则灸之；不盛不虚，以经取之。盛者，寸口大一倍于人迎；虚者，寸口反小于人迎也。(《灵枢·经脉》)

生病变，主要表现为腰部疼痛以致不能前后俯仰，男子多发㿉疝，女子小腹肿胀，严重时会出现喉咙干燥，面部像蒙罩着灰尘黯无光泽。本经的腧穴主治肝脏所发生的疾病，胸中满闷，呕吐上逆，完谷不化而腹泻，狐疝，遗尿，小便不通。治疗这些病证时，对经气亢盛的治疗宜用泻法，对经气不足的治疗宜用补法；对热证的治疗宜用速针法，对寒证的治疗宜用留针法；对虚陷不起的治疗宜用灸法；对经气既不亢盛也不虚弱的治疗宜调节本经所属的腧穴。本经气亢盛的，寸口脉比人迎脉大一倍；本经气虚弱的，寸口脉反而比人迎脉小。

注释

1 **丛毛**：足大趾背面第一趾关节处多毛的部位。

2 **股阴**：大腿的内侧部。

3 **颃颡**（háng sǎng）：即鼻腔后部之鼻后孔所在的部位，它是鼻腔与咽部相通的部位，也是鼻的内窍。

4 **㿉**（tuí）**疝**：为七疝之一，睾丸肿大而痛。

5 **飧**（sūn）**泄**：完谷不化的腹泻。

6 **狐疝**：是疝气的一种。睾丸时大时小，时上时下，如狐之出入无常者，叫作狐疝，又名偏坠。

第二十八章

导读

从人体整体性的角度看，经络是与脏腑的生理功能、病理变化紧密相连的，能够通过外显于体表的经脉色泽窥探脏腑的病理变化。如，利用十二经脉功能活动反映于体表部位的联系性，可以通过皮部上所见的络脉色泽来分辨邪气侵入人体的发病机理，包括测知脏腑经络的病变，从而认识各经疾病。

原文

黄帝问曰：余闻皮有分部，脉有经纪，筋有结络[1]，骨有度量，其所生病各异，别其分部，左右上下，阴阳所在，病之始终，愿闻其道。

岐伯对曰：欲知皮部以经脉为纪者，诸经皆然。阳明之阳，名曰害蜚[2]，上下同法。视其部中有浮络[3]者，皆阳明之络也。其色多青

译文

黄帝问：我听说人的皮肤有十二经脉的分属部位，脉有横有纵，筋有结聚有络属，骨有长短有大小，产生的疾病各不相同，从经脉分属部位来判断疾病，包括左右上下病位、阴阳属性以及疾病起始与预后，希望听听其中的道理。

岐伯回答说：想要知道皮肤的分属部位，应以经脉循行于皮肤的部位为纲纪，各经都是这样。阳明经的阳络，叫作"害蜚"，手足阳明经的诊法上下相同。观察皮部出现的浮络，都属阳明经的络脉。这些络脉的颜色多青色，为痛证；多黑色，

则痛，多黑则痹，黄赤则热，多白则寒，五色皆见，则寒热也。络盛则入客于经，阳主外，阴主内。

为痹证；黄红色，为热证；多白色，为寒证；五色并见，为寒热间杂的病证。络脉中的邪气盛，就会传到经脉，因为络脉居于外属阳，经脉藏于内属阴。

注释

1 **结络：**结，聚结。络，络属。
2 **害蜚：**即阖扉、门扇。
3 **浮络：**位于皮部的络脉。

原文

少阳之阳，名曰枢持，上下同法。视其部中有浮络者，皆少阳之络也。络盛则入客于经。故在阳者主内，在阴者主出，以渗于内，诸经皆然。

太阳之阳，名曰关枢，上下同法。视其部中有浮络者，皆太阳之络也。络盛则入客于经。

少阴之阴，名曰枢儒，上下同法。视其部中有浮络者，皆少阴之络也。络盛则入客于经，其入经也，从阳部注于经；其出者，从阴内注于骨。

译文

少阳经的阳络，叫作"枢持"，手足少阳经的诊法上下相同。观察皮部中出现的浮络，都属少阳经的络脉。络脉中的邪气盛，就侵入到经脉。经脉为阳，所以说"在阳者主内"，络脉为阴，所以说"在阴者主出"，邪气由经脉出而传入内脏，各经都是如此。

太阳经的阳络，叫作"关枢"，手足太阳经的诊法上下相同。观察皮部中出现的浮络，都属太阳经的络脉。络脉中的邪气盛，就侵入到经脉。

少阴经的阴络，叫作"枢儒"，手足少阴经的诊法上下相同。观察皮部中出现的浮络，都属少阴经的络脉。络脉中的邪气盛，就侵入经脉，进入经脉则是从阳部注到经的；其外出则是从阴注心主之阴，名曰害肩，上下同法。视其部中有浮络者，皆心主之络也。络盛则入客于经。

太阴之阴，名曰关蛰，上下同法。视其部中有浮络者，皆太阴之络也。络盛则入客于经。凡十二经络脉者，皮之部也。

是故百病之始生也，必先于皮毛。邪中之则腠理开，开则入客于络脉。留而不去，传入于经，留而不去，传入于府，廪[1]于肠胃。邪之始入于皮毛也，淅然[2]起毫毛，开腠理；其入于络也，则络脉盛色变；其入客于经也，则感虚乃陷下。其留于筋骨之间，寒多则筋挛骨痛，热多则筋弛骨消，肉烁䐃破，毛直而败。

入骨。

厥阴经的阴络，叫作"害肩"，手足厥阴经的诊法上下相同。观察皮部中出现的浮络，都属厥阴经的络脉。络脉中的邪气盛，就侵入经脉。

太阴经的阴络，叫作"关蛰"，手足太阴经的诊法上下相同。观察皮部中出现的浮络，都属太阴经的络脉。络脉中的邪气盛，就侵入经脉。总之，十二经脉都分属于皮肤的各个部分。

因此说，诸多疾病的发生，必然先从皮部开始。邪气伤了皮毛，腠理便张开；腠理张开，邪气就侵入到络脉。邪气内留而不除，于是进入经脉；邪气内留而不除，于是便内传于腑，积聚于肠胃。邪气开始伤及皮毛时，体表恶寒而毫毛竖起，腠理开泄；邪气进入络脉，络脉邪气盛时颜色随而改变；邪气进入经脉，经脉正气虚而邪气内陷。邪气积聚于筋骨之间，寒气盛时便出现筋脉挛急和骨骼疼痛；热邪盛时就会筋弛缓，软弱无力，肌肉败坏，毛发枯槁。

注释

1 **廪：**此处指积聚。

2 **淅然：**恶寒貌。

帝曰:夫子言皮之十二部,其生病皆何如?

岐伯曰:皮者脉之部也,邪客于皮则腠理开,开则邪入客于络脉,络脉满则注于经脉,经脉满则入舍于府藏也,故皮者有分部,不与[1]而生大病也。

帝曰:善。(《素问·皮部论》)

黄帝问:您说的皮肤十二分部,发生病变都是怎样呢?

岐伯回答说:皮肤是络脉分属的部位,邪气侵袭皮肤时,腠理开泄;腠理开泄,邪气侵入络脉;络脉邪气盛,就内传于经脉;经脉邪气盛,就内留于脏腑。所以说,皮肤的十二经脉分属部位,病变在皮肤时不能治愈,就会内传脏腑而成大病。

黄帝说:好。

1 **不与**:即"不愈"。

黄帝问曰:夫络脉之见[1]也,其五色各异,青、黄、赤、白、黑不同,其故何也?

岐伯对曰:经有常色而络无常变也。

帝曰:经之常色何如?

岐伯曰:心赤,肺白,肝青,脾黄,肾黑,皆亦应其经脉之色也。

帝曰:络之阴阳,亦应其经乎?

黄帝问:络脉显露于外,五色见诸于络脉而各不相同,有青、黄、赤、白、黑的不同,这是为什么呢?

岐伯回答说:经脉[源于脏腑]保持相对不变的颜色,而络脉[散布于外]常常变色。

黄帝问:经脉拥有常色是怎样呢?

岐伯说:心气色红,肺气色白,肝气色青,脾气色黄,肾气色黑,这些都相应于各自所属经脉的常色。

岐伯曰：阴络之色应其经，阳络之色变无常，随四时而行也。寒多则凝泣，凝泣²则青黑；热多则淖泽³，淖泽则黄赤。此皆常色，谓之无病。五色具见者，谓之寒热。

帝曰：善。（《素问·经络论》）

黄帝问：络脉分为阴阳，也相应于各自经脉的常色吗？

岐伯说：阴络的颜色相应于经脉常色，阳络的颜色变化无常，随着四季的变化而变化。冬季寒气盛时，气血凝涩不通，凝结不动会出现青黑色；夏季热气盛时，气血湿浊滑润，湿润滑利会出现黄赤色。这些都是正常的颜色，表征着无病。若一时五色俱见，往往是寒热之病。

黄帝说：好。

注释

1 见：同"现"，显现，显露。

2 泣：通"涩"，指气血凝结而不通畅。

3 淖（nào）泽：润泽，湿润滑利。《广雅》："淖，湿也。"

原文

手太阴气绝，则皮毛焦。太阴者，行气温于皮毛者也，故气不荣则皮毛焦，皮毛焦则津液去皮节¹；津液去皮节者，则爪枯毛折；毛折者，则毛先死。丙笃丁死，火胜金也。

手少阴气绝，则

译文

手太阴肺经的经气竭绝，皮毛干枯憔悴。手太阴肺经运行气血以温润皮毛，所以肺气虚不能运行气血，就会出现皮毛焦枯；皮毛焦枯则津液丧失，那么皮肤、关节就缺乏滋养；皮肤、关节失去津液的润泽，会出现爪甲枯槁、毛发折断；毛发折断，是毛发凋亡的先兆。此种病症逢丙日病情加重，逢丁日会死亡[，这是因为丙、丁属火，肺属金]，火能克金的缘故。

手少阴心经的经气竭绝，血脉不通畅。

脉不通。脉不通，则血不流；血不流，则髦²色不泽。故其面黑如漆柴者，血先死。壬笃癸死，水胜火也。

足太阴气绝者，则脉不荣肌肉。唇舌者，肌肉之本也。脉不荣，则肌肉软；肌肉软，则舌萎人中满；人中满，则唇反；唇反者，肉先死。甲笃乙死，木胜土也。

血脉不通，就会血流不畅；血流不畅，会出现头发和面色毫无光泽的情况。如果面黑如漆、形瘦如柴，这是心经血气衰竭的先兆。此种病证逢壬日会加重，逢癸日会死亡［，这是因为壬、癸属水，心属火］，水能克火的缘故。

足太阴脾经的经气竭绝，经脉不能输布水谷精微荣养肌肉。口唇和舌都属脾主肌肉，唇舌为肌肉的根本。经脉不能荣养肌肉，肌肉就会松软；肌肉松软，会出现舌体萎缩，人中部肿满；人中部肿满，口唇会向上或向外翻起；口唇外翻，［意味着脾气将绝，］肌肉先行衰痿的征兆。此种病证逢甲日会加重，逢乙日会死亡［，这是因为甲、乙属木，脾属土］，木能克土的缘故。

注释

1 **津液去皮节**：就是津液丧失以致皮肤中缺少液体物质的意思。

2 **髦**（máo）：指头发。

原文

足少阴气绝，则骨枯。少阴者，冬脉也，伏行而濡骨髓者也。故骨不濡，则肉不能著也；骨肉不相亲，则肉软却¹；肉软却，故齿长而垢，发无泽；发无泽

译文

足少阴肾经的经气竭绝，骨骼枯槁。足少阴肾经是与冬季的经脉相应，循行在人体深部而濡养骨髓。所以经脉气绝不能濡养骨髓，［导致骨骼得不到濡养而枯槁，］那么肌肉就无法附着骨骼；骨骼与肌肉不能相互结合，出现肌肉松软短缩；肌肉松软短缩，就显得牙齿长，而且积满污垢，头发

者，骨先死。戊笃己死，土胜水也。

足厥阴气绝，则筋绝。厥阴者肝脉也，肝者筋之合也；筋者聚于阴气[2]，而脉络于舌本也。故脉弗荣则筋急，筋急则引舌与卵。故唇青、舌卷、卵缩，则筋先死。庚笃辛死，金胜木也。

五阴[3]气俱绝，则目系转，转则目运[4]。目运者为志先死，志先死则远一日半死矣。六阳[5]气绝，则阴与阳相离，离则腠理[6]发泄，绝汗[7]乃出。故旦占夕死，夕占旦死。（《灵枢·经脉》）

也失去光泽；头发枯槁无泽，是骨骼先行衰败的先兆。此种病证是逢戊日会加重，逢己日会死亡[，这是因为戊、己属土，肾属水]，土能克水的缘故。

足厥阴肝经的经气竭绝，筋脉挛缩拘急。足厥阴肝经是络属于肝脏的经脉，而外合于筋；经筋会聚于生殖器部，其脉联络于舌根。经脉气不足不能荣养筋脉，筋脉会出现拘急挛缩；筋脉拘急挛缩，会引起舌体卷曲以及睾丸内缩。所以唇色发青、舌体卷曲以及睾丸内缩，意味着筋脉先行败绝的征兆。此种病证是逢庚日会加重，逢辛日会死亡[，这是因为庚、辛属金，肝属木]，金能克木的缘故。

五脏阴经的经气都竭绝，目系联络的脉络转经；脉络转经，会引起黑睛上翻的眩晕。翻眼而视物不清，表明神志是先行败绝的征兆。神志已败绝，死亡日期不会超过一天半了。六腑阳经的经气都已竭绝，意味着阴气和阳气相互分离；阴阳分离，则皮表不固而精气外泄，出现绝汗。此种危象会出现早晨得病而当天晚上死亡，或者前一天晚上得病而第二天早晨死亡。

注释

1 **却：**在此指短缩的意思。

2 **聚于阴气：**阴气，指阴器，就是生殖器。聚于阴器的筋，主要为经筋。

3 **五阴：**即五脏。因五脏属阴，故称五阴。

4 **目运:** 指眼睛的黑睛上翻，仅露出白睛的现象。

5 **六阳:** 指手足三阳经。

6 **腠理:** 腠，指汗孔。理，指皮肉的纹理。

7 **绝汗:** 汗出如珠如油而不流，是病情危重之象。

第二十九章

导读

　　《黄帝内经》中针刺之道重点讨论五脏六腑之气沿各经脉的循行流注情况及各经之经气的经过所在，涉及腧穴的命名、腧穴的部位以及经穴与脏腑关系等，对于针灸原则、针灸方法、针灸禁忌等有详细记载。其中，五脏病变与各脏受邪的腧穴有着紧密的关系，尤其是位于背部的五脏腧穴特殊针灸疗法，为采用穴位治疗方法运用于临床实践提供合理的理论指导。

原文

　　黄帝问于岐伯曰：凡刺之道，必通十二经络之所终始，络脉之所别处，五腧[1]之所留，六府之所与合，四时之所出入，五藏之所溜[2]处，阔数之度，浅深之状，高下[3]所

译文

　　黄帝问岐伯道：凡是研究针刺疗法原理，必须精通十二经络的起止循行路径，包括络脉的分支和交会，井、荥、输、经、合五腧穴的位置，六腑与五脏的表里相合关系，四时阴阳消长对经气出入的影响，五脏之气的流行灌注于腧穴的位置，经脉、络脉、孙脉的宽窄程度、浅深

至。愿闻其解。

岐伯曰：请言其次也。肺出于少商，少商者，手大指端内侧也，为井木；溜于鱼际，鱼际者，手鱼[4]也，为荥；注于太渊，太渊，鱼后一寸，陷者中也，为腧；行于经渠，经渠，寸口中也，动而不居[5]，为经；入于尺泽，尺泽，肘中之动脉也，为合。手太阴经也。

情况，行气的上下体位。我想听听你的见解。

岐伯说：请让我按经穴次序来介绍吧！肺经的经气，起始于少商穴，少商在手大指端桡侧，为井穴，属木；从井穴流入鱼际穴，鱼际穴在手大指后掌侧，为荥穴；又灌注于太渊穴，太渊位于鱼际后一寸的凹陷中，为输穴；再经行于经渠穴，经渠位于寸口陷中处，脉动不停留，为经穴；又汇入于尺泽穴，尺泽在肘中搏动的脉处，[在肘窝横纹中央，]为合穴。这是手太阴经的五腧穴。

注释

1 **五腧**：指井、荥、输、经、合五穴。
2 **溜**：通"流"，形容血气流行、流通不息的意思。
3 **高下**：即人体上下。高，指头目。下，指肢体末端。
4 **手鱼**：指手腕之前，大拇指本节之间的部位，有肥肉隆起，如鱼的形状，把此部位称为"手鱼"。
5 **动而不居**：指跳动不停，为脉搏动。

原文

心出于中冲，中冲，手中指之端也，为井木；溜于劳宫，劳宫，掌中中指本节之内间也，为荥；注于大陵，大陵，掌后两

译文

心经的经气，起始于中冲穴，中冲位于手中指的尖端，为井穴，属木；从井穴流入劳宫穴，劳宫位于中指本节后手掌中间，为荥穴；由此灌注于大陵穴，大陵位于掌后腕与臂两骨之间的凹陷中，

骨之间方下者也，为腧；行于间使，间使之道，两筋之间，三寸之中也，有过则至，无过则止，为经；入于曲泽，曲泽，肘内廉下，陷者之中也，屈而得之，为合。手少阴也。

肝出于大敦，大敦者，足大指之端及三毛[1]之中也，为井木；溜于行间，行间，足大指间也，为荥；注于太冲，太冲，行间上二寸，陷者之中也，为腧；行于中封，中封，内踝之前一寸半，陷者之中，使逆则宛，使和则通，摇足而得之，为经；入于曲泉，曲泉，辅骨之下，大筋之上也，屈膝而得之，为合。足厥阴也。

为输穴；又行于间使穴，间使位于两筋的间隙，腕横纹上三寸，当心经有病时，此穴会有经气留滞的反应，无病时经气正常循行，为经穴；经气再由此汇入于曲泽穴，曲泽在肘内侧的横纹中，屈肘取穴，为合穴。这是手少阴经的五腧穴。

肝经的经气，起始于大敦穴，大敦位于足大趾末端和三毛之中，为井穴，属木；从井穴流入行间穴，行间位于足大趾与次趾之间，为荥穴；又灌注于太冲穴，太冲在行间穴上二寸、第二趾骨连接部位之前凹陷之中，为输穴；由此行于中封穴，中封在内踝前一寸半凹陷之中，针刺该穴位，若使经气逆则会郁结，使经气和则会流通，取该穴位时，将足微摇上翘，穴位出现凹陷取其穴，为经穴；再汇入于曲泉穴，曲泉位于膝内辅骨突起的下方和大筋的上方处的凹陷中，屈膝取之可得，为合穴。这是足厥阴经的五腧穴。

注释

1 三毛：在大脚趾第一节背面，趾甲根之后。

原文

脾出于隐白，隐白者，足大指之端内侧也，为井

译文

脾经的经气，起始于隐白穴，隐白位于足大趾末端内侧，为井穴，属木；从

木；溜于大都，大都，本节之后，下陷者之中也，为荥；注于太白，太白，核骨之下也，为腧；行于商丘，商丘，内踝之下，陷者之中也，为经；入于阴之陵泉，阴之陵泉，辅骨之下，陷者之中也，伸而得之，为合。足太阴也。

肾出于涌泉，涌泉者，足心也，为井木；溜于然谷，然谷，然骨之下者也，为荥；注于太溪，太溪，内踝之后，跟骨之上，陷中者也，为腧；行于复溜，复溜，上内踝二寸，动而不休，为经；入于阴谷，阴谷，辅骨之后，大筋之下，小筋之上也，按之应手，屈膝而得之，为合。足少阴经也。

膀胱出于至阴，至阴者，足小指之端也，为井金；溜于通谷，通谷，本节之前外侧也，为荥；注于束骨，束骨，本节之后，陷者中也，为腧；过于京骨，京骨，足外侧大骨之下，为原；行于昆仑，昆仑，在外踝之后，跟骨

井穴流入大都穴，大都位于足大趾本节后的凹陷中，为荥穴；由此灌注于太白穴，太白位于足内侧核骨下方的凹陷中，为输穴；又由此行于商丘穴，商丘在内踝前下方的凹陷中，为经穴；再汇入于阴陵泉穴，阴陵泉在膝内侧辅骨之下的凹陷中，伸足取之可得，为合穴。这是足太阴经的五腧穴。

肾经的经气，起始于涌泉穴，涌泉位于足底心的凹陷处，为井穴，属木；从井穴流入然谷穴，然谷在足内踝前大骨下部的凹陷中，为荥穴；由此灌注于太溪穴，太溪位于足内踝后方、跟骨上方的凹陷中，为输穴；又由此行于复溜穴，复溜位于足内踝上二寸，动脉跳动不止，为经穴；再汇入于阴谷穴，阴谷位于膝内侧辅骨的后方、大筋的下方、小筋的上方，按之有动脉跳动应手，屈膝取之可得，为合穴。这是足少阴经的五腧穴。

膀胱经的经气，起始于至阴穴，至阴位于足小趾端外侧端，为井穴，属金；从井穴流入通谷穴，通谷位于足小趾外侧本节前的凹陷中，为荥穴；由此灌注于束骨穴，束骨位于本节后的凹陷中，为输穴；过于京骨穴，京骨足外侧大骨下方赤白肉际处的凹

之上，为经；入于委中，委中，腘中央，为合，委而取之。足太阳也。

胆出于窍阴，窍阴者，足小指次指之端也，为井金；溜于侠溪，侠溪，足小指次指之间也，为荥；注于临泣，临泣，上行一寸半，陷者中也，为腧；过于丘墟，丘墟，外踝之前，下陷者中也，为原；行于阳辅，阳辅，外踝之上，辅骨之前，及绝骨[1]之端也，为经；入于阳之陵泉，阳之陵泉，在膝外陷者中也，为合，伸而得之。足少阳也。

胃出于厉兑，厉兑者，足大指内次指之端也，为井金；溜于内庭，内庭，次指外间也，为荥；注于陷谷，陷谷者，上中指内间，上行二寸，陷者中也，为腧；过于冲阳，冲阳，足跗上五寸，陷者中也，为原，摇足而得之；行于解溪，解溪，上冲阳一寸半，

陷中，为原穴；又由此行于昆仑穴，昆仑位于足外踝后方、跟骨上方的凹陷中，为经穴；再汇入于委中穴，委中在膝部腘横纹中央处，为合穴，可以伏卧取之。这是足太阳经脉的六腧穴。

胆经的经气，起始于窍阴穴，窍阴位于足小趾侧的次趾尖端，为井穴，属金；从井穴流入侠溪穴，侠溪在足小趾与四趾之间，为荥穴；由此流注于临泣穴，临泣由侠溪再向上行一寸半处凹陷中，为输穴；过于丘墟穴，丘墟在外踝骨前之下凹陷中，为原穴；又由此行于阳辅穴，阳辅在外踝之上四寸余，辅骨的前方，绝骨的上端，为经穴；再汇入于阳陵泉穴，阳陵泉在膝外侧凹陷中，为合穴，伸足取之可得。这是足少阳经的六腧穴。

胃经的经气，起始于厉兑穴，厉兑在足大趾侧的次趾之端，为井穴，属金；从井穴流入内庭穴，内庭在次趾外侧与中趾之间，为荥穴；由此灌注于陷谷穴，陷谷在中趾的内侧上行二寸的凹陷中，为输穴；过于冲阳穴，冲阳在足背上自趾缝向上约五寸的凹陷中，为原穴，摇足取之可得；又由此行于解溪穴，解溪在冲阳之上一寸半的凹陷中，为经穴；再汇入于下陵穴，下陵就是在膝下三

陷者中也，为经；入于下陵，下陵，膝下三寸，胻骨外三里也，为合；复下三里三寸，为巨虚上廉[2]，复下上廉三寸，为巨虚下廉也，大肠属上，小肠属下，足阳明胃脉也。大肠小肠，皆属于胃，是足阳明也。

寸，胻骨外缘的三里穴，为合穴；再从三里下三寸，是上巨虚穴，自上巨虚再下三寸，为下巨虚穴，大肠寄属上巨虚穴，小肠寄属下巨虚穴，这两个穴位都是足阳明的穴位。[同时，大肠小肠接受胃中水谷，经过小肠的泌别清浊和大肠的传导糟粕而营养全身，在体内连属于胃腑之下，]因而在经脉上也有连属足阳明胃脉之处。这是足阳明经的六腧穴。

注释

1 **绝骨：**相当于腓骨下端。

2 **巨虚上廉：**指上巨虚穴。巨虚下廉即指下巨虚穴。

原文

三焦者，上合手少阳，出于关冲，关冲者，手小指次指之端也，为井金；溜于液门，液门，小指次指之间也，为荥；注于中渚，中渚，本节之后，陷者中也，为腧；过于阳池，阳池，在腕上，陷者之中也，为原；行于支沟，支沟，上腕三寸，两骨之间，陷者中也，为经；入于天井，天井，在肘外大骨之上，陷者中也，

译文

三焦的经气，向上运行应合于手少阳经脉，脉气出于关冲穴，关冲位于无名指的末端，为井穴，属金；从井穴流入液门穴，液门在小指与次指之间，为荥穴；由此灌注于中渚穴，中渚在无名指本节后面的凹陷中，为输穴；经过阳池穴，阳池位于手腕之上的凹陷中，为原穴；又由此行于支沟穴，支沟在腕后三寸的两骨间凹陷中，为经穴；汇入到天井穴，天井位于肘外侧大骨上的凹陷中，为合穴，屈肘时可以找到；[因三焦与肾、膀胱的关系密切，]三焦经的下

为合，屈肘乃得之；三焦下腧，在于足太阳之前，少阳之后，出于腘中外廉，名曰委阳，是太阳络也。手少阳经也。三焦者，足少阳太阴之所将，太阳之别也，上踝五寸，别入贯腨肠，出于委阳，并太阳之正[1]，入络膀胱，约下焦。实则闭癃，虚则遗溺；遗溺则补之，闭癃则写之。

腧穴位于足太阳经之前，足少阳经之后，出于膝腘窝外侧，名叫委阳，是足太阳经的大络，又是手少阳的经脉。三焦经的经气与足少阳、太阳二经相并行，是足太阳经的别络，自踝上五寸入于小腿肚，上行出于足太阳经别脉委阳穴，并由此并入足太阳经的正脉，入腹内连络于膀胱，以约束下焦。下焦过实就会小便不通，过虚就会遗尿；遗尿要用补法，小便不通当用泻法。

注释

1 **太阳之正：** 指足太阳膀胱经本经。

原文

小肠者，上合手太阳，出于少泽，少泽，小指之端也，为井金；溜于前谷，前谷，在手外廉本节前，陷者中也，为荥；注于后溪，后溪者，在手外侧本节之后也，为腧；过于腕骨，腕骨，在手外侧腕骨之前，为原；行于阳谷，阳谷，在锐骨之下，陷者中也，为经；入于小海，小海，在肘内大

译文

小肠的经气，向上运行应合于手太阳经脉，脉气出于少泽穴，少泽位于手小指的外侧端，为井穴，属金；从井穴流入前谷穴，前谷位于手外侧本节前的凹陷中，为荥穴；由此灌注于后溪穴，后溪位于手外侧小指本节的后方，为输穴；经过腕骨穴，腕骨位于手外侧腕骨之前，为原穴；又由此行于阳谷穴，阳谷位于腕后锐骨前下方的凹陷中，为经穴；再汇入于小海穴，小海位于肘内侧大骨之外，距离肘尖半寸处的凹陷中，

骨之外,去端半寸,陷者中也,伸臂而得之,为合。手太阳经也。

大肠上合于手阳明,出于商阳,商阳,大指次指之端也,为井金;溜于本节之前二间,为荥;注于本节之后三间,为腧;过于合谷,合谷,在大指歧骨之间,为原;行于阳溪,阳溪,在两筋间,陷者中也,为经;入于曲池,在肘外辅骨陷者中也,屈臂而得之,为合。手阳明也。

是谓五藏六府之腧,五五二十五腧,六六三十六腧也。六府皆出足之三阳,上合于手者也。

缺盆之中,任脉也,名曰天突。一次任脉侧之动脉,足阳明也,名曰人迎。二次脉手阳明也,名曰扶突。三次脉手太阳也,名曰天窗。四次脉足少阳也,名曰天冲。五次脉手少阳也,名曰

伸臂时可以找到,为合穴。这是手太阳经的六腧穴。

大肠的经气,向上运行应合于手阳明经脉,脉气出于商阳穴,商阳位于食指的内侧端,为井穴,属金;从井穴流入食指本节之前的二间穴,为荥穴;由此灌注于食指本节之后的三间穴,为输穴;经过合谷穴,合谷位于拇指与食指的歧骨之间,为原穴;又由此行于阳溪穴,阳溪位于大指本节后腕上两筋之间的凹陷中,为经穴;再汇入于曲池穴,曲池位于肘外侧辅骨的凹陷处,屈臂时可以找到,为合穴。这是手阳明经的六腧穴。

以上就是五脏六腑的腧穴,五脏阴经共五五二十五个腧穴,六腑阳经共六六三十六个腧穴。六腑的脉气都出于足三阳经脉,又上行合于手三阳经。[这象征着天气出于地气,地气应于天气的道理。]

左右缺盆穴的中轴线,是任脉所行之处,其穴名为天突。距正中线旁开第一行的搏动的脉,是足阳明经脉所行的脉动处,其穴名为人迎。第二行是手阳明经脉所行的脉动处,其穴名为扶突。第三行是手太阳经脉所行的脉动处,其穴名为天窗。第四行是足少阳经脉所行的脉动处,其穴名为天冲。第五行是手少阳经脉所

天牖。六次脉足太阳
也，名曰天柱。七次
脉颈中央之脉，督脉
也，名曰风府。腋内
动脉，手太阴也，名
曰天府。腋下三寸，
手心主也，名曰天池。

刺上关者，呿[1]不
能欠；刺下关者，欠
不能呿。刺犊鼻者，
屈不能伸；刺两关者，
伸不能屈。

足阳明挟喉之动
脉也，其腧在膺[2]中。
手阳明次在其腧外，
不至曲颊一寸。手太
阳当曲颊。足少阳在
耳下曲颊之后。手少
阳出耳后，上加完骨
之上。足太阳挟项大
筋之中发际。阴尺
动脉在五里，五腧之
禁也。

行的脉动处，其穴名为天牖。第六行是足太
阳经脉所行的脉动处，其穴名为天柱。第七
行在颈（项）中央，是督脉所行的脉动处，其
穴名为风府。在腋下上臂内侧搏动的脉，是
手太阴经脉所行的脉动处，其穴名为天府。
在侧胸部当腋下三寸，是手厥阴心包经脉所
行的脉动处，其穴名为天池。

针刺上关穴时，要张口而不能闭口；针
刺下关穴时，要闭口而不能张口。针刺犊鼻
穴时，要屈膝而不能伸腿；针刺内关与外关
穴时，要伸臂而不能屈臂。

足阳明胃经的人迎穴，位于结喉两旁搏
动的脉处，挟喉而行有腧穴分布在胸之两旁
膺部。手阳明大肠经的扶突穴，位于足阳明
经人迎穴的外侧，距离曲颊一寸处。手太阳
小肠经的天窗穴，在曲颊下搏动的脉应手陷
处。足少阳胆经的天冲穴，在耳下曲颊之后。
手少阳三焦经的天牖穴，位于耳后完骨之上。
足太阳膀胱经的天柱穴，位于项后挟大筋两
旁发际下的凹陷中。手太阴尺泽穴上三寸有
搏动的脉处，是手阳明经的五里穴，[该穴是
经隧的要害，不当针刺，会使脏气败坏，]它
是五脏腧穴中的禁针穴位。

注释

1 **呿**（qù）：张口的样子。
2 **膺**：指胸前两旁的高处。

肺合大肠，大肠者，传道之府。心合小肠，小肠者，受盛之府。肝合胆，胆者，中精之府。脾合胃，胃者，五谷之府。肾合膀胱，膀胱者，津液之府也。少阳属肾，肾上连肺，故将两藏。三焦者，中渎之府也，水道出焉，属膀胱，是孤之府也。是六府之所与合者。

春取络脉诸荥大经分肉之间，甚者深取之，间者浅取之。夏取诸腧孙络[1]肌肉皮肤之上。秋取诸合，余如春法。冬取诸井诸腧之分，欲深而留之。此四时之序，气之所处，病之所舍，针之所宜。转筋者，立而取之，可令遂已。痿厥者，张而刺之，可

［脏腑之间有着阴阳、表里关系。］肺与大肠相表里，大肠是传送糟粕、排泄粪便的器官。心与小肠相表里，小肠是受盛由胃已腐熟的水谷、分别水谷精微的器官。肝与胆相表里，胆是贮藏精汁的器官。脾与胃相表里，胃是受纳水谷、消化食物的器官。肾与膀胱相表里，膀胱是贮存尿液的器官。手少阳三焦又隶属于肾，肾又上连于肺，［三焦下通膀胱，］所以能统率三焦和膀胱两个脏器。三焦是像中渎一样行水的器官，［疏通水液通行道路，］水道由此而出，下通于膀胱，没有脏来配合，是一个孤独的器官。这是六腑与五脏相配合的情况。

春天有病，宜取肌表的络脉、十二经的荥穴与经脉分肉之间，病重的当深刺，病轻的当浅刺。夏天有病，宜取十二经的输穴、细小的络脉，针刺肌肉、皮肤浅表部位。秋天有病，宜取十二经的合穴，其他部位应参照春季的刺法。冬天有病，宜取十二经的井穴、各经的输穴，要深刺，［以泻内实的痞满，］以及留针［，以纳温散寒］。这是根据四季气候变化的顺序，血气运行的深浅，病邪逗留的部位以及时令、经络皮肉等与五脏相应的关系，从而决定的四时刺法。治疗转筋病，让患者站立来取穴施刺，可以使痉挛

令立快也。(《灵枢·本输》)

迅速消除而愈。治疗痿厥病,针刺时令患者仰卧,舒展四肢来取穴施刺,可以立刻使得身体轻快。

注释

1 **孙络:** 孙有细小之意,络有网络之意。孙络是最细小的支络,像网一样联系在诸经之间。

原文

厥,挟脊而痛者至顶,头沉沉然,目䀮䀮然[1],腰脊强,取足太阳腘中血络。厥,胸满面肿,唇漯漯然[2],暴言难,甚则不能言,取足阳明。厥气走喉而不能言,手足清,大便不利,取足少阴。厥而腹响响然,多寒气,腹中榖榖[3]。便溲难,取足太阴。嗌干,口中热如胶,取足少阴。膝中痛,取犊鼻[4],以员利针,发而间之[5]。针大如氂,刺膝无疑。喉痹不能言,取足

译文

厥气上逆挟脊柱两侧循行,引起疼痛直达巅顶,导致头部昏沉和双目视物不清,腰脊部肌肉拘紧而强直[,是为足太阳经的病变],治疗时应取足太阳经腘中的委中穴处的血络而点刺。厥气上逆,出现胸部胀满不适,面部、口唇肿胀,口涎不收,突然出现言语困难,甚至不能说话,[是为足阳明胃经的病变,]应取足阳明经的穴位而点刺。厥气上逆充塞咽喉,致使不能言语,手脚清冷,大便不通,[是为足少阴肾经的病变,]治疗时应取足少阴肾经的穴位而点刺。厥气上逆引起腹中有响声,寒气重而出现肠鸣,大小便不利,[病变在足太阴脾经,]治疗时应取足太阴脾经的穴位而点刺。咽喉干燥,口中燥热稠黏似胶,[是为足少阴肾经的病变,]治疗时应取足少阴肾经的穴位而点刺。膝盖骨外侧中点疼痛,可用员利针刺足阳明胃经的犊鼻穴,出针后间隔一段时间可再刺之。员利针是似牛尾长毛的大针,适合针刺膝部是毋庸置疑的。咽喉肿痛阻塞而不能说

阳明；能言，取手阳明。疟不渴，间日而作，取足阳明；渴而日作，取手阳明。齿痛，不恶清饮[6]，取足阳明；恶清饮，取手阳明。聋而不痛者，取足少阳；聋而痛者，取手阳明。衄而不止，衃[7]血流，取足太阳；衃血，取手太阳；不已，刺宛骨下；不已，刺腘中出血。

话，就针刺足阳明胃经的穴位；若能说话，就针刺手阳明大肠经的穴位。疟病，口不渴，隔日发作一次的，应针刺足阳明胃经的穴位；若口渴，而且每天发作，就取手阳明大肠经的穴位。牙齿出现疼痛，不怕冷饮，治疗时应针刺足阳明胃经的穴位；若怕冷饮，就应取手阳明大肠经的穴位。耳聋而不疼痛的，应取足少阳经的穴位；耳聋而疼痛的，应取手阳明大肠经的穴位。鼻中出血不止，并有紫黑血块流出的，治疗时应取足太阳膀胱经的穴位；若出血块不多的，应取手太阳小肠经的穴位；出血不止的，就取手太阳小肠经的腕骨穴而点刺；若仍不能止血的，就取足太阳膀胱经腘中的委中穴而针刺出血。

注释

1 **目眈(máng)眈然**：视物不清的样子。

2 **唇漯(tài)漯然**：指口唇肿起、口涎不收之意。

3 **穀穀**：形容流水的声音。此指肠鸣而言。

4 **犊(dú)鼻**：穴位名，在外膝眼凹陷中，属足阳明胃经。

5 **发而间之**：刺之出针后，稍隔片时再刺。

6 **清饮**：即冷饮。

7 **衃(pēi)**：指败血凝固而色黑。

原文

腰痛，痛上寒，取足太阳、阳明；痛

译文

腰部疼痛，疼痛加上寒凉，治疗时应取足太阳膀胱经和足阳明胃经的穴位；疼痛加上热症，上热，取足厥阴；不可以俯仰，取足少阳；中热而喘，取足少阴、腘中血络。喜怒而不欲食，言益小[1]，刺足太阴；怒而多言，刺足少阳。䪼[2]痛，刺手阳明与䪼之盛脉出血。项痛不可俯仰，刺足太阳；不可以顾，刺手太阳也。小腹满大，上走胃至心，渐渐身时寒热，小便不利，取足厥阴。腹满，大便不利，腹大，亦上走胸嗌，喘息喝喝然[3]，取足少阴。腹满，食不化，腹响响然，不能大便，取足太阴。

治疗时应取足厥阴肝经的穴位；疼痛得致使不能俯仰，治疗时应取足少阳胆经的穴位；感受热邪引起呼吸喘促的，治疗时应取足少阴肾经的穴位，并在腘中委中穴附近的血络点刺。喜怒无常而不欲饮食，说话声音低微的，[是脾虚肝旺，]应取足太阴脾经的穴位点刺[，以补其虚]；常常发怒而说话声音大且多的，[是肝胆气盛，]应取针刺足少阳胆经的穴位点刺[，以疏泄肝胆之气]。腮部疼痛，[是邪在手阳明经，]治疗时应取手阳明大肠经和腮部跳动明显的脉，点刺出血[，以泄其邪]。项部疼痛且头不能前后俯仰的，[是邪在足太阳经，]治疗时应取足太阳经的穴位点刺；项部疼痛而头不能回的，[是邪在手太阳经，]应取手太阳经的穴位点刺。小腹胀满膨大，向上触及胃脘乃至心胸的，因遭受风寒而引起身体恶寒发热，小便不通，治疗时应取足厥阴肝经的穴位。腹中胀满而大便不通，或腹部胀大而气逆上行胸中直至咽喉，引起喝喝的喘息声音，应取足少阴肾经的穴位。腹中胀满，食谷不化，腹部虚胀有响声，大便不通利，治疗时应取足太阴脾经的穴位。

注释

1 **言益小：**说话小而声音低微。

2 **䪼（kǎn）：**骨名。清吴谦《医宗全鉴》："䪼者，俗呼为腮，口旁颊前肉之空软处也。"

3 **喝喝然：**形容喘息的样子。

心痛引腰脊，欲呕，取足少阴；心痛，腹胀，啬啬然[1]，大便不利，取足太阴；心痛引背，不得息，刺足少阴；不已，取手少阳。心痛，引小腹满，上下无常处，便溲难，刺足厥阴；心痛，但短气不足以息，刺手太阴；心痛，当九节[2]刺之，按，已刺按之，立已；不已，上下求之，得之立已。颠痛，刺足阳明曲周动脉见血，立已；不已，按人迎于经，立已。气逆上，刺膺中陷者与下胸动脉[3]。腹痛，刺脐左右动脉，已刺按之，立已；不已，刺气街，已刺按之，立已。痿厥[4]，为四末束悗[5]，乃疾解之，日二，不

胸脘部疼痛，牵引腰脊部疼痛，又有恶心欲呕吐的，治疗时应取足少阴肾经的穴位。胸脘部疼痛，腹中胀满，大便涩而不通，应取足太阴脾经的穴位；胸脘部疼痛，牵引至后背，引起喘息不利，应取足少阴肾经的穴位点刺；若不愈，应取手少阳三焦经的穴位。胸脘部疼痛，牵引小腹胀满疼痛，或上或下痛无定处，大小便不利，[这是邪在肝经，]应取足厥阴肝经的穴位；胸脘部疼痛，只有气短而呼吸困难的，应取手太阴肺经的穴位；胸脘部疼痛，应取脊椎第九椎之下的筋缩穴点刺，针刺后用手按压，疼痛就会马上消失；如果疼痛不止，便在筋缩穴的上下部位疼痛处继续点刺，疼痛也就马上缓解。腮部疼痛，应取足阳明胃经颊车穴周围搏动的脉点刺，针刺出血后会马上见效；若疼痛不止，再用手按人迎穴旁边搏动的脉，疼痛很快就会缓解。气逆上冲，应针刺胸前足阳明胃经的膺窗穴[而治胃气上逆]，以及胸下搏动的脉[而治肺气上逆]。腹中疼痛，应针刺肚脐两侧的天枢穴处搏动的脉，刺后用手按压，疼痛马上消失；如果疼痛不止，针刺足阳明胃经的气街穴，刺后用手按压，疼痛马上缓解。四肢痿软无力的痿厥病，[是气血不能周流四肢所致，可用引导法以疏通气血，]将四肢缠束起来，待其有胀闷不舒时，迅速将其解开，这样每天做两次，四肢没有感觉

仁者十日而知，无休，病已止。哕，以草刺鼻，嚏，嚏而已；无息而疾迎引之，立已；大惊之，亦可已。（《灵枢·杂病》）

的病人，十天之后就能见效，然后坚持这样的治疗，不要半途而废，直至病愈为止。呃逆之症，用草刺激病人的鼻腔，使其打喷嚏，呃逆就可停止；或者屏住呼吸，一旦有呃逆将至时迅速提气对抗之，也能快速止住；或者当呃逆发作时，突然给予惊吓，也可治愈。

注释

1　**啬啬然**：滞涩不畅的样子。

2　**九节**：指脊椎第九节，即督脉之筋缩穴。

3　**下胸动脉**：指手太阴肺经的中府等穴。

4　**痿厥**：病名，指四肢痿软无力而寒冷。

5　**为四末束悗**(mán)：用布巾缠束四肢末端。

原文

黄帝问于岐伯曰：愿闻五藏之腧出于背者。

岐伯曰：胸中大腧在杼骨[1]之端，肺腧在三椎之傍，心腧在五椎之傍，膈腧在七椎之傍，肝腧在九椎之傍，脾腧在十一椎之傍，肾腧在十四椎之傍。皆挟脊相去[2]三寸所，则欲得而验之，按其处，应在中而痛解，乃其腧也。灸之则可，刺之则

译文

黄帝问岐伯说：我想了解五脏的腧穴出于背部的部位。

岐伯说：胸中的大腧在项后第一椎骨的两旁，肺腧在第三椎的两旁，心腧在第五椎的两旁，膈腧在第七椎的两旁，肝腧在第九椎的两旁，脾腧在第十一椎的两旁，肾腧在第十四椎的两旁。五脏腧穴都在脊柱的两旁，左右两穴相距为三寸。要确定、检验这些穴位时，可用手按压腧穴处，如病人有酸、麻、胀、痛的感觉，或病人原有疼痛得到缓解，就说明正是腧穴的所在部位。这些腧穴在治疗时

不可。气盛则写之，虚则补之。以火补者，毋吹其火，须自灭也；以火写者，疾吹其火，传其艾，须其火灭也。（《灵枢·背腧》）

宜用灸法，不可妄用针刺。邪气盛的用泻法，正气虚的用补法。用艾火灸补的时候，不要吹艾火，要等其自然慢慢熄灭；用艾火泻的时候，应快速地吹旺火，再用手拍艾条，使之急燃而迅速熄灭。

注释

1 **杼骨：**即第一椎骨。

2 **相去：**前面各穴在椎骨旁都各有一个，同名的两个穴位之间的距离就叫相去。

第三十章

导读

九针是针刺之道中重要的一种，它指具体的九种针具，是由九种不同形状和用法的针构成，包括长、短、大、小的针具。九针各具其名称、形状和用途，依据病情选用，方可去病，故而又有"九针之道"之说。

原文

九针之名，各不同形：一曰镵针[1]，长一寸六分；二曰员针[2]，长一寸六分；三曰鍉针[3]，长三寸半；四

译文

九针的名称、形状和用途各有不同：第一种叫镵针，长一寸六分；第二种叫员针，长一寸六分；第三种叫鍉针，长三寸半；第四种叫锋针，长一寸

曰锋针，长一寸六分；五曰铍针[4]，长四寸，广二分半；六曰员利针，长一寸六分；七曰毫针，长三寸六分；八曰长针，长七寸；九曰大针，长四寸。镵针者，头大末锐，去写阳气；员针者，针如卵形，揩摩分间，不得伤肌肉，以写分气；鍉针者，锋如黍粟之锐，主按脉勿陷，以致其气；锋针者，刃三隅，以发痼疾；铍针者，末如剑锋，以取大脓；员利针者，大如氂[5]，且员且锐，中身微大，以取暴气；毫针者，尖如蚊虻喙，静以徐往，微以久留之而养，以取痛痹；长针者，锋利身薄，可以取远痹；大针者，尖如梃[6]，其锋微员，以写机关之水也。九针毕矣。（《灵枢·九针十二原》）

六分；第五种叫铍针，长四寸，宽二分半；第六种叫员利针，长一寸六分；第七种叫毫针，长三寸六分；第八种叫长针，长七寸；第九种叫大针，长四寸。镵针，头大而针尖锐利，浅刺可以泄肌表的热邪；员针，针形椭圆如卵，用以在肌肉之间按摩，不会损伤肌肉，却能疏泄肌肉之间的邪气；鍉针，其锋如黍粟粒一样，用于按压经脉，不会陷入皮肤内，可以引正气祛邪气；锋针，三面有锋棱，可以用来治疗顽痹痼疾；铍针，针尖像剑锋一样锐利，可以用来刺痈排脓；员利针，针尖像长毛，圆而锐利，针身中部稍粗，可以用来治疗急性病；毫针，针形像蚊虻的嘴，可以轻缓地刺入皮肉，轻微提插而留针，正气可以得到充养，可以用于治疗痛痹；长针，针尖锋利，针身细长，可以用来治疗时间已久的痹证；大针，针尖像折断后的竹茬，其锋稍圆，可以泄去关节积水 [，以通利关节]。关于九针的情况大体如此。

注释

1 镵（chán）针：古针具名。针尖锐利，故名。又称箭头针。镵，锐利。

2 员针：古针具名。针尖呈圆形，故名。员，通"圆"。

3 鍉（dī）针：古针具名。针似箭镝，故名。鍉，通"镝"，箭镞。

4 **铍(pī)针**：古针具名。针尖如剑锋，两面有刃，故名。

5 **氂(máo)**：指长毛，牦牛尾之毛。

6 **梃(tǐng)**：杖的意思。

原文

九针之宜，各有所为，长短大小，各有所施也，不得其用，病弗能移。疾浅针深，内伤良肉，皮肤为痈；病深针浅，病气不写，反为大脓。病小针大，气写太甚，疾必为害；病大针小，气不泄写，亦复为败。夫针之宜，大者写，小者不移，已言其过，请言其所施。

病在皮肤无常处者，取以镵针于病所，肤白勿取；病在分肉间，取以员针于病所；病在经络痼痹者，取以锋针；病在脉，气少当补之者，取以鍉针于井荥分输；病为大脓者，取以铍针；病痹气暴发者，取以员利针；病痹气痛而不去者，取以毫针；病在中者，取以长针；病水肿

译文

九针有其适宜的功用，各不相同，长、短、大、小决定了各自因病而施，若不能合理地应用针具，疾病就不能得到及时祛除。病邪在浅表时却针刺过深，就会损伤体内的无病肌肉，会引起皮肤发生痈肿；病在深部时却针刺过浅，病邪就不能排除出去，反而会酿成大的脓疡。病轻浅时却用大针，[刺激过分，]会使元气外泄而使得病情加重；疾病深重时却用小针，邪气得不到驱除，反复治疗也不见成效。故而，用针大病宜用大针而泄之，小病宜用小针而不能深移。这里已说了用针的过失，那接着让我再谈谈九针的正确使用方法。

病在皮肤游走不定的，就用镵针针刺病变部位，若皮肤苍白就不能针刺了；病在肌肉之间，要用员针刺病变的部位；病在经络而日久成痹证的，应用锋针治疗；病在经脉而气又不足的，当用补法，以鍉针按压井、荥、输等穴位；针对患有严重脓疡，应取铍针排脓治疗；痹证急性发作，应用员利针点刺；

不能通关节者，取以大针；病在五藏固居者，取以锋针，写于井荥分输，取以四时。（《灵枢·官针》）

痹证而疼痛日久不止，可用毫针点刺；病已入体内，应取长针点刺；患有水肿且关节不通利，应用大针点刺；病在五脏而邪留不去，应取用锋针在井、荥、输等穴位上用泻法点刺，是以四时进行选穴。

第三十一章

导读

　　针刺的阴阳论是中医临床应用的高度理论概要，揭示出针刺目的在于协调阴阳、调和气血、平衡脏腑功能，起到治疗疾病的作用。

原文

　　夫人之常数，太阳常多血少气，少阳常少血多气，阳明常多气多血，少阴常少血多气，厥阴常多血少气，太阴常多气少血，此天之常数。足太阳与少阴为表里，少阳与厥阴为表里，阳明与太阴为表里，是为足阴阳也。手太阳与

译文

　　人体中经脉气血的多少，存在着一定的常数。太阳经是多血少气，少阳经是少血多气，阳明经是多气多血，少阴经是少血多气，厥阴经是多血少气，太阴经是多气少血，这是先天禀赋的常数。足太阳膀胱经与足少阴肾经互为表里，足少阳胆经与足厥阴肝经互为表里，足阳明胃经与足太阴脾经互为表里，这些是足阴阳经之间的表里配合关系。手太阳小肠经和手少阴心经互为表里，手少阳三焦经与手厥阴心

少阴为表里，少阳与心主为表里，阳明与太阴为表里，是为手之阴阳也。今知手足阴阳所苦，凡治病必先去其血，乃去其所苦，伺之所欲，然后写有余，补不足。

欲知背俞[1]，先度其两乳间，中折之，更以他草度去半已，即以两隅相拄也，乃举以度其背，令其一隅居上，齐脊大椎，两隅在下，当其下隅者，肺之俞也。复下一度，心之俞也。复下一度，左角肝之俞也，右角脾之俞也。复下一度，肾之俞也。是谓五藏之俞，灸刺之度[2]也。

形乐志苦，病生于脉，治之以灸刺。形乐志乐，病生于肉，治之以针石。形苦志乐，病生于筋，治之以熨引。形苦志苦，病生于咽嗌，治之以百药。形数惊恐，经络不通，病生于不仁，

包经互为表里，手阳明大肠经与手太阴肺经互为表里，这些是手阴阳经之间的表里配合关系。如今已经知道手足阴阳经发生的疾病所在，治疗时以点刺放血法祛除经脉中壅盛的邪气，以减轻病苦，观察身体的病情虚实和转向，然后泻其有余，补其不足。

要想了解人体背部腧穴的情况，先用一根草来度量两乳间的距离，然后将其进行对折，再用一根草截成与对折的那根草同样长度，用以支撑第一根草的两端，形成一个三角形，用它来测量人的背部，使其被折的角朝上，与大椎穴相平，相对的两个角居下，左右两个角所在部位是肺俞穴。三角向下移动一度，左右两角的位置是心俞穴。再向下移动一度，左角是肝俞穴，右角是脾俞穴。再向下移一度，左右两角是肾俞穴。这是五脏腧穴的位置，为刺灸取穴的准则。

形体舒适而情志苦闷的人，病多发于经脉，治疗时宜用针灸。形体安逸而情志愉快的人，病多发于肌肉，治疗时宜用针刺或砭石。形体劳苦而情志愉快的人，病多发于筋，治疗时宜用热熨或导引法。形体劳苦而情志苦恼的人，病多发于咽部，治疗时宜用药物。形体和动作屡有惊厥的人，经络的气机不畅通，病多发为麻木

治之以按摩醪药。是谓五形志也。刺阳明出血气，刺太阳出血恶气，刺少阳出气恶血，刺太阴出气恶血，刺少阴出气恶血，刺厥阴出血恶气也。(《素问·血气形志》)

不仁，治疗时宜用按摩和药酒。这些为形体和情志发生疾病的五种类型表现。阳明经多气多血，刺之，可出血出气；太阳经多血少气，刺之，可出血而不要伤气；少阳经少血多气，刺之，可出气而不要伤血；太阴经多气少血，刺之，可出气而不要伤血；少阴经少血多气，刺之，可出气而不要伤血；厥阴经多血少气，刺之，可出血而不要伤气。

注释

1 **背俞**：即五脏的腧穴，因其皆在背部的足太阳经，故总称为背俞。
2 **度**：准则。

原文

凡刺之道，毕于终始，明知终始，五藏为纪，阴阳定矣。阴者主藏，阳者主府。阳受气于四末，阴受气于五藏。故写者迎之，补者随之，知迎知随，气可令和，和气之方，必通阴阳。五藏为阴，六府为阳，传之后世，以血为盟[1]，敬之者昌，慢之者亡，无道

译文

关于针刺的原理和方法，全都以"终始"来解释，要明确终始的内涵，是以五脏为纲纪，确定阴经与阳经的关系 [, 以及脏腑与阴阳的配属]。阴经主五脏，阳经主六腑。阳经脉气循行于四肢末，阴经脉气循行于五脏中。如此，泻实要用逆着经脉之气的方法，补虚要用顺着经脉之气的方法，知道应用逆顺的补泻法，能够审察经脉之气的盛衰顺逆，调和脉气的治则，旨在通晓阴阳变化的道理。掌握五脏为阴与六腑为阳的大道理，将其传授给后世，保有坚定的决心，让其发扬光大。倘若不能以传授大道理为要，不按这些方法去做，就会成为不学无术的医生，而危害人的生命。

行私，必得夭殃。

谨奉天道，请言终始，终始者，经脉为纪，持其脉口人迎[2]，以知阴阳有余不足，平与不平，天道毕矣。所谓平人者不病，不病者，脉口人迎应四时也，上下相应而俱往来也，六经之脉不结动也，本末之寒温相守司也，形肉血气必相称也，是谓平人。(《灵枢·终始》)

谨慎把握天地阴阳变化的道理，以"终始"治则进行针刺。所谓终始，是以十二经脉为纲纪，通过寸口和人迎两处的动态变化来了解人体内阴阳虚实盛衰的变化，以便通晓人体阴阳平衡与否，是为针刺的大道理。所谓平人，是气血调和、健康无病的人。平人在脉口和人迎两处的脉象是与四时变化相应和的，经脉之气在人体中上下相应，循环不已，这样六经的脉气既无结涩和不足，又不动疾有余，而且内脏与四肢都随着四时寒温的变化而相应调节，形体的骨肉血气也匀称协调，这就是平人。

注释

1 **以血为盟：** 歃血盟誓的意思，用来表示这些道理的重要性，学习者要有坚定的决心。

2 **脉口人迎：** 脉口，指寸口脉，手腕内侧桡动脉的搏动处，属手太阴肺经，可候五脏阴气的盛衰。人迎，在颈部两侧颈动脉的搏动处，属足阳明胃经，用来候六腑阳气的盛衰。

病因病机

第七编

《黄帝内经》病因病机学说是以阴阳、五行、精气为思维工具，探究疾病起因、发生、发展、变化的机理及其基本规律。由于人体正气强弱不一，阴阳平衡状态有别，病变部位有深浅，邪气性质与盛衰变化也有差异，这些造成病因病机的分类及其人体感受程度会有所不同。病因是指打破人体生理动态平衡而引起疾病的特定因素，主要包括外因、内因以及不内外因等，具体指外感六淫、内伤七情、饮食劳逸，以及痰饮、瘀血、结石等致病因素。病机就是探讨疾病的发生，并研究其发展与变化的机理。根据疾病发生的机理不同，就有不同的分类方法，主要包括气机失调和气化失常的基本病机，具体有脏腑病机、气血津液精髓病机、经络病机以及外感病机、证候病机、病证病机等分类内容。

第三十二章

导读

《黄帝内经》根据侵犯人体的途径、引起疾病的性质和部位，将致病原因分为阴阳两大类，即阴阳病因说。

原文

凡阴阳之要，阳密乃固，两者不和，若春无秋，若冬无夏，因而和之，是谓圣度。故阳强不能密，阴气乃绝，阴平阳秘，精神乃治，阴阳离决，精气乃绝。(《素问·生气通天论》)

夫言人之阴阳，则外为阳，内为阴；言人身之阴阳，则背为阳，腹为阴；言人身之藏府中阴阳，则藏者为阴，府者为阳，肝、心、脾、

译文

凡阴阳平衡的关键，在于阳气的致密，[而阴气便能固守于内。]阴阳互不协调，就像一年中只有春天而无秋天，或只有冬天而无夏天一样，因而阴阳的和调是维持人体正常生命状态的最高原则。所以说，阳气亢盛而不能固密，阴气就会受到损耗而竭绝；阴气平和与阳气固密的平衡，是保障人的精神正常化的前提；阴阳互根互用关系的破坏，会造成人的精气竭绝。

人体的阴阳划分，外部为阳，内部为阴；人体部位的阴阳划分，背为阳，腹为阴；人体脏腑的阴阳划分，脏为阴，腑为阳，肝、心、脾、肺、肾五脏为阴，胆、胃、大肠、小肠、膀胱、三焦六腑为阳。那么，要想了解阴中之阴、阳中之阳的道理，是为了什么

肺、肾五藏皆为阴，胆、胃、大肠、小肠、膀胱、三焦六府皆为阳。所以欲知阴中之阴、阳中之阳者何也？为冬病在阴，夏病在阳，春病在阴，秋病在阳，皆视其所在，为施针石也。(《素问·金匮真言论》)

阴胜则阳病，阳胜则阴病。阳胜则热，阴胜则寒。重寒则热，重热则寒。寒伤形，热伤气。气伤痛，形伤肿。故先痛而后肿者，气伤形也；先肿而后痛者，形伤气也。风胜则动，热胜则肿，燥胜则干，寒胜则浮，湿胜则濡写。(《素问·阴阳应象大论》)

所谓阴者，真藏也，见则为败，败必死也；所谓阳者，胃脘之阳也。别于阳者，知病处也；别于阴者，知死生之期。三阳在头，三阴在手，

呢？[这是犹如分析四时发病的阴阳所主，作为治疗的参照。]冬病发生在阴，夏病发生在阳，春病发生在阴，秋病发生在阳，都要根据发病部位来施以针刺和砭石疗法的缘故。

[人体中的阴阳之气是相对平衡的。]如果阴气偏胜，人体必然出现损害阳气的病；同样，阳气偏胜，人体必定出现损害阴气的病。阳气偏胜，人体就产生热邪；阴气偏胜，人体就产生寒邪。寒到极点，人体会出现热象；热到极点，人体会出现寒象。寒邪能损伤人的形体，热邪能损伤人的气分。邪恋气分，气机失宣就会因气脉阻滞使人感觉疼痛；邪恋形体，就会因为肌肉壅滞而肿胀起来。所以先有疼痛而后肿胀，是因气病伤及形体；若先有肿胀而后疼痛，是因形伤累及气分。风气过胜而成风邪，会出现肢体振掉动摇、颤抖；热气过胜而成热邪，机体就会发生红肿；燥气过胜而成燥邪，人体津液就会枯涸；寒气过胜而成寒邪，机体会出现胀满浮肿；湿气过胜而成湿邪，人体就会生发泄泻。

所谓阴脉，是为五脏真气所藏，若人体呈现败坏的脉象，可以断定死；所谓阳脉，是为胃气的冲和之脉。辨别阳脉，可以知道病变的部位；辨别真脏脉，可以知道病人的死期。三阳经脉的诊察部位在

所谓一也。别于阳者，知病忌时；别于阴者，知死生之期。谨熟阴阳，无与众谋。(《素问·阴阳别论》)

帝曰：实者何道从来？虚者何道从去？虚实之要，愿闻其故。

岐伯曰：夫阴与阳，皆有俞会，阳注于阴，阴满之外，阴阳匀平，以充其形，九候若一，命曰平人。夫邪之生也，或生于阴，或生于阳。其生于阳者，得之风雨寒暑；其生于阴者，得之饮食居处，阴阳喜怒。(《素问·调经论》)

天地相感，寒暖相移，阴阳之道，孰少孰多？阴道偶，阳道奇，发于春夏，阴气少，阳气多，阴阳不调，何补何写？发于秋冬，阳气少，阴气多，阴气盛而阳气衰，故茎叶枯槁，湿雨下归，阴阳相移，何写何

头部的人迎穴，三阴经脉的诊察部位在手腕部的寸口动脉，人迎与寸口的脉象是一致的。辨别阳脉，可以知道疾病禁忌的时日；辨别真脏脉，可以知道病人的死期。谨慎辨别阴脉与阳脉，不致将疑惑示以众人。

黄帝问：实是以何种形式生成？虚又是以何种生成？虚和实的生成机理，希望能听听其中的道理。

岐伯说：阴经和阳经都有输入与会合的腧穴，[二者互相沟通。]阳经的气血注于阴经，阴经的气血溢满于外，[运行不已，]保持阴阳处于和谐、协调，气血充养于形体，三部九候的脉象均衡，就称为生命健康的人。凡邪气入侵人体使人生病，或发于阴的内脏，或发于阳的体表。起发于阳的体表，是感受风雨寒暑外邪的侵袭；起发于阴的内里，是因饮食不节、起居失常、男女不和谐、心理不健康所致。

天气与地气互为感应，因而出现寒暖气候交相推移，阴阳消长的变化。寒热的盛衰，谁多谁少？这是由于阴道为偶数，阳道为奇数[，在一年中形成阴阳气多少的表现]。[人体受自然变化的影响，]病起发于春夏季节，是为阴气少而阳气多，阴阳之气不相调和，该如何用补泻法呢？病起发于秋冬季节，是为阳气少而阴气

补？奇邪[1]离经，不可胜数，不知根结[2]，五藏六府，折关败枢[3]，开阖而走，阴阳大失，不可复取。(《灵枢·根结》)

夫百病之始生也，皆生于风雨寒暑，阴阳喜怒，饮食居处，大惊卒恐。则血气分离，阴阳破败，经络厥绝，脉道不通，阴阳相逆，卫气稽留，经脉虚空，血气不次，乃失其常。(《灵枢·口问》)

多，即阳气衰少而阴气充盛，因此草木的茎叶枯萎，水湿下渗于根部，阴阳之气相移所引起的病变，又该如何用补泻法呢？违逆四时规律的邪气侵入人体经络，所引发的病变数不胜数，弄不清楚经脉运行的所起与所归，脏腑功能失常，出现开阖枢机败坏，真气走泄，阴阳大伤，此时病就难治。

诸多疾病的发生，都是因风雨寒暑的侵袭，或阴阳失调，或情志失常，饮食不节，起居无常，或突受惊吓等，造成体内血气分离而逆乱，阴阳平衡破坏而失调，经络闭塞，脉道不通，脉气壅滞不通，阴阳逆乱，卫气稽留而不行，经脉虚空，气血循行紊乱，体内的一切平衡都失去正常的运转。

注释

1 **奇邪：**不正的邪气，即违背四时规律的邪气。

2 **根结：**起始与终止。

3 **折关败枢：**开阖枢机被破坏。

第三十三章

导读

中医致病因素的外因主要指外感。六气的致病因素是外感的重要表达形式，指风、寒、暑、湿、燥、火等六种气候因素的异常变化，称为"六淫"，这种病因学说又被称为"六气致病说"。其中，外感热病是由于感受寒邪之类的邪气所致，"伤寒"是指伤于寒或被寒邪所伤。

原文

黄帝问曰：今夫热病者，皆伤寒[1]之类也。或愈或死，其死皆以六七日之间，其愈皆以十日以上者，何也？不知其解，愿闻其故。

岐伯对曰：巨阳者，诸阳之属[2]也，其脉连于风府，故为诸阳主气也。人之伤于寒也，则为病热，热虽甚不死；其两感[3]于寒而病者，必不免于死。

帝曰：愿闻其状。

译文

黄帝问：如今所谓外感热病，都归于伤寒一类。其中，有的痊愈，有的死亡，死亡的大都在六日至七日之间，痊愈的大都在十日以上，这是为什么呢？我不知其中的道理，希望能听听这内在的缘故。

岐伯回答说：足太阳经 [为六经之长，] 是人体诸阳所会合的地方，其经脉连于风府，[与督脉相会而循行于背部，] 所以主人体诸阳之气。人体感受寒邪时就要发热，[如果单是发热，] 热虽重，一般不会死亡；如果表里阴阳二经同时感受寒邪而发病，就难免要死亡了。

岐伯曰：伤寒一日，巨阳受之，故头项痛，腰脊强。二日阳明受之，阳明主肉，其脉侠鼻络于目，故身热目疼而鼻干，不得卧[4]也。三日少阳受之，少阳主胆，其脉循胁络于耳，故胸胁痛而耳聋。三阳经络皆受其病，而未入于藏[5]者，故可汗而已。四日太阴受之，太阴脉布胃中络于嗌，故腹满而嗌干。五日少阴受之，少阴脉贯肾络于肺，系舌本，故口燥舌干而渴。六日厥阴受之，厥阴脉循阴器而络于肝，故烦满而囊缩[6]。三阴三阳、五藏六府皆受病，荣卫不行，五藏不通，则死矣。其不两感于寒者，七日巨阳病衰，头痛少愈；八日阳明病衰，身热少愈；九日少阳病衰，耳聋微闻；十日太阴病衰，腹减如故，则思饮食；十一日少阴病衰，渴止不满，舌干已而嚏；十二日厥阴病衰，囊

黄帝说：我想听听伤寒的症状。

岐伯说：人体感受寒邪一日，是为太阳经受病，所以头项疼痛，腰脊强直不舒。二日，阳明经受病，阳明经主肌肉，其经脉挟鼻连络于目，所以身体发热，眼睛疼痛，鼻燥，不能安卧。三日，少阳经受病，少阳经主胆，其经脉循行于胁肋而上络于耳，所以胸胁疼痛，耳聋。若三阳经络皆受病，邪气尚未传入五脏，都可用发汗而治愈。四日，太阴经受病，足太阴经脉布散于胃中，上络于咽喉，所以腹中胀满，咽喉干燥。五日，少阴经受病，足少阴经脉贯肾，上络于肺，系于舌本，所以口燥舌干而渴。六日，厥阴经受病，足厥阴经脉环绕阴器而络于肝，所以烦闷意乱，阴囊收缩。若三阴三阳经脉和五脏六腑均受病，营卫不能运行，五脏之气阻塞不通，人就要死亡了。如果不是表里阴阳两感于寒邪，第七日太阳病气衰退，头痛稍愈；八日，阳明病气衰退，身热渐退；九日，少阳病气衰退，耳聋转好而能听到声音；十日，太阴病气衰退，腹满已消，恢复到正常，思进饮食；十一日，少阴病气衰退，口渴停止，心情不烦满，舌干消失，开始打喷嚏；十二日，厥阴病气衰退，阴囊松缓，小腹部的拘急减轻。

纵少腹微下。大气皆去，病日已矣。

帝曰：治之奈何？

岐伯曰：治之各通其藏脉，病日衰已矣。其未满三日者，可汗而已；其满三日者，可泄而已。（《素问·热论》）

邪气全部退去，病也逐渐痊愈。

黄帝问：如何治疗呢？

岐伯说：治疗要明晰疾病所在的脏腑脉络，分别予以施治，病气日渐衰退，而身体痊愈了。一般而言，病程未满三日而邪气在表的，可用发汗的方法治愈；病程已满三日而邪气入里的，可用泄热攻下的方法治愈。

注释

1 **伤寒**：是外感性热病的总称，有广义和狭义两种。广义的伤寒，是由于感受四时邪气引起的外感性热病；狭义的伤寒是指由于感受寒邪引起的外感性热病。

2 **属**：统率，聚会。

3 **两感**：指表里两经同时感受邪气发病，如太阳和少阴两经同时感邪。

4 **不得卧**：阳明受邪，经气壅滞，影响到腑，使胃不安和，所以不得卧。

5 **未入于藏**：人体的经脉，阳经属腑，阴经连于脏。未入于藏，说明邪气还在肌表，未及于三阴。

6 **烦满而囊缩**：指心烦而胸中闷满，阴囊抽缩。足厥阴经经脉环绕阴器、络于肝，所以厥阴受病就会感到烦满而囊缩。

原文

黄帝问曰：有病温者，汗出辄复热，而脉躁疾[1]不为汗衰，狂言不能食，病名为何？

岐伯对曰：病名阴阳交[2]，交者死也。

译文

黄帝问道：患温病的人，汗出后身体继而发热，脉搏躁动，病情却不因汗出而稍减，并且言语狂乱，不思饮食，这是什么病呢？

岐伯答：病名叫作阴阳交，阴阳交是死证。

帝曰：愿闻其说。

岐伯曰：人所以汗出者，皆生于谷，谷生于精。今邪气交争于骨肉而得汗者，是邪却而精胜也。精胜，则当能食而不复热，复热者邪气也，汗者精气也；今汗出而辄复热者，是邪胜也。不能食者，精无俾[3]也，病而留者，其寿可立而倾也。且夫《热论》曰：汗出而脉尚躁盛者死。今脉不与汗相应，此不胜其病也，其死明矣。狂言者是失志，失志者死。今见三死[4]，不见一生，虽愈必死也。

帝曰：有病身热汗出烦满，烦满不为汗解，此为何病？

岐伯曰：汗出而身热者，风也；汗出而烦满不解者，厥也，病名曰风厥[5]。

帝曰：愿卒闻之。

黄帝说：希望听听其中的道理。

岐伯回答说：人所以能够出汗，是依赖于水谷入胃化生精微［，精微之物在内为血，在外为汗］。现在邪气与正气在骨肉之间交争引起出汗，在于邪气退却而精气旺盛的原因。精气旺盛就应该能吃东西，而不再发热；之所以再发热是因邪气引起的，出汗是精气盛于邪气的反映；现在汗出且又发热，说明邪气已胜于正气。人不能吃东西，是精气不足，这会使邪气留在体内引起发热更盛；若热留不退，病人的生命就岌岌可危了。而且《热论》说过：汗出而脉搏躁动旺盛的，为死证。现在脉象不与出汗症状相应，是精气不能胜于病邪，死亡的征象是明显的。出现言语狂乱是为神志失常，而神志失常也是死的征象。现在已有三种死证，却没有一点生机，病虽因汗出而暂时得到减轻，但死亡是必定的。

黄帝问：人患全身发热而汗出烦闷的，烦闷却不因汗出而得以缓解，这又是什么病？

岐伯答：汗出而全身发热，是感受风邪；汗出而烦闷不解，是由气机上逆所致，病名叫风厥。

黄帝说：希望能详细地讲讲。

岐伯说：太阳经为诸阳主气，主一身之表，所以首先感受风邪的侵袭；少阴与太阳岐伯曰：巨阳主气，故先受邪；少阴与其为表里也，得热则上从之[6]，从之则厥也。

帝曰：治之奈何？

岐伯曰：表里刺之，饮之服汤。

互为表里，少阴在里会随在表的太阳相应而表现为气机上逆，也称为厥。

黄帝问：如何治疗呢？

岐伯回答说：刺太阳和少阴表里两经的穴，[刺太阳经的穴位以泻风热之邪，刺少阴经的穴位以降上逆之气，]并内服汤药。

注释

1 **脉躁疾**：指脉象躁动急速。

2 **阴阳交**：阳，指阳热邪气。阴，指阴精正气。

3 **俾**：补助、补充的意思。

4 **三死**：指汗出复热而不能食、脉躁盛、狂言三症。

5 **风厥**：指太阳受风，精亏不足，少阴虚火上逆而发热汗出，烦闷不除的病症。

6 **上从之**：指少阴虚热随太阳之气上逆。

原文

帝曰：劳风为病何如？

岐伯曰：劳风法在肺下，其为病也，使人强上冥视，唾出若涕，恶风而振寒，此为劳风[1]之病。

帝曰：治之奈何？

岐伯曰：以救俯仰。

译文

黄帝问：劳风的病情如何呢？

岐伯回答说：劳风发病部位在胸膈之中，其症状是头项强直，视物不清，吐浓痰不断，恶风而身体寒战不已，这就是劳风病。

黄帝问：如何治疗呢？

岐伯答：应救危急之病。在太阳经上取穴引动经气，通过弥补阳气的治疗方法，使得少壮年三日可愈，精气稍衰的中巨阳引[2]，精者三日，中年者五日，不精者七日。咳出青黄涕，其状如脓，大如弹丸，从口中若鼻中出，不出则伤肺，伤肺则死也。

帝曰：有病肾风[3]者，面胕痝然[4]壅，害于言，可刺不？

岐伯曰：虚不当刺，不当刺而刺，后五日其气必至。

年人五日可愈，真阴衰败的老年人七日可愈。这种病人会咳出青黄痰涕，样子像稠脓，大小像弹丸。这种稠痰应当从口中或鼻中排除，病情乃愈；如果不能咳出稠痰，就要窒塞肺窍或因虚劳耗竭肺部津液而伤肺，伤了肺就会死亡。

黄帝问：患肾风的病人，脸面和足面都肿大而令壅塞，[肾风并于上，]也影响说话，像这样的病人可以针刺吗？

岐伯答：肾感受风邪而重虚，不应当用刺法，如果用了刺法，五天后病邪之气复至而加重病情。

注释

1 **劳风:** 指因劳成虚，因虚受风引起的以恶风阵寒，颈项僵硬，咳嗽吐浓痰的一种病症。

2 **巨阳引:** 指在太阳经上取穴，进行针刺以引动经气的一种治疗方法。

3 **肾风:** 风热伤肾，肾不能主水，水邪泛滥而出现水肿的一种病症。

4 **痝（máng）然:** 肿起的样子。

原文

帝曰：其至何如？

岐伯曰：至必少气时热，时热从胸背上至头，汗出，手热，口干苦渴，小便黄，目下肿，腹中鸣，身重难以行，月事不来，烦

译文

黄帝问：病邪之气到了会怎样？

岐伯回答说：病邪之气到时，人会感到气短，时时发热，从胸背上至头部，出现汗出、手热、多渴、小便色黄、眼睑浮肿、腹中鸣响，身体沉重，行动困难。[若病在妇女，]月经就会停止，胸中烦

而不能食，不能正偃，正偃则咳，病名曰风水，论在《刺法》中。

帝曰：愿闻其说。

岐伯曰：邪之所凑，其气必虚；阴虚者，阳必凑之，故少气时热而汗出也。小便黄者，少腹中有热也。不能正偃者，胃中不和也。正偃则咳甚，上迫肺也。诸有水气者，微肿先见于目下也。

帝曰：何以言？

岐伯曰：水者阴也，目下亦阴也，腹者至阴之所居，故水在腹者，必使目下肿也。真气上逆，故口苦舌干，卧不得正偃，正偃则咳出清水也。诸水病者，故不得卧，卧则惊，惊则咳甚也。腹中鸣者，病本于胃也。薄脾则烦不能食；食不下者，胃脘隔也。身重难以行者，胃脉在足也。月事不来者，胞脉闭也。胞脉者属心而络于胞中，今气上迫肺，心气不

闷，不能饮食，不能仰卧，仰卧就会咳嗽地厉害，此病叫作风水，在《刺法》里有所论述。

黄帝道：我希望听听其中的道理。

岐伯说：邪气侵犯人体，是因正气不足；肾阴不足，[阴虚火旺，同气相求，]风阳便乘虚侵入，所以出现呼吸少气，时时发热而汗出。小便色黄，是因为小腹中有热。不能仰卧，是因胃中不和。仰卧时咳嗽加剧，是因水气上迫于肺。凡是有水气的病人，微肿可先在目下看到。

黄帝问：为什么？

岐伯答：水属阴，目下是属阴的部位，腹部也是至阴之处，所以水湿聚于腹中，目下部位必然会出现微肿。水邪之气上泛凌心，迫使真阳上浮，肝气、心火上逆，所以出现口苦咽干，不能仰卧，仰卧就会有水气上逆而咳出清水的现象。凡是水气的病人，都因水气上乘于胃而不能卧，卧后会由于水气上凌于心而惊恐不安，进而造成咳嗽加剧。腹中鸣响是病位在胃，有水气下泄之声。水迫于脾，就会烦满而不能进食；饮食不下，是水气阻隔于胃脘。身体沉重而行动困难，是因水气随着胃的经脉下行于足部所致。女人月经不来，是因水气

得下通，故月事不来也。

帝曰：善。（《素问·评热病论》）

黄帝问曰：风之伤人也，或为寒热，或为热中，或为寒中，或为疠风，或为偏枯[1]，或为风也。其病各异，其名不同，或内至五藏六府，不知其解，愿闻其说。

岐伯对曰：风气藏于皮肤之间，内不得通，外不得泄；风者，善行而数变，腠理开则洒然寒，闭则热而闷，其寒也则衰食饮，其热也则消肌肉，故使人怢栗而不能食，名曰寒热。风气与阳明入胃，循脉而上至目内眦，其人肥则风气不得外泄，则为热中而目黄；人瘦则外泄而寒，则为寒中而泣出。风气与太阳俱入，行诸脉俞，散于分肉之间，与卫气相干，其道不利，故使肌肉愤膜而有疡，

阻滞胞脉，造成闭塞不通。胞脉属于心，下络于胞中，现水气上迫于肺，造成心气不得下通，所以月经不来。

黄帝说：讲得好！

黄帝问：风邪侵入人体，或发生寒热病，或发为热中病，或引起寒中病，或生成疠风病，或成为偏枯病，或发为其他风病。病变表现不同，病名也不一样，有些甚至侵入到五脏六腑，我不知为何道理，愿意听您讲讲。

岐伯说：风邪侵入人体而藏于皮肤之中，既不能使得体内得以通调，又不能使得体表得以发散；风邪，善于行走迅速，变化多端，引起腠理开泄而出现洒淅恶寒，腠理闭塞而身热烦闷，寒邪滞留在胃里会引起饮食减少，热邪滞留在胃里会耗伤津液而使肌肉消瘦，所以寒热相交而使人不能饮食，这称为寒热病。风邪由阳明经入胃，沿着经脉上行到目内眦，若病人身体肥胖，[腠理致密，]风邪很难向外发泄，稽留体内郁积化热而形成热中病，症见眼睛发黄；若病人身体瘦弱，[腠理疏松，]阳气易于外泄而畏寒，形成寒中病，症见双目流泪。风邪由太阳经入侵，运行于太阳经脉及其诸多腧穴，散布到分肉之间，与卫气相搏结，阻滞卫气通行的路径，所以使得肌肉局部肿胀高起而生疮疡，卫气

卫气有所凝而不行，故其肉有不仁也。疠者，有荣气热胕，其气不清，故使其鼻柱坏而色败，皮肤疡溃，风寒客于脉而不去，名曰疠风，或名曰寒热。

凝涩而不能正常运行，肌肤就会感觉麻木不仁。疠风病是因风邪侵入后营气过热而使血气污浊不清，所以造成病人鼻梁溃疡而皮色衰败，皮肤生疡溃烂，风寒稽留在脉中不易除去，病名叫疠风，或者名为寒热。

注释

1 **偏枯：**即偏瘫，见于中风后遗症。

原文

以春甲乙伤于风者为肝风，以夏丙丁伤于风者为心风，以季夏戊己伤于邪[1]者为脾风，以秋庚辛中于邪者为肺风，以冬壬癸中于邪者为肾风。

风中五藏六府之俞，亦为藏府之风。各入其门户所中，则为偏风。风气循风府而上，则为脑风；风入系头，则为目风，眼寒；饮酒中风，则为漏风；入房汗出中风，则为内风；新沐中风，则为首风；

译文

春季甲乙日被风邪所伤而患病的，是为肝风；夏季丙丁日被风邪所伤而患病的，是为心风；长夏戊己日被风邪所伤而患病的，是为脾风；秋季庚辛日被风邪所伤而患病的，是为肺风；冬季壬癸日被风邪所伤而患病的，是为肾风。

风邪入侵五脏六腑的腧穴，[沿经内传，]成为五脏六腑的风病。风邪从某一腧穴进入机体与外界相通的门户，若风邪从血气衰弱场所入侵，偏着于任何一处，则成为偏风病。风邪沿着风府穴上行入脑，就会引发脑风病；风邪侵入头部的目系，就会引发目风病，导致两眼畏惧风寒；饮酒后感受风邪，就会引发漏风病；行房汗出时感受风邪，就会引发内风病；刚刚洗过头后感受风邪，就会引发首风病；风邪久留不去，内久风入中，则为肠风飧泄；外在腠理，则为泄风。故风者百病之长也。至其变化，乃为他病也，无常方，然致有风气也。

犯肠胃会引发肠风，出现完谷不化的飧泄病；风邪侵犯腠理而毛孔开泄汗出，就会引发泄风病。所以，风邪是引起各种各样疾病的首要因素。它侵入人体后产生各种变化，且会引起其他疾病，没有一定的常规，究其原因都是风邪的入侵。

注释

1 邪：这里特指风邪。

原文

帝曰：五藏风之形状不同者何？愿闻其诊及其病能[1]。

岐伯曰：肺风之状，多汗恶风，色皏[2]然白，时咳短气，昼日则差，暮则甚，诊在眉上[3]，其色白。

心风之状，多汗恶风，焦绝[4]，善怒吓，赤色，病甚则言不可快，诊在口，其色赤。

肝风之状，多汗恶风，善悲，色微苍，嗌干善怒，时憎女子，诊在目下，其色青。

译文

黄帝问：五脏发生病症的临床表现有何不同？希望能听听诊断要领和病态表现。

岐伯答：肺风的症状是出汗多而恶风，面色浅白，时而咳嗽气短，白天病情减轻，傍晚之后加重，诊断的要诀在于眉上部位，往往眉间颜色出现白色。

心风的症状是出汗多而恶风，津液枯竭，唇舌焦燥，容易发怒，面色发红，病重时言语謇涩，诊断的要诀在于口舌部，往往唇口颜色呈现红色。

肝风的症状是出汗多而恶风，时常悲伤，面色微微发青，咽喉干燥，容易发怒，有时会憎恶女色，诊断的要诀在于目下，往往眼圈颜色发青色。

脾风的症状是出汗多而恶风，身体倦怠，四肢懒于活动，面色无华而微微发黄，脾风之状，多汗恶风，身体怠惰，四支不欲动，色薄微黄，不嗜食，诊在鼻上，其色黄。

肾风之状，多汗恶风，面痝然浮肿，脊痛不能正立，其色炲，隐曲不利，诊在肌上[5]，其色黑。

胃风之状，颈多汗恶风，食饮不下，鬲塞不通，腹善满，失衣则䐜胀，食寒则泄，诊形瘦而腹大。

首风之状，头面多汗，恶风，当先风一日则病甚，头痛不可以出内，至其风日，则病少愈。

漏风之状，或多汗，常不可单衣，食则汗出，甚则身汗，喘息恶风，衣常濡，口干善渴，不能劳事。

泄风之状，多汗，汗出泄衣上，口中干，上渍[6]其风，不能劳事，身体尽痛则寒。

帝曰：善。（《素问·风论》）

食欲不振，诊断的要诀在于鼻上部，往往鼻部颜色出现黄色。

肾风的症状是出汗多而恶风，面部虚浮肿胀，腰脊疼痛无法直立，面色发黑如同煤烟灰，大小便不通畅，诊断的要诀在于颐部，往往颐部颜色出现黑色。

胃风的症状是颈部出汗多而恶风，饮食困难，胸膈阻塞不通，腹部时常满闷。若穿衣少，腹部受凉易胀满。饮食寒凉之品，就会泄泻，诊断的要诀在于患病的形体瘦削而腹部胀大。

首风的症状是头面部出汗多，恶风，每当风气来临的前一日病情就加重，以至头痛得无法走出室外，而到了风气发生的当日，疼痛之病却稍轻。

漏风的症状是出汗多，常常不能穿单薄的衣服，进食时会汗出，严重时会全身自汗出，气喘恶风，衣服常被汗水浸湿，口干只想喝水，体力不支而不能劳累。

泄风的症状是出汗多，汗出浸湿衣服，口中干燥，上半身汗出如水渍一样，体力不支而不能劳累，全身因湿裹束而疼痛不已，并发湿寒痹。

黄帝道：讲得好！

1 **病能**: 即"病态"。能，通"態"。態，即"态"的繁体字。
2 **色䴔**(pēng): 䴔，浅白色。
3 **眉上**: 指两眉之间鼻根上方的部位，即前额，又叫阙中，是肺在面部望诊的部位。
4 **焦绝**: 因津液消耗而唇舌焦燥。
5 **肌上**: 疑为颐上之误。
6 **上渍**: 腰以上多汗如水渍。

原文

帝曰：善。夫百病之生也，皆生于风寒暑湿燥火，以之化之变也。经言盛者写之，虚者补之，余锡以方士，而方士用之，尚未能十全。余欲令要道必行，桴鼓相应，犹拔刺雪污，工巧神圣，可得闻乎？

岐伯曰：审察病机，无失气宜，此之谓也。

帝曰：愿闻病机何如？

岐伯曰：诸风掉眩，皆属于肝；诸寒收

译文

黄帝道：好！各种各样的疾病发生都是风、寒、暑、湿、燥、火六气的化与变的见证，医经上说，六气盛的实证就应泄，六气虚的虚证就应补 [，以达到阴阳平衡之理]。我把这些道理教给医生，而医生们运用后还不能收到十全十美的效果。我希望这些重要的医道理论得到普遍应用，收到桴鼓相应的效果，就像用手拔除棘刺、用水清理污浊一样，使医生们医术能够达到工巧神圣的精湛程度，可以讲讲其中的道理吗？

岐伯说：谨慎审察疾病的机理，不违背六气主时所宜的原则，就可以掌握这个道理。

黄帝道：希望听听病机是怎样的？

岐伯说：凡是风病而引起的头摇、肢体震颤、头晕目眩，都属于肝所主；凡是寒病而引起的筋脉挛急、关节屈伸不利，都属于引,皆属于肾;诸气膹郁,皆属于肺;诸湿肿满,皆属于脾;诸热瞀瘛,皆属于火;诸痛痒疮,皆属于心;诸厥固泄,皆属于下;诸痿喘呕,皆属于上;诸禁鼓栗,如丧神守,皆属于火;诸痉项强,皆属于湿;诸逆冲上,皆属于火;诸胀腹大,皆属于热;诸躁狂越,皆属于火;诸暴强直,皆属于风;诸病有声,鼓之如鼓,皆属于热;诸病胕肿,痛酸惊骇,皆属于火;诸转反戾,水液浑浊,皆属于热;诸病水液,澄澈清冷,皆属于寒;诸呕吐酸,暴注下迫,皆属于热。故《大要》曰:谨守病机,各司其属,有者求之,无者求之,盛者责之,虚者责之,必先五胜,疏其血气,令其调达,而致和平,此之谓也。(《素

肾所主;凡是气病而引起的呼吸气促、胸闷痞满不适,都属于肺所主;凡是湿病而引起的水湿停蓄浮肿胀满,都属于脾所主;凡是热病而引起的视物昏花、筋脉拘急抽搐,都属于火;凡是疼痛、瘙痒、疮疡,都属于心所主;凡是各种厥逆,二便不通或泄泻,病在于下焦;凡是各种痿证,患喘逆呕吐,病在于上焦;凡是口噤不开,寒战,神不守舍,病因都属于火;凡是痉病颈项强直,病因都属于湿;凡是气逆上冲,病因都属于火;凡是胀满腹大,病因都属于热;凡是躁狂而举动失常的,病因都属于火;凡是身体突然强直,病因都是属于风;凡是因病引起肠鸣,叩之有鼓音,病因都属于热;凡是浮肿、疼痛、酸楚,惊骇不已,病因都属于火;凡是转筋挛急,排出的水液浑浊,病因都属于热;凡是排出的水液清亮、寒冷,病因都属于寒;凡是呕吐酸水,突然腹泻如注而有里急后重,病因都属于热。所以《大要》说:要谨慎地观察病机,根据疾病的所属,对为何有如此症状加以推求,也对为何没有如此症状加以推求,如果邪气盛实的要看是何种邪盛,如果正气虚弱不足的要看是何种脏虚。务必先分析五脏的盛衰,疏通血气,使气血调和畅通而达于平和,这就是诊断疾病的机理。

问·至真要大论》）

黄帝问于伯高曰：余闻形气病之先后，外内之应奈何？

伯高答曰：风寒伤形，忧恐忿怒伤气。气伤藏，乃病藏；寒伤形，乃应形；风伤筋脉，筋脉乃应。此形气外内之相应也。（《灵枢·寿夭刚柔》）

黄帝曰：夫百病之所始生者，必起于燥湿、寒暑、风雨、阴阳、喜怒[1]、饮食、居处。气合而有形，得藏而有名，[2]余知其然也。夫百病者，多以旦慧、昼安、夕加、夜甚，何也？

岐伯曰：四时之气使然。

黄帝曰：愿闻四时之气。

岐伯曰：春生、夏长、秋收、冬藏，是气之常也，人亦应之。以一日分为四时，朝则为春，日中为夏，日入为秋，夜半

黄帝问伯高说：我听说形体与脏气的致病先后有别，内外相应的关系如何呢？

伯高回答说：风寒之邪易伤于人的形体，忧恐、愤怒等情志易伤及人的脏气。情志之气伤及内脏，则使得五脏发生病变；寒邪侵袭伤及形体，则使得形体发生病变；风邪入侵伤及筋脉，则使得筋脉发生病变。如此，形气与致病有内外相应的对应关系。

黄帝说：各种各样疾病的发生，都是由于燥湿、寒暑、风雨等外邪的侵袭，房劳过度、喜怒不节，以及饮食起居失常等因素所致。邪气侵入人体后，必有一定的症状表现出来，邪气入脏都有一定的病名，这些内容我已经知道了。疾病多在早晨病情减轻，白昼病情安定，傍晚病势渐渐加重，夜间病势最重，这是什么道理呢？

岐伯说：这是由于四时气候的不同和一日的阴阳盛衰变化而造成的。

黄帝说：我想听听关于四时之气对人体影响的具体问题。

岐伯说：春季阳气生发，夏季阳气隆盛，秋季阳气收敛，冬季阳气闭藏，这是一年四季阳气变化的一般规律，人体的阳气变化也与此相应。若将一日划分

为冬。朝则人气始生，病气衰，故旦慧；日中人气长，长则胜邪，故安；夕则人气始衰，邪气始生，故加；夜半人气入藏，邪气独居于身，故甚也。（《灵枢·顺气一日分为四时》）

为四季，早晨类似于春季，中午类似于夏季，傍晚类似于秋季，半夜类似于冬季。人体阳气早上生发，邪气衰退，所以早晨病情轻而精神清爽；中午阳气旺盛，人体正气能胜邪气，所以病人较安静；傍晚阳气开始收敛，邪气逐渐亢盛，所以此时病情加重；半夜阳气闭藏于体内，邪气独盛于身，所以病情严重。

注释

1 **喜怒：**泛指七情过度。
2 **气合而有形，得藏而有名：**气，指邪气。形，指脉症之病形。名，指病症。

第三十四章

导读

　　中医致病因素的内因主要指脏腑气血津液的失和，即脏腑生理功能活动的紊乱以及脏腑阴阳、气血、津液的失调，包括各个脏腑生理功能的太过或不及，各脏腑之间的协调关系发生失调，以及出现虚实寒热、生死逆顺等人体生理病理变化现象。五脏六腑病机，包括五脏病机、六腑病机、奇恒之腑病机、脏腑间相互影响的病机变化等方面，它在中医病机学说中占有极为重要的地位。

肝热病者，小便先黄，腹痛多卧，身热。热争则狂言及惊，胁满痛，手足躁，不得安卧。庚辛甚，甲乙大汗，气逆则庚辛死。刺足厥阴少阳。其逆则头痛员员[1]，脉引冲头也。

心热病者，先不乐，数日乃热，热争则卒[2]心痛，烦闷善呕，头痛面赤，无汗。壬癸甚，丙丁大汗，气逆则壬癸死。刺手少阴太阳。

脾热病者，先头重颊痛，烦心颜青，欲呕身热。热争则腰痛不可用俯仰，腹满泄，两颔痛。甲乙甚，戊己大汗，气逆则甲乙死。刺足太阴阳明。

肺热病者，先淅

肝受邪热而致的肝热病，先是有小便发黄，腹部疼痛，嗜卧，身体发热。热邪与人体正气相争，出现言语狂乱、惊骇以及胁肋胀满疼痛，手足躁扰，不得安卧。逢庚辛日，[因木受金克，]病情加重，遇甲乙日，便有大汗出而热退，若气已溃乱，庚辛日就会死亡。治疗时，应针刺足厥阴肝经和足少阳胆经的穴位。如果肝气上逆，就会头痛眩晕，这是由于热邪循肝脉上冲头部引起的。

心受邪热而致的心热病，先是感到心中闷闷不乐，几天后开始发热。热邪与人体正气相争，突然出现心痛，烦闷，呕吐，头痛，面赤，无汗。逢壬癸日，[因火受水克，]病情加重，遇丙丁日，便有大汗出而热退。若气已溃乱，壬癸日就会死亡。治疗时，应针刺手少阴心经和手太阳小肠经的穴位。

脾受邪热而致的脾热病，先是感觉头部有沉重感，面颊疼痛，心中烦闷，面色发青，总想呕吐，身体发热。热邪与人体正气相争，出现腰部疼痛而不能俯仰，腹中胀满而泄泻，两颔部疼痛。逢甲乙日，[因土受木克，]病情加重，遇戊己日，便有大汗出而热退。若气已溃乱，甲乙日就会死亡。治疗时，应针刺足太阴脾经和足阳明胃经的穴位。

肺受邪热引发的肺热病，患病之人先感

然[3]厥，起毫毛，恶风寒，舌上黄，身热。热争则喘咳，痛走胸膺背，不得大息，头痛不堪，汗出而寒。丙丁甚，庚辛大汗，气逆则丙丁死。刺手太阴阳明。出血如大豆，立已。

肾热病者，先腰痛骱痠[4]，苦喝数饮，身热。热争则项痛而强，骱寒且痠，足下热，不欲言，其逆则项痛员员澹澹然。戊己甚，壬癸大汗，气逆则戊己死。刺足少阴太阳。诸汗者，至其所胜日汗出也。

肝热病者，左颊先赤；心热病者，颜先赤；脾热病者，鼻先赤；肺热病者，右颊先赤；肾热病者，颐先赤。病虽未发，见赤色者刺之，名曰治未病。热病从部所

到体表寒冷，毫毛竖立，畏恶风寒，舌苔发黄，身体发热。热邪与人体正气相争，出现气喘咳嗽，疼痛走窜于胸膺背部，不能深呼吸，头痛厉害不能忍受，汗出而恶寒。逢丙丁日，[因金受火克，]病情加重，遇庚辛日，便有大汗出而热退。若气已溃乱，丙丁日就会死亡。治疗时，应针刺手太阴肺经和手阳明大肠经的穴位，刺出血如同黄豆大，病情立刻痊愈。

肾受邪热而致的肾热病，先感到腰痛和小腿发酸，口渴厉害，频频饮水，身体发热。热邪与人体正气相争，出现项部疼痛而强直，小腿寒冷酸痛，足心发热，不想讲话，如果肾气上逆，造成项部疼痛而头晕目眩、摇晃不定。遇戊己日，[因水受土克，]病情加重，遇壬癸日，便有大汗出而热退。若气已溃乱，戊己日就会死亡。治疗时，应针刺足少阴肾经和足太阳膀胱经的穴位。各脏热病出汗，都是以各自当旺之日的正气胜邪时，大汗出而热退病愈。

肝热病的人，左颊部先见赤色；心热病的人，额部先见赤色；脾热病的人，鼻部先见赤色；肺热病的人，右颊部先见赤色；肾热病的人，颐部先见赤色。疾病即使还没有发作的时候，但面部已有赤色出现，就应给予针刺治疗，这叫作"治未病"。热病只出现在五脏所主的面部赤色，若予以及时治疗，到了本脏之气当旺时，病即可愈；若刺法不当，泻与补相

起者，至期而已；其刺之反者，三周而已；重逆则死。诸当汗者，至其所胜日，汗大出也。

诸治热病，以饮之寒水，乃刺之；必寒衣之，居止寒处，身寒而止也。（《素问·刺热》）

反而治，就会延长病程，需要第三个周期的脏气旺时，病才能痊愈；若一再误治，势必造成死亡。诸脏热病应当发汗，都是到了脏气当旺之日，才可以大汗出而病愈。

凡是治疗热病，应先给病人喝些清凉的水，[以解里热，]然后再进行针刺，同时让病人少穿衣服，居住于凉爽的处所，[以解表热，]使热退身凉而停止针刺。

原文

黄帝问曰：五藏六府，寒热相移[1]者何？

岐伯曰：肾移寒于脾，痈肿少气。脾移寒于肝，痈肿筋挛。肝移寒于心，狂隔中。心移寒于肺，肺消，肺消者饮一溲二，死不治。肺移寒于肾，为涌水，涌水者，按腹不坚，水气客于大肠，疾行则鸣濯濯[2]，

译文

黄帝问：五脏六腑的寒热互相转移，具体情况是怎样的呢？

岐伯说：肾将寒邪迁移到脾，就会发为痈肿和少气的病变。脾将寒邪迁移到肝，就会发为痈肿和筋脉挛急的病变。肝将寒邪迁移到心，就会发为神志狂乱和胸中隔塞的病变。心将寒邪迁移到肺，就会发为肺消的病变，肺消病的主要表现是饮水一分，小便要尿出二分，属于治疗不好的死证。肺将寒邪迁移到肾，发成涌水的病变，涌水病的主要表现是腹部按之不坚

如囊裹浆，水之病也。

脾移热于肝，则为惊衄。肝移热于心，则死。心移热于肺，传为鬲消[3]。肺移热于肾，传为柔痓[4]。肾移热于脾，传为虚，肠澼，死，不可治。

胞移热于膀胱，则癃溺血。膀胱移热于小肠，鬲肠不便，上为口糜[5]。小肠移热于大肠，为虑瘕[6]，为沉。大肠移热于胃，善食而瘦入，谓之食亦[7]。胃移热于胆，亦曰食亦。胆移热于脑，则辛頞[8]鼻渊，鼻渊者，浊涕下不止也，传为衄蔑[9]瞑目，故得之气厥也。（《素问·气厥论》）

硬，为水邪留居大肠，快步行走时肠中会濯濯鸣响，如同皮囊装着水一样，这是水气之病。

脾将热邪迁移到肝，就会成为惊惧和鼻衄的病变。肝将热邪迁移到心，就会引起死亡。心将热邪迁移到肺，日久会成为鬲消病。肺将热邪迁移到肾，日久会成为柔痓病。肾将热邪迁移到脾，日久便会成为肠澼，是无法治疗的死症。

胞将热邪迁移到膀胱，就出现小便淋沥点滴而痛和尿血。膀胱将热邪迁移到小肠，就会出现肠道阻塞而大便秘结不通，热气上行而引起口舌糜烂。小肠将热邪迁移到大肠，就会成为伏瘕或痔疮。大肠将热邪迁移到胃，会使人饮食增加反而身体消瘦，是为食亦病。胃将热邪迁移到胆，也称为食亦病。胆将热邪迁移到脑，就会出现鼻中常感到辛辣而成为鼻渊病，鼻渊病的主要表现是鼻流浊涕不止，日久可发展为鼻中流血，两目不明，这些都是脏腑寒热迁移的气厥逆之表现。

注释

1 **相移：**互相转移、转变。

2 **濯濯：**水流动的声音。

3 **鬲（gé）消：**指热消膈间，久为消渴病变。

4 **柔痓（zhì）：**主要症状是牙关紧闭，角弓反张。

5 **糜**：通"糜"，糜烂。

6 **瘕瘕**（fú jiǎ）：指隐伏秘匿而不易取。瘕，通"伏"。

7 **食亦**：症状为多食但无力消瘦。

8 **頞**（è）：鼻梁。

9 **衄蔑**（nù miè）：鼻中出血。

原文

夫病传者，心病先心痛，一日而咳，三日胁支痛，五日闭塞不通，身痛体重，三日不已，死。冬夜半，夏日中。

肺病喘咳，三日而胁支满痛，一日身重体痛，五日而胀，十日不已，死。冬日入，夏日出。

肝病头目眩，胁支满，三日体重身痛，五日而胀，三日腰脊少腹痛，胫酸，三日不已，死。冬日入，夏早食。

脾病身痛体重，一日而胀，二日少腹腰脊痛，胫酸，三日

译文

关于疾病相互传变，心病先是心痛，过一日，[火克金，]心病传肺，就会咳嗽；再过三日，[金克木，]肺病传肝，就会胁肋胀痛；再过五日，[木克土，]肝病传脾，就会大便闭塞不通，身体疼痛沉重；再过三日不愈，就会死亡。冬季会死于半夜，夏季会死于中午。

肺病先是喘咳，过三日，[金克木，]肺病传肝，就会胁肋部撑满胀痛；再过一日，[木克土，]肝病传脾，就会身体沉重疼痛；再过五日，[土克水，]脾病传肾，就会发生肿胀。再过十日不愈，就会死亡。冬季死于日落之时，夏季死于日出之时。

肝病先是头晕目眩，胁肋胀满，三日后，[木克土，]肝病传脾，就会身体沉重疼痛；再过五日，[脾传于与之相表里的胃，]就会腹胀；再过三日，[土克水，]脾病传肾，就会腰部脊柱和小腹疼痛，腿胫发酸；再过三日不愈，就会死亡。冬季死于日落之时，夏季死于早餐之时。

脾病先是身体沉重疼痛，一日后，[脾传于

背胁筋痛，小便闭，十日不已，死。冬人定，夏晏[1]食。

肾病少腹腰脊痛，骺酸，三日背胁筋痛，小便闭；三日腹胀；三日两胁支痛，三日不已，死。冬大晨，夏晏晡。

胃病胀满，五日少腹腰脊痛，骺酸；三日背胁筋痛，小便闭；五日身体重；六日不已，死。冬夜半后，夏日昳[2]。

膀胱病小便闭，五日少腹胀，腰脊痛，骺酸；一日腹胀；一日身体痛；二日不已，死。冬鸡鸣，夏下晡。

诸病以次是相传，如是者，皆有死期，不可刺。间一藏止，及至三四藏者，乃可刺也。（《素问·标本病传论》）

与之相表里的胃，]就会腹胀；再过二日，[土克水，]脾病传肾，就会小腹腰椎疼痛，腿胫发酸；再过三日，[肾传于与之相表里的膀胱，]就会背脊筋骨疼痛，小便不通；再过十日不愈，就会死亡。冬季死于临睡时，夏季死于晚饭时。

肾病先为小腹腰脊疼痛，腿胫发酸，过三日，[肾传于与之相表里的膀胱，]就会背脊筋骨疼痛，小便不通；再过三日，[水气上犯，]就会腹胀；再过三日，病传肝，就会两胁胀痛；再过三日不愈，就会死亡。冬季死于黎明时，夏季死于黄昏。

胃病先是胃脘部胀满，五日后，[土克水，病传肾，]就会小腹腰脊疼痛，腿胫发酸；再过三日，[肾传于与之相表里的膀胱，]就会背脊筋骨疼痛，小便不通；再过五日，[水克土，病传脾，]就会身体沉重；再过六日不愈，就会死亡。冬季死于半夜之后，夏季死于午后。

膀胱病先是小便不通，五日后，[膀胱传于与之相表里的肾，]就会小腹胀满，腰脊疼痛，腿胫发酸；再过一日，[水气上犯于胃，]就会腹胀；再过一日，[胃传于与之相表里的脾，]就会身体疼痛；再过二日不愈，就会死亡。冬季死于鸡鸣时辰，夏季死于日落之后。

诸多疾病按次序相互传变，像上述次序相传，都可预知死期，不可妄用针刺治疗。疾病传变间只间隔传至一脏，或间隔三四脏相传的，可以用针刺治疗。

1 **冬人定，夏晏食**：人定，古代的戌时，即晚上七点到九点的时候，此时正是人们夜晚刚入睡的时间。晏食，指吃晚饭，时辰为酉时，即下午五点到七点之间。

2 **昳**（dié）：午后太阳偏西，即午后未时，下午一点到三点之间。

原文

黄帝曰：大气入藏奈何？

岐伯曰：病先发于心，一日而之肺，三日而之肝，五日而之脾，三日不已，死。冬夜半，夏日中。

病先发于肺，三日而之肝，一日而之脾，五日而之胃，十日不已，死。冬日入，夏日出。

病先发于肝，三日而之脾，五日而之胃，三日而之肾，三日不已，死。冬日入，夏蚤食。

病先发于脾，一日而之胃，二日而之

译文

黄帝说：邪气侵入脏腑，会怎么样呢？

岐伯说：邪气进入脏腑，疾病先在心发作，[因火克金，]一天后就会传到肺，[金克木，]三天后就会传到肝，[木克土，]五天后就会传到脾，如再过三天不愈，[表明邪气极盛，]可成死证。冬天会死于夜半，夏天会死于中午。

邪气进入脏腑，疾病先在肺发作，[因金克木，]三天后就传到肝，[木克土，]一天后就传到脾，[脾与胃相表里，]五天后就传到胃，再过十天不愈，[表明邪气极盛，]可成死证。冬天会死在日落时，夏天会死在日出时。

邪气进入脏腑，疾病先在肝发作，[因木克土，]三天后就传到脾，[脾与胃相表里，]五天后就传到胃，[土克水，]三天后就传到肾，再过三天不愈，[表明邪气极盛，]可成死证。冬天会死在日落时，夏天会死在早餐时。

邪气进入脏腑，疾病先在脾发作，[脾与胃相表里，]一天后就传到胃，[土克水，]两天后就传到肾，[肾与膀胱相表里，]三天后就传肾，三日而之膂膀胱，十日不已，死。冬人定，夏晏食。

病先发于胃，五日而之肾，三日而之膂膀胱，五日而上之心，二日不已，死。冬夜半，夏日昳。

病先发于肾，三日而之膂膀胱，三日而上之心，三日而之小肠，三日不已，死。冬大晨，夏晏晡[1]。

病先发于膀胱，五日而之肾，一日而之小肠，一日而之心，二日不已，死。冬鸡鸣，夏下晡。

诸病以次相传，如是者，皆有死期，不可刺也；间一藏及二、三、四藏者，乃可刺也。（《灵枢·病传》）

到脊背和膀胱，再过十天不愈，[表明邪气极盛，]可成死证。冬季会死于临睡时，夏季会死于晚饭时。

邪气进入脏腑，疾病先在胃发作，[因土克水，]五天后就传到肾，[肾与膀胱相表里，]三天后就传到脊背和膀胱，[水克火，]五天后就上传到心，再过两天不愈，[表明邪气极盛，]可成死证。冬天会死在半夜，夏天会死在午后。

邪气进入脏腑，疾病先在肾发作，[肾与膀胱相表里，]三天后就传到脊背和膀胱，[水克火，]三天后就上传到心，[心与小肠相表里，]三天后就传到小肠，再过三天不愈，[表明邪气极盛，]可成死证。冬天会死在天亮时，夏天会死在黄昏时。

邪气进入脏腑，疾病先在膀胱发作，[肾与膀胱相表里，]五天后就传到肾，[水克火，]一天后就传到小肠，[心与小肠相表里，]一天后就传到心，再过两天不愈，[表明邪气极盛，]可成死证。冬天会死在鸡鸣时，夏天会死在午后。

诸多疾病按次序相互传变，像上述次序相传，都可预知死期，不可妄用针刺治疗。疾病传变次序间隔一脏相传的，或间隔二、三、四脏相传的，可以用针刺治疗。

注释

1 **晏晡:** 指晚间戌时。

第三十五章

导读

《黄帝内经》很早就记载着痹症、痿症、厥逆、痃疟等种类繁多的病症，且表现出的征象复杂多变，具有不同的症状和机理。病症的形成原因是非常复杂的，如感受外邪、情志内伤、饮食不节、劳倦久病等均可致病。究其原因，致病的关键是与外感风寒湿热之邪和人体正气不足有关，表现为风、寒、湿等邪气在人体卫气虚弱时容易侵入人体而致病，如汗出当风、坐卧湿地、涉水冒雨等，均可使风、寒、湿等邪气侵入机体经络，留于关节，导致经脉气血闭阻，造成不通则痛、不荣则痛等病理现象。

原文

黄帝问曰：夫痃疟皆生于风，其蓄作[1]有时者何也？

岐伯对曰：疟之始发也，先起于毫毛，伸欠乃作，寒栗鼓颔[2]，腰脊俱痛；寒去则内外皆热，

译文

黄帝问道：疟疾的发生都是受到风邪侵袭所致，其潜伏地发作有一定的时间，这是为什么？

岐伯回答说：疟疾刚开始发作时，先是毫毛立起，继而出现伸懒腰、打哈欠，接着寒冷发抖，下颌也打颤，腰部脊柱都开始疼痛；一旦寒冷过去，全身内外都会

头痛如破，渴欲冷饮。

帝曰：何气使然？愿闻其道。

岐伯曰：阴阳上下交争，虚实更作，阴阳相移也。阳并于阴，则阴实而阳虚，阳明虚，则寒栗鼓颔也；巨阳虚，则腰背头项痛；三阳俱虚，则阴气胜，阴气胜则骨寒而痛；寒生于内，故中外皆寒。阳盛则外热，阴虚则内热，外内皆热则喘而渴，故欲冷饮也。此皆得之夏伤于暑，热气盛，藏于皮肤之内，肠胃之外，此荣气之所舍也。此令人汗空疏，腠理开，因得秋气，汗出遇风，及得之以浴，水气舍于皮肤之内，与卫气并居。卫气者，昼日行于阳，夜行于阴，此气得阳而外出，得阴而内薄，内外相薄，是以日作。

帝曰：其间日而作者何也？

发热，头痛如破裂，口渴想饮冷水。

黄帝道：这是什么邪气引起的？希望听听其中的道理。

岐伯说：阴阳上下交争，虚实交替相胜，阴阳相互转化。阳气为阴分所并，就会使阴气实满而阳气虚弱，阳明经经气虚弱，就会身体寒冷发抖以及下颌打颤；太阳经经气虚弱，就会腰部、背部、头项部疼痛；三阳经气都虚弱，就会阴气偏胜，阴气胜则会感到骨节寒冷而疼痛；寒又生于体内，所以人体内外都觉得寒冷。阳气盛，体表就发热；阴气虚，脏腑就发热，因此人体内外都发热，这时人就会气喘口渴，所以喜饮冷水。这种病都是在夏天伤于暑气，热气过盛，藏于皮肤之内，肠胃之外，是营气所在之处。[暑热伏于体内，]邪气会使人汗孔疏松，腠理开泄，秋天的肃杀之气来临时，汗出时就会感受风邪，或者洗澡时感受水气，风邪就会停留于皮肤之内，与卫气相合。卫气是白天运行于阳分，夜里运行于阴分，邪气也随着阳分的循行而外出，随着阴分循行而相搏于内，邪气随着阴阳内外相搏而出出入入，所以疟疾有规律地每日发作一次。

黄帝道：有隔日发作的疟疾，又是为什么？

岐伯曰：其气之舍深，内薄于阴，阳气独发，阴邪内著，阴与阳争不得出，是以间日而作也。（《素问·疟论》）

岐伯说：这是因为邪气居留于人体的深处，向内相搏于阴分，导致阳气独行于外，阴分中的邪气留于里而出现阴阳相争的胶着现象，邪气不能及时发散，所以有了疟疾的隔日发作。

注释

1 **蓄作**：潜伏地发作。
2 **鼓颔**：指因寒战而两颔随之鼓动。

原文

黄帝问曰：肺之令人咳，何也？

岐伯对曰：五藏六府皆令人咳，非独肺也。

帝曰：愿闻其状。

岐伯曰：皮毛者，肺之合也，皮毛先受邪气，邪气以从其合也。其寒饮食入胃，从肺脉上至于肺，则肺寒，肺寒则外内合邪，因而客之，则为肺咳。五藏各以其时受病，非其时，各传以与之。人与天地相参，故五藏各以治时[1]，感于寒则受病，微

译文

黄帝问道：肺脏病变能使人咳嗽，这是为什么？

岐伯回答说：五脏六腑有病都能使人咳嗽，并非只是肺脏使人咳嗽。

黄帝说：希望听听各种情形。

岐伯说：皮毛主表，与肺是相配合的，皮毛先遭受外邪，邪气就会侵入肺脏。如果吃了寒冷的饮食，寒气在胃循着肺脉上行于肺，引起肺寒，肺部受寒后生成的内邪与外邪相合，寒气停留于肺脏，就会成为肺咳。五脏在各自所主的时令中受到寒邪侵袭就会生病，并非在肺当令的时节发生咳嗽，而是其他脏发病后传给肺发生的。人和天地是相应、相合，五脏是在各自当令时节受了寒邪，便会得病，病情轻微的会发生咳嗽，病情严重的会引起腹

则为咳，甚者为泄为痛。乘秋则肺先受邪，乘春则肝先受之，乘夏则心先受之，乘至阴则脾先受之，乘冬则肾先受之。

泻、腹痛。若秋天的邪气来袭，肺先受邪而引发咳嗽；春天的邪气来袭，肝先受邪而后传于肺引发咳嗽；夏天的邪气来袭，心先受邪而后传于肺引发咳嗽；长夏的邪气来袭，脾先受邪而后传于肺引发咳嗽；冬天的邪气来袭，肾先受邪而后传于肺引发咳嗽。

注释

1 **治时：** 五脏分别主旺的时令。如肝主春，心主夏，脾主长夏，肺主秋，肾主冬。

原文

帝曰：何以异之？

岐伯曰：肺咳之状，咳而喘息有音，甚则唾血。心咳之状，咳则心痛，喉中介介如梗状[1]，甚则咽肿喉痹。肝咳之状，咳则两胁下痛，甚则不可以转，转则两胠[2]下满。脾咳之状，咳则右胁下痛，阴阴引肩背，甚则不可以动，动则咳剧。肾咳之状，咳则腰背相引而痛，甚则咳涎。

帝曰：六府之咳奈

译文

黄帝道：怎样鉴别哪一脏引起的咳嗽呢？

岐伯说：肺咳的症状，咳嗽时带有喘息的声音，严重时还会唾血。心咳的症状，咳嗽时心中疼痛，喉咙好像被东西阻塞一样，严重时还会咽喉肿痛闭塞。肝咳的症状，咳嗽时两侧胁肋下疼痛，严重时还会痛得无法转侧，转侧时两腋下胁上部位就会胀满。脾咳的症状，咳嗽时右胁下疼痛，隐隐牵引肩背部疼痛，严重时还会无法活动，一活动就会加剧咳嗽。肾咳的症状，咳嗽时腰背部会互相牵引作痛，严重时还会咳吐痰涎。

黄帝问：六腑咳嗽是什么样的？是怎样受病的呢？

岐伯说：五脏咳嗽迁延不愈，邪气就会

何？安所受病？

岐伯曰：五藏之久咳，乃移于六府。脾咳不已，则胃受之，胃咳之状，咳而呕，呕甚则长虫出。肝咳不已，则胆受之，胆咳之状，咳呕胆汁。肺咳不已，则大肠受之，大肠咳状，咳而遗失。心咳不已，则小肠受之，小肠咳状，咳而失气，气与咳俱失。肾咳不已，则膀胱受之，膀胱咳状，咳而遗溺。久咳不已，则三焦受之，三焦咳状，咳而腹满，不欲食饮。此皆聚于胃关于肺[3]，使人多涕唾而面浮肿气逆也。

帝曰：治之奈何？

岐伯曰：治藏者治其俞，治府者治其合，浮肿者治其经。

帝曰：善。（《素问·咳论》）

转移到六腑。脾咳迁延不愈，[病邪传给与之相表里的胃，]造成胃受病；胃咳的症状，咳嗽时会呕吐，严重时还会吐出蛔虫。肝咳迁延不愈，[病邪传给与之相表里的胆，]造成胆受病，胆咳的症状，咳嗽时会呕吐胆汁。肺咳迁延不愈，[病邪传给与之相表里的大肠，]造成大肠受病，大肠咳的症状，咳嗽时会大便失禁。心咳迁延不愈，[病邪传给与之相表里的小肠，]造成小肠受病，小肠咳的症状，一咳嗽时就会放屁，而且是咳嗽与排气放屁会同时出现。肾咳迁延不愈，[病邪传给与之相表里的膀胱，]造成膀胱受病，膀胱咳的症状，咳嗽时会遗尿。对于脏腑而言，咳嗽经久迁延不愈，就会传变三焦受病，三焦咳的症状，咳嗽时会出现腹部胀满，不思饮食。[无论是哪一脏腑的病变所致，]邪气都聚积于胃，[因为胃是五脏六腑之海，]并循着肺的经脉到达肺而引发咳嗽，引起流鼻涕、多痰，而且面部浮肿和气逆。

黄帝问：怎样治疗呢？

岐伯说：治疗五脏的咳嗽，需要针刺相应的腧穴；治疗六腑的咳嗽，需要针刺相应的合穴；若咳嗽时引起浮肿，需要针刺相应的经穴。

黄帝道：讲得好！

1 **介介如梗状:** 形容咽部像有东西阻塞。

2 **两胠(qū):** 指左右腋下胁肋部。

3 **此皆聚于胃关于肺:** 无论是哪一脏腑的病变所致,其寒邪都聚积于胃,联属于肺。说明虽然五脏六腑皆令人咳,但与肺胃两者关系最为密切。

原文

黄帝问曰:痹之安生?

岐伯对曰:风、寒、湿三气杂至,合而为痹也。其风气胜者为行痹,寒气胜者为痛痹,湿气胜者为著痹也。

帝曰:其有[1]五者何也?

岐伯曰:以冬遇此者为骨痹,以春遇此者为筋痹,以夏遇此者为脉痹,以至阴遇此者为肌痹,以秋遇此者为皮痹。

译文

黄帝问道:痹病是如何产生的?

岐伯回答说:风、寒、湿三种邪气杂合在一起侵犯人体,就形成了痹病。其中,风邪比较重的叫行痹,寒邪比较重的叫痛痹,湿邪比较重的叫著痹。

黄帝问:痹病为何又分为五种?

岐伯说:在冬天患上的痹病称为骨痹,在春天患上的痹病称为筋痹,在夏天患上的痹病称为脉痹,在长夏患上的痹病称为肌痹,在秋天患上的痹病称为皮痹。

注释

1 **有:** 同"又"。

原文

帝曰:内舍[1]五藏六府,何气使然?

岐伯曰:五藏皆有

译文

黄帝问:痹病的邪气内侵五脏六腑且滞留其中,是什么气使它这样?

岐伯说:五脏都有与之相合的五体,

合，病久而不去者，内舍于其合也。故骨痹不已，复感于邪，内舍于肾；筋痹不已，复感于邪，内舍于肝；脉痹不已，复感于邪，内舍于心；肌痹不已，复感于邪，内舍于脾；皮痹不已，复感于邪，内舍于肺。所谓痹者，各以其时，重感于风、寒、湿之气也。

凡痹之客五藏者，肺痹者，烦满喘而呕；心痹者，脉不通，烦则心下鼓[2]，暴上气而喘，嗌干善噫[3]，厥气上则恐；肝痹者，夜卧则惊，多饮数小便，上为引如怀；肾痹者，善胀，尻以代踵[4]，脊以代头；脾痹者，四支解堕，发咳呕汁[5]，上为大塞[6]；肠痹者，数饮而出不得，中气喘争，时发飧泄；胞痹者，少腹膀胱，按之内痛，若沃以汤[7]，涩于小便，上为清涕。阴气[8]者，静则神

[如肝合筋、心合脉、脾合肉、肺合皮、肾合骨，]病邪久留于五体中未祛除，就会内犯与之相合的内脏。所以，骨痹没有痊愈，又感受邪气，外邪就会内侵入于肾；筋痹没有痊愈，又感受邪气，外邪就会内侵入于肝；脉痹没有痊愈，又感受邪气，外邪就会内侵入于心；肌痹没有痊愈，又感受邪气，外邪就会内侵入于脾；皮痹没有痊愈，又感受邪气，外邪就会内侵入于肺。所谓五脏痹病，是各脏在所主时令里重复感受了风、寒、湿的邪气所造成的。

痹病侵入五脏[，症状各不相同]：肺痹的症状是烦闷、气喘、呕吐；心痹的症状是血脉不通、心烦、心跳加快则心悸，气逆上壅而突发喘息，咽干，常嗳气，逆气上乘于心而引起恐惧；肝痹的症状是夜间睡觉时多惊，饮水多而小便频数，病势循肝经由上而下引于小腹，腹部胀满如怀孕一样；肾痹的症状是经常发生肿胀，骨骼四肢痿软而足不能行，只能臀部着地以替代足行步，脊柱高过头而支撑不起头；脾痹的症状是四肢倦怠无力，咳嗽，呕吐唾液，人体上部痞塞；肠痹的症状是频频饮水而小便困难，腹中有气攻冲而有雷鸣声，时而发生完谷不化的泄泻；胞痹的症状是小腹、膀胱部位按之疼痛，就像灌了热水似的灼热感，小便涩滞不爽，鼻子流

藏, 躁则消亡, 饮食自倍, 肠胃乃伤。淫气[9]喘息, 痹聚在肺; 淫气忧思, 痹聚在心; 淫气遗溺, 痹聚在肾; 淫气乏竭[10], 痹聚在肝; 淫气肌[11]绝, 痹聚在脾。诸痹不已, 亦益内[12]也。其风气胜者, 其人易已也。

清涕。五脏精气, 宁静平和就会精神内守, 躁动不安就会易于耗散; 饮食加倍, 肠胃就要受损。风寒湿邪气引起脏腑之气失和, 造成喘息气促, 是痹邪积聚于肺; 若出现忧思愁虑, 是痹邪积聚于心; 若出现遗尿, 是痹邪积聚于肾; 若出现神疲力竭, 是痹邪积聚于肝; 若出现过饥伤胃, 是湿痹积聚于脾。各种痹病日久不愈, 病变就会由表及里向体内深入累及脏腑。属于风邪偏盛的, 病人反而容易痊愈。

注释

1 **舍:** 羁留。

2 **心下鼓:** 指心悸。

3 **善噫:** 因心痹, 气机不畅, 发出叹气。

4 **尻以代踵:** 指只能坐不能站, 更不能行走。尻, 骶尾部。踵, 脚跟。

5 **汁:** 此处作"沫", 即唾液。

6 **大塞:** 即"痞塞"。

7 **若沃以汤:** 形容热甚, 如热水灌之。汤, 热水。

8 **阴气:** 指五脏的精气。

9 **淫气:** 指五脏内逆乱失和的气。

10 **乏竭:** 神疲力竭。

11 **肌:** 这里指"饥"。

12 **益内:** 指病重向内发展。益, 通"溢", 蔓延。

原文

帝曰: 痹, 其时有死者, 或疼久者, 或易已

译文

黄帝问: 患痹病, 有的会死亡, 有的会疼痛经久不愈, 有的很容易痊愈, 这是

者，其故何也？

岐伯曰：其入藏者死，其留连筋骨间者疼久，其留皮肤间者易已。

帝曰：其客于六府者何也？

岐伯曰：此亦其食饮居处，为其病本也。六府亦各有俞，风寒湿气中其俞，而食饮应之，循俞而入，各舍其府也。

帝曰：以针治之奈何？

岐伯曰：五藏有俞，六府有合，循脉之分，各有所发[1]，各随其过，则病瘳也。[2]

为什么？

岐伯说：痹邪深入内犯到五脏，患者就会死，痹邪稽留在筋脉骨骼间的，患者会疼痛时间长，痹邪仅仅停留在皮肤间的，就会容易痊愈。

黄帝问：痹邪侵入六腑是什么原因？

岐伯说：这也是饮食不节、居住环境不当，导致患病的根本原因。六腑也各有腧穴，风寒湿邪侵入其中的腧穴，加上内有不当饮食与之相应，病邪就循着腧穴入里，留滞在相应的腑中。

黄帝问：用针刺的方法治疗怎样呢？

岐伯说：五脏各有各自对应的输穴可取，六腑也有各自对应的合穴，循着经脉所行的不同路线，可以寻找病变所在的部位，根据病变脏腑的经脉取相应的输穴或合穴进行针刺，病就能痊愈。

注释

1 **各有所发**：各经受邪，均在经脉循行的部位发生病变而出现症状。
2 **各随其过，则病瘳也**：各随病变部位而治疗则病能痊愈。瘳，痊愈。

原文

帝曰：荣卫之气，亦令人痹乎？

岐伯曰：荣者，水谷之精气也，和调[1]于五藏，

译文

黄帝问：营气、卫气也能令人发生痹病吗？

岐伯说：营气是指水谷所化生的精气，协调平和地运行于五脏，均匀地散

洒陈[2]于六府，乃能入于脉也。故循脉上下，贯五藏，络六府也。卫者，水谷之悍气也，其气慓疾滑利，不能入于脉也，故循皮肤之中，分肉之间，熏于肓膜[3]，散于胸腹。逆其气则病，从其气则愈。不与风寒湿气合，故不为痹。

帝曰：善。痹或痛，或不痛，或不仁，或寒，或热，或燥，或湿，其故何也？

岐伯曰：痛者，寒气多也，有寒故痛也。其不痛不仁者，病久入深，荣卫之行涩，经络时疏，故不通[4]；皮肤不营，故为不仁。其寒者，阳气少，阴气多，与病相益，故寒也。其热者，阳气多，阴气少，病气胜，阳遭阴，故为痹热。其多汗而濡者，此其逢湿甚也，阳气少，阴气盛，两气相感[5]，故汗出而濡也。

布于六腑，接着进入脉中，再沿着经脉上下运行，连贯于五脏，联络于六腑。卫气是指水谷运化中的悍气，运行迅疾而滑利，不擅长进入脉中的运行通道，所以只能循行于皮肤之中和肌肉之间，滋养着肓膜之间，敷布于胸腹之中。若营卫之气循行逆乱，就会生病，只要及时调理而顺从其道，病就会痊愈。营卫之气协调顺和而不与风寒湿邪相合，所以不会发生痹病。

黄帝说：好！患痹病，有的疼痛，有的不痛，有的麻木不仁，有的伤寒，有的发热，有的过燥，有的过湿，这是为什么？

岐伯说：痹病的疼痛是寒气偏多，体内有寒造成气血凝涩所以会痛。痹病不痛而麻木不仁的，是患病日久而病邪深入，导致营卫之气运行涩滞，经络的气血不时地空虚，所以不痛；皮肤失去营卫之气的营养，所以麻木不仁。痹病寒冷的，是体内阳气虚少，阴气偏盛，阴气与寒邪互为助长，所以会为寒象。痹病发热的，是体内阳气偏盛，阴气不足，阳气与病邪相合后更盛，阴不胜阳，邪从阳化热，所以出现痹热。痹病出汗多而皮肤湿润的，是因感受湿邪太重，加之体内阳气不足，阴气过盛，湿邪与阴气相合，所以出汗多帝曰：夫痹之为病，不痛何也？

岐伯曰：痹在于骨则重，在于脉则血凝而不流，在于筋则屈不伸，在于肉则不仁，在于皮则寒，故具此五者则不痛也。凡痹之类，逢寒则虫[6]，逢热则纵。

帝曰：善。(《素问·痹论》)

而皮肤湿润。

黄帝问：痹病有不疼痛的，是为什么？

岐伯说：痹病发生在骨骼，会出现身体沉重；痹病发生在血脉，会出现血液凝涩而不流畅；痹病发生在筋脉，会出现肢体屈曲不能伸；痹病发生在肌肉，会出现肌肉麻木不仁；痹病发生在皮肤，会出现寒冷；这五种痹病，是不会疼痛。凡是痹病一类的疾病，遇到寒气就会筋脉拘挛，遇到热气就会筋脉弛缓。

黄帝道：好！

注释

1 **和调：**均匀，协调。

2 **洒陈：**散布。

3 **肓膜：**即"胃募"。

4 **通：**《甲乙经》作"痛"，本文从之。

5 **两气相感：**指人体偏盛的阴气与以温邪为主的风寒相互作用。

6 **虫：**历代解释不一，《甲乙经》《太素》都作"急"，本文从之。

原文

黄帝问曰：五藏使人痿何也？

岐伯对曰：肺主身之皮毛，心主身之血脉，肝主身之筋膜[1]，脾主身之肌肉，肾主身之骨髓。

译文

黄帝问道：五脏都能使人发生痿病，是什么原因呢？

岐伯回答说：肺主管人体的皮肤和汗毛，心主管人体的血液和脉管，肝主管人体的筋膜，脾主管人体的肌肉，肾主管人体的骨髓。所以肺脏部位生热，[灼伤津故肺热叶焦[2]，则皮毛虚弱急薄[3]，著则生痿躄[4]也；心气热，则下脉厥而上，上则下脉虚，虚则生脉痿，枢折挈[5]，胫纵而不任地也；肝气热，则胆泄口苦筋膜干，筋膜干则筋急而挛，发为筋痿；脾气热，则胃干而渴，肌肉不仁，发为肉痿；肾气热，则腰脊不举，骨枯而髓减，发为骨痿。

液，]肺叶就会枯焦，皮毛也出现虚弱、干枯无润的状态，热邪严重的，就会变生痿躄；心脏部位生热，会使下行之脉逆而上行，[引起在下的血脉空虚，]出现上盛下虚的状态，血脉空虚就会变生脉痿，关节如折断一样而不能做提举活动，足胫弛缓而不能着地行路；肝脏部位生热，会使胆汁外溢上泛而引起口苦，筋膜失养而发生干枯，筋脉枯竭，就会挛缩拘急，变生筋痿；脾脏部位生热，会使胃内津液干燥，引起口渴，肌肉失养而出现麻木不仁，变生肉痿；肾脏部位生热，[精液耗竭，]腰脊不能举动，骨骼干枯而骨髓耗减，变生骨痿。

注释

1 **筋膜**："筋"与"膜"同义，即肉之筋。
2 **肺热叶焦**：形容肺叶受热灼伤，津液损伤的一种病理状态。
3 **急薄**：形容皮毛干枯无泽拘急不舒的样子。
4 **痿躄**(bì)：指四肢萎废，不能行走，包括下文的各种痿病。
5 **枢折挈**：形容关节迟缓，不能做提举活动，像是枢轴折断不能活动的样子。枢，指关节。折，折断。挈，提举。

原文

帝曰：何以得之？

岐伯曰：肺者，藏之长也，为心之盖也；有所失亡，所求不得，则发肺鸣，

译文

黄帝问：痿症是如何变生的呢？

岐伯说：肺是诸脏的最高端，又是心脏的华盖；如遇事不随心，或私欲得不到满足，[心遂不宁，会心火烁肺，使

鸣则肺热叶焦，故曰，五藏因肺热叶焦发为痿躄，此之谓也。悲哀太甚，则胞络绝，胞络绝，则阳气内动，发则心下崩，数溲血也。故《本病》曰：大经空虚，发为肌痹，传为脉痿。思想无穷，所愿不得，意淫于外，入房太甚，宗筋弛纵，发为筋痿，及为白淫[1]。故《下经》曰：筋痿者，生于肝使内[2]也。有渐[3]于湿，以水为事[4]，若有所留，居处相湿，肌肉濡渍，痹而不仁，发为肉痿。故《下经》曰：肉痿者，得之湿地也。有所远行劳倦，逢大热而渴，渴则阳气内伐，内伐则热舍于肾，肾者水藏也，今水不胜火，则骨枯而髓虚，故足不任身，发为骨痿。故《下经》曰：骨痿者，生于大热也。

肺气郁而不畅，]肺伤出现喘息有声，气郁化热而使肺热液涸，造成肺叶枯焦，[精气不能敷布于全身，]五脏由于肺热液涸和肺叶枯焦而发生痿躄，就是这个道理。悲哀过度，就会因气机郁结而使心包络阻绝，心包络阻绝不通，阳气居于内而妄动，迫血下行而小便屡次出血。所以《本病》中说：大的经脉空虚，发为肌痹，进而传变为脉痿。思虑太多，欲望又达不到，意志浮游于外而无定见，房事过度劳伤，致使宗筋弛缓，就发为筋痿，以致出现遗精、白带之类疾患。所以《下经》中说：筋痿之病，是变生于肝，由于房事过度而内伤精气所致。浸渍湿邪，好饮酒浆，水湿滞留体内，居于潮湿之地，肌肉为湿所困，湿邪痹阻，出现肌肉麻木不仁，最终生为肉痿。所以《下经》中说：肉痿之病，是久居湿地引起。有的因远行劳累，又遇到炎热天气而口渴，口渴意味着体内阳气化热内扰，内扰的热气侵入肾脏，肾为水脏，如今肾水不胜心火，[灼耗阴精，]就会骨枯髓空，致使两足不能支撑身体，发为骨痿。所以《下经》中说：骨痿之病，是由大热所引起。

注释

1 **白淫:** 指男子滑精, 女子带下的一类疾病。

2 **使内:** 入房。

3 **渐:** 浸渍。

4 **以水为事:** 指好饮酒浆。

原文

帝曰: 何以别之?

岐伯曰: 肺热者色白而毛败, 心热者色赤而络脉溢[1], 肝热者色苍而爪枯, 脾热者色黄而肉蠕动[2], 肾热者色黑而齿槁。

帝曰: 如夫子言可矣, 论言治痿者独取阳明, 何也?

岐伯曰: 阳明者, 五藏六府之海, 主润宗筋[3], 宗筋主束骨而利机关也。冲脉者, 经脉之海也, 主渗灌溪谷, 与阳明合于宗筋, 阴阳揔[4]宗筋之会, 会于气街。而阳明为之长, 皆属于带脉, 而络于督脉。故阳明虚则宗筋纵, 带脉不引, 故足痿不用也。

译文

黄帝问: 怎样鉴别五种痿症呢?

岐伯说: 肺脏部位生热的, 面色白而毛发败衰; 心脏部位生热的, 面色红而浅表部位的络脉出血; 肝脏部位生热的, 面色青而爪甲干枯; 脾脏部位生热的, 面色黄而肌肉软弱无力; 肾脏部位生热的, 面色黑而牙齿枯槁。

黄帝道: 您以上所说是可取的。古代医书中说, 治痿应独取阳明, 这是为什么?

岐伯说: 阳明是五脏六腑的源泉, 能濡养众筋, 众筋的功能是约束骨节, 使关节运动灵活。冲脉是所有经脉会聚的地方, 主管输送气血以渗透灌溉分肉肌腠, 与足阳明经会合于众筋, 阴经和阳经都以众筋为汇聚地, 再会合于足阳明经的气街穴。阳明经是它们的统领, 都连属于带脉, 而系络于督脉。所以阳明经气血不足, 那么众筋失养就会弛缓, 带脉也不能收引诸脉, 造成两足痿弱不用了。

帝曰：治之奈何？

岐伯曰：各补其荥而通其俞，调其虚实，和其逆顺，筋、脉、骨、肉，各以其时受月⁵，则病已矣。

帝曰：善。(《素问·痿论》)

黄帝问：如何治疗呢？

岐伯说：在各经上调补荥穴和疏通腧穴，调和虚实逆顺；对于筋、脉、骨、肉，各在其所当旺的月份进行治疗，病就会痊愈。

黄帝道：讲得好！

注释

1 **络脉溢：**指表浅部位的脉络出血。

2 **肉蠕动：**肌肉萎软无力。

3 **宗筋：**指全身众多筋之会聚地。泛指全身的筋膜。

4 **揔**(zǒng)：同"总"，聚合，汇聚。

5 **各以其时受月：**都各在其当旺的月份进行治疗。按张志聪的说法，正月、二月，人气在肝；三月、四月，人气在脾；五月、六月，人气在头；七月、八月，人气在肺；九月、十月，人气在心；十一月、十二月，人气在肾。

原文

黄帝问曰：厥之寒热者何也？

岐伯对曰：阳气衰于下，则为寒厥；¹阴气衰于下，则为热厥。²

帝曰：热厥之为热也，必起于足下者何也？

岐伯曰：阳气起于足五指之表³，阴脉者集于足下，

译文

黄帝问道：厥病中，寒厥与热厥是如何产生的呢？

岐伯回答说：阳气虚衰始于足部，发为寒厥；阴气虚衰始于足部，发为热厥。

黄帝问：热厥发热时，必先从足下发生的道理是什么？

岐伯说：阳气起始于足五指的外侧，足少阴肾经集中在足下，会汇聚阳

而聚于足心,故阳气盛则足下热也。

帝曰:寒厥之为寒也,必从五指而上于膝者何也?

岐伯曰:阴气起于五指之里,集于膝下而聚于膝上。故阴气盛,则从五指至膝上寒,其寒也,不从外,皆从内也。[4]

气聚结在足心,所以阳气偏胜,[阳气内郁而不能外达,]足就会发热。

黄帝问:寒厥的厥冷,必先从足五指处开始上行到膝下是为什么呢?

岐伯说:阴气起于足五指的里侧端,[足少阴经阴寒内盛,]经过集中在膝下,进而汇聚在膝上。所以阴气偏胜,从足五指而上行到膝上都有寒;这种寒不是从外面侵入人体,而是体内阳虚所致。

注释

1 **阳气衰于下,则为寒厥:**足部阳气虚弱,阴寒之气乘机侵入,足冷,称为寒厥。下,足部。

2 **阴气衰于下,则为热厥:**足部阴气逐渐衰弱,阳热邪气乘机侵入,足热,称热厥。

3 **阳气起于足五指之表:**足三阳经下行,沿下肢外侧止于足趾外端,所以说五指之表。下文足三阴经都起于足趾内侧端,沿下肢内侧上行,叫五指之里。

4 **其寒也,不从外,皆从内也:**指寒从中生,阳虚不制阴则寒。不从外,指不是受外邪所导致。

原文

帝曰:寒厥何失而然也?

岐伯曰:前阴者,宗筋之所聚,太阴阳明之所合[1]也。春夏则阳气

译文

黄帝问:寒厥是缺失什么而成这样的?

岐伯答道:前阴部是众筋聚集的地方,也是足太阴脾经和足阳明胃经相会合的场所。[从季节的角度看,]春夏季是阳

多而阴气少，秋冬则阴气盛而阳气衰。此人者质壮[2]，以秋冬夺于所用[3]，下气上争不能复，精气溢下[4]，邪气因从之而上[5]也。气因于中[6]，阳气衰，不能渗营[7]其经络。阳气日损，阴气独在，故手足为之寒也。

帝曰：热厥何如而然也？

岐伯曰：酒入于胃，则络脉满而经脉虚。脾主为胃行其津液者也，阴气虚则阳气入，阳气入则胃不和，胃不和则精气竭，精气竭则不营其四支也。此人必数醉若饱以入房，气聚于脾中不得散，酒气与谷气相薄，热盛于中，故热偏于身内热而溺赤也。夫酒气盛而慓悍，肾气有衰，阳气独胜，故手足为之热也。

帝曰：厥或令人腹

气盛而阴气少，秋冬季是阴气盛而阳气衰。患寒厥的人自恃体质壮实，在秋冬阳气已衰的季节，房事太过和劳作过度，[致使精气虚耗，]下焦阳气向上浮越，阳虚下元而肾阳不能内藏，出现精气漏泄而滑精，阴寒之气也随之上逆[，成为寒厥]。阴寒之邪内生而盘踞于体内，与阳相争而使得阳气逐渐衰竭，无法温煦和运化水谷精微来滋养经络。阳气日日受损，独有阴寒之气存在，[造成阳气缺失，]所以手足就会寒冷。

黄帝问：热厥为什么是这样的？

岐伯答道：酒喝进胃里，[先行于络脉中而不是行于经脉，]使得络脉盈满而经脉亏虚。脾的功能是帮助胃输送津液，[饮酒过度，使得胃热盛，损伤津液，脾缺乏津液输布，]阴气亏虚，阳气就会乘虚而入，阳气侵入引起邪气盛而造成胃气不和，胃气不和就会造成水谷精气衰竭，精气衰竭就会造成四肢得不到充分的营养。患有热厥的人一定是由于经常醉酒，如同饱食后行房一样，气积聚于脾经中而得不到宣散，酒气与谷气相互搏结，酝酿成热而从内生。有了内热，造成小便色赤。酒的性味热盛而刚烈，[造成身体亢奋，]肾气日渐衰减，导致阴虚而阳气独胜于内，所以手足就会发热。

黄帝说：厥病有些会使人腹部胀满，有

满，或令人暴不知人，或至半日远至一日乃知人者何也？

岐伯曰：阴气盛于上则下虚，下虚则腹胀满；阳气盛于上，则下气重上，而邪气逆，逆则阳气乱，阳气乱则不知人也。

些会使人突然昏倒不知人事，或者半天甚至一天才能苏醒，这是为什么？

岐伯说：阴气偏盛于上部，下部就会虚亏；下部虚亏，[阴阳之气不相循环，]腹部无气运化就会胀满。阳气偏盛于上部，使得下部的阴气并行上逆，[阴气不循环，造成下部的阳气被阴气逼上，]邪气上逆，使得阳气紊乱，[因阳气逼迫而成结，]阳气发生紊乱，就会使人突然昏倒不省人事。

注释

1 **太阴阳明之所合：**脾胃二经行于腹部，都近前阴。前阴周围有九脉循行，这里独指脾胃两脉，是因为脾胃为气血生化之源、五脏六腑之海，主润宗筋。

2 **此人者质壮：**指患寒厥的人自恃形体壮实而不知道修养身心。

3 **秋冬夺于所用：**指在秋冬阳气已衰的季节，房事不节制，损伤在下的阳气，损及肾阳。

4 **精气溢下：**指因为下元虚寒不能内藏，精气漏泄而滑精。

5 **邪气因从之而上：**阴寒之气得以上逆。

6 **气因于中：**这里指阴寒之气不是外感，而是内生，应上文"不从外"的意思。气，指阳虚所致的阴寒之气。

7 **渗营：**温煦。

原文

帝曰：善。愿闻六经脉之厥状病能也。

岐伯曰：巨阳之厥，则肿首头重，足不能行，

译文

黄帝说：好！我希望听听六经厥病的病症。

岐伯说：太阳经厥病，就会有头面部浮肿而沉重，脚不能行走，发作时时常眩

发为胸仆[1]；阳明之厥，则癫疾欲走呼，腹满不得卧，面赤而热，妄见而妄言；少阳之厥，则暴聋颊肿而热，胁痛，箭不可以运[2]；太阴之厥，则腹满䐜胀，后不利[3]，不欲食，食则呕，不得卧；少阴之厥，则口干溺赤，腹满心痛；厥阴之厥，则少腹肿痛，腹胀，泾溲不利，好卧屈膝，阴缩肿，箭内热。盛则写之，虚则补之，不盛不虚，以经取之。太阴厥逆，箭急挛，心痛引腹，治主病者；少阴厥逆，虚满呕变，下泄清，治主病者；厥阴厥逆，挛、腰痛，虚满前闭，谵言，治主病者；三阴俱逆，不得前后，使人手足寒，三日死。太阳厥逆，僵仆，呕血善衄，治主病者；少阳厥逆，机关不利，机关不利者，腰不可以行，项不可以顾，发肠痛不可治，

晕仆倒；阳明经厥病，就会发为癫疾，使人狂呼奔走，腹部胀满而不能卧下，面部红而发热，看到一些莫须有的东西，胡言乱语；少阳经厥病，就会使人突然耳聋，颊部浮肿而发热，两胁部疼痛，两腿无法活动；太阴经厥病，就会使人肚腹胀满，大便不通，不思饮食，吃了就会呕吐，无法安睡；少阴经厥病，就会使人口干舌燥，小便赤，腹部胀满，心疼痛；厥阴经厥病，就会使人小腹肿痛，腹部胀满，小便不利，睡眠喜欢屈膝，前阴内缩而肿大，小腿内侧发热。[治疗如上厥病，]实证就用泻法，虚证就用补法，不实不虚就刺所患病的本经腧穴。足太阴经厥逆，小腿会有拘挛，心痛牵连及腹部，治疗时可取主病的经穴进行刺治；足少阴经厥逆，腹部就会虚满，呕逆，下泻稀薄的大便，治疗时可取主病的经穴进行刺治；足厥阴经厥逆，就会筋脉拘挛，腰部疼痛，小便不通，胡言乱语，治疗时可取主病的经穴进行刺治；如果太阴经、少阴经、厥阴经同时发生厥逆，就会大小便不通，手足逆冷，三天后人就会死亡。足太阳经厥逆，就会突然昏倒，继而吐血且流鼻血，治疗时可取主病的经穴进行刺治；足少阳经厥逆，就会关节不灵活，进而腰部难以转动，脖项拘禁，如果同时发生肠痛，就难以治疗，

惊者死；阳明厥逆，喘咳身热，善惊，衄，呕血；手太阴厥逆，虚满而咳，善呕沫，治主病者；手心主、少阴厥逆，心痛引喉，身热死，不可治；手太阳厥逆，耳聋泣出，项不可以顾，腰不可以俯仰，治主病者；手阳明、少阳厥逆，发喉痹、嗌肿，痉，治主病者。（《素问·厥论》）

若再受惊，人就会死亡；足阳明经厥逆，就会喘息，咳嗽，身发热，容易受惊，流鼻血，呕血；手太阴经厥逆，就会胸腹虚满，咳嗽，常常吐出泡沫痰水，治疗时可取主病的经穴进行刺治；手心包络经和手少阴心经厥逆，就会心痛牵连及咽喉，身体发热，是不能治的死证；手太阳经厥逆，就会耳聋，流眼泪，颈项不能回顾，腰无法俯仰，治疗时可取主病的经穴进行刺治；手阳明经和少阳经厥逆，就会发为喉痹，咽喉肿疼，治疗时可取主病的经穴进行刺治。

注释

1 **眴（xuàn）仆：**眩晕仆倒。眴，同"眩"。

2 **运：**即转。

3 **后不利：**大便不爽。

原文

黄帝问于岐伯曰：水[1]与肤胀[2]、鼓胀[3]、肠覃[4]、石瘕[5]、石水[6]，何以别之？

岐伯答曰：水始起也，目窠[7]上微肿，如新卧起之状，其颈脉动[8]，时咳，阴股间寒，足胫

译文

黄帝问岐伯道：水胀与肤胀、鼓胀、肠覃、石瘕、石水等病，如何进行区别呢？

岐伯回答说：水胀初期，病人的眼睑微微肿起，就像刚睡醒的状态，人迎脉搏动明显，时时咳嗽，两大腿内侧寒冷，脚和小腿肿胀，腹部胀大，这说明水胀病已经形成。若用手按压腹部，放手后，被压

肿，腹乃大，其水已成矣。以手按其腹，随手而起，如裹水之状，此其候也。

黄帝曰：肤胀何以候之？

岐伯曰：肤胀者，寒气客于皮肤之间，鼞鼞[9]然不坚，腹大，身尽肿，皮厚，按其腹，窅而不起[10]，腹色不变，此其候也。

鼓胀何如？

岐伯曰：腹胀，身皆大，大与肤胀等也，色苍黄，腹筋起[11]，此其候也。

凹陷部位即随手而起，就像按压盛水的袋子一样，就是水胀病的症候。

黄帝问：肤胀病应如何诊断呢？

岐伯说：所谓肤胀病，是寒邪侵入皮肤之间，出现腹部胀大，用手叩击腹部发出像鼓一样的声音，表现为中空而不坚硬，全身浮肿，皮肤厚，用手按压腹部，放手后凹陷不能随手而起，腹部的皮肤颜色没有变化，这就是肤胀的症候。

[黄帝问：]鼓胀病的表现怎样呢？

岐伯说：腹部与全身都肿胀，其胀大程度与肤胀病一样，只是鼓胀病的皮肤青黄，腹部青筋暴露，这是鼓胀病的症候。

注释

1 **水**：指水胀。

2 **肤胀**：病名，指因寒气客于皮肤之内，出现肿胀症状的一类疾病。

3 **鼓胀**：病名，指以腹部胀大如鼓，肤色苍黄，腹筋暴露为特征的一类疾病。

4 **肠覃**：病名，系生于肠外的菌状恶肉。

5 **石瘕**(jiǎ)：病名，指妇女经期，寒气入侵，恶血停积于子宫而成的肿块，质硬如石，故名石瘕。

6 **石水**：病名，指外证腹满不喘的水肿病。

7 **目窠**(kē)：指眼睑。

8 **颈脉动**：指因水温内停，内犯血脉，脉中水气涌动，所以可见颈脉异常明显的搏动。颈脉，指喉结旁的人迎脉。

9 **鼞鼞**(kōng)：如鼓声。

10 **窅(yǎo)而不起：** 凹陷不起。

11 **腹筋起：** 指腹壁有脉络显现。筋，作"脉"。

原文

肠覃何如？

岐伯曰：寒气客于
肠外，与卫气相搏，气
不得荣，因有所系，癖
而内著[1]，恶气[2]乃起，
瘜肉[3]乃生。其始生也，
大如鸡卵，稍以益大，
至其成如怀子之状，久
者离岁[4]，按之则坚，推
之则移，月事以时下，
此其候也。

石瘕何如？

岐伯曰：石瘕生于
胞中[5]，寒气客于子门[6]，
子门闭塞，气不得通，
恶血当写不写，衃以留
止，日以益大，状如怀
子，月事不以时下，皆
生于女子，可导而下。

黄帝曰：肤胀、鼓
胀，可刺邪？

岐伯曰：先写其胀
之血络，后调其经，刺

译文

[黄帝问：]肠覃病的表现怎样呢？

岐伯说：寒邪侵犯人体滞留在肠外，
与卫气相搏结，卫气被阻而运行失常，因
此邪气留滞于体内，积久附着于肠壁上，
病邪日渐严重，逐渐加剧而生瘜肉。初期
时，腹部肿块就像鸡蛋的大小，随着病邪
发展而逐渐增大，完全形成时，腹部肿得
就像怀孕一样，病程长的历经数年不消，
用手按压，肿块很坚硬，推之可以移动，月
经仍能按时来潮，这是肠覃的症候。

[黄帝问：]石瘕病的表现怎样呢？

岐伯说：石瘕病生在子宫内，因寒邪
侵犯子宫颈口处，使得宫颈口闭塞，气血
凝滞不通，经血本应按时排泄，却不能排
泄，以致凝结成的血块留滞于宫内，并日
益增大，[使腹部凸起，]形状像怀孕一样，
但月经不能按时来潮，这种病都发生于女
性身上，治疗时应以通导引瘀血下行的方
法。

黄帝问：对于肤胀与鼓胀，可以用针
刺治疗吗？

岐伯说：治疗时应先用针刺泻出血络
的方法，然后根据病情具体情况采用相应

去其血络也。(《灵枢·水胀》)

的经脉调理，将经脉中瘀血去除掉[，以达祛邪气通生血的目的]。

注释

1 **癖而内著:** 此处指邪气积久而不去，留滞附着于内。癖，原指积久成习的嗜好，此处作积久。著，同"着"，附着不移的意思。

2 **恶气:** 此处指较严重的致病因素。

3 **瘜(xī)肉:** 指寄生的恶肉。

4 **离岁:** 经历一年以上。

5 **胞中:** 子宫内。

6 **子门:** 即子宫颈口。

原文

黄帝曰：夫子言痈疽，何以别之？

岐伯曰：营卫稽留于经脉之中，则血泣而不行，不行则卫气从之而不通，壅遏而不得行，故热。大热不止，热胜则肉腐，肉腐则为脓。然不能陷，骨髓不为燋枯，五藏不为伤，故命曰痈。

黄帝曰：何谓疽？

岐伯曰：热气淳盛[1]，下陷肌肤，筋髓枯，内连五藏，血气竭，当其痈下，筋

译文

黄帝问：您所谈的痈与疽，应当如何区别呢？

岐伯说：营气滞留在经脉之中，使血滞涩而不能畅行，血行不畅，卫气也随之阻滞不通，营卫二气壅积于内而化热。热邪不断积累，热邪炽盛，使得肌肉腐烂，腐烂到一定程度而化脓。但是这种热邪仅仅炽盛于体表，不会深陷到体内，骨髓不会被灼伤而焦枯，五脏也不会被热邪伤害，所以叫作痈。

黄帝问：什么是疽？

岐伯说：热邪亢盛，深陷于肌肤，造成筋膜、骨髓枯焦，同时还内伤五脏，造成人体血气枯竭。此种热邪致

骨良肉皆无余，故命曰
疽。疽者，上之皮夭以
坚，上如牛领[2]之皮。痈
者，其皮上薄以泽。此其
候也。(《灵枢·痈疽》)

病部位比痈的发病部位深，使得筋骨、肌肉等都溃烂无遗，所以命名为疽。所谓疽的发病特征是皮肤晦暗而坚硬，就像牛颈部的皮肤一样。痈的发病特征是皮肤薄而光亮。这就是痈和疽的症状区别。

注释

1 **热气淳盛：**阳热非常亢盛。
2 **牛领：**牛的颈部。

第三十六章

导读

从运气角度审察病因，寻找引起不同体质与体质偏颇乃至某种体质常与某些疾病相关的原因，探究天地因子变化对人体的影响，主要揭示了外因引起内因的"从化"现象。运气病因包括主气客气致病、六气相胜、六气之复、司天在泉淫胜等致病因素，丰富了中医病因病机学说思想。

原文

帝曰：善。其岁有不病，而藏气不应不用者，何也？

译文

黄帝道：好！岁运有时不病，[不是五运使然，]是为脏气不应五运之用，这是什么道理？

岐伯曰：天气制之，气有所从也。

帝曰：愿卒闻之。

岐伯曰：少阳司天，火气下临，肺气上从，白起金用，草木眚，火见燔焫，革金且耗，大暑以行，咳嚏鼽衄鼻窒，曰疡，寒热胕肿[1]。风行于地，尘沙飞扬，心痛胃脘痛，厥逆鬲不通，其主暴速。

阳明司天，燥气下临，肝气上从，苍起木用而立，土乃眚，凄沧[2]数至，木伐[3]草萎，胁痛目赤，掉振[4]鼓栗[5]，筋痿不能久立。暴热至，土乃暑，阳气郁发，小便变，寒热如疟，甚则心痛。火行于槁，流水不冰，蛰虫乃见。

岐伯说：这是因司天之气制约人的缘故，脏气必以顺从于天气为原则。

黄帝道：希望听您详细地讲讲。

岐伯说：少阳相火司天，火之天气由上而下接于地气，肺脏之气应上通于天气，燥金之复气起而反用事，出现金克木的地上草木受灾减少现象，同时有火气之热如同灼烧，金气被克变质而被耗损，盛夏火化流行，人们发生咳嗽、喷嚏、鼻涕、衄血、鼻塞等肺热病，以及口疮、寒热、浮肿等火热病。[少阳相火司天，厥阴风木在泉，]风气流行于大地，出现沙尘飞扬，造成肝木克脾土的病变，如心痛、胃脘痛、上下厥逆、胸鬲不通等，如同风气变化急速。

阳明燥金司天，燥之天气由上而下接于地气，肝气应上通于天气，风木之复气起而反用事，出现木从天化而克土的受灾现象，同时有金气的凄沧清凉，树木伐败，花草枯萎，出现胁痛、目赤、眩晕、动摇、战栗、筋萎而不能久立等肝系疾病。[阳明燥金司天，少阴君火在泉，]突发火热气候，地气暑热异常，人体以阳气郁结发病，出现夏伤于暑的小便不正常，寒热往来如疟的暑湿病，严重时出现火淫于内的心痛。火气流行，造成草木枯槁，冬日流水不会结冰，本应藏在泥土中冬眠的虫子出现在外。

注释

1 **胕肿:** 即浮肿。

2 **凄沧:** 大凉。

3 **伐:** 此处指败。

4 **掉振:** 摇动。

5 **鼓栗:** 战动。

原文

太阳司天,寒气下临,心气上从,而火且明,丹起,金乃眚,寒清时举,胜则水冰,火气高明,心热烦,嗌干善渴,鼽嚏,喜悲数欠[1]。热气妄行,寒乃复,霜不时降,善忘,甚则心痛。土乃润,水丰衍,寒客至,沉阴化,湿气变物,水饮内稸,中满不食,皮痛[2]肉苛,筋脉不利,甚则胕肿,身后痈。

厥阴司天,风气下临,脾气上

译文

太阳寒水司天,寒之天气由上而下接于地气,心气应上通于天气,火气开始显明,火热之复气起而反用事,出现火克金的受灾现象,同时有水气的寒冷出现,寒水太过而凝结于下结成冰,火气被迫于上而应天显明,造成人体的心热烦闷、咽喉干、口渴等火炎上的病症,以及流鼻涕、打喷嚏的火热烁金现象,出现火气伤人的常悲哀和阴推阳而上的打呵欠。热气因寒水迫于上而妄行,进而由克火的寒气来报复,寒霜时时降下,寒气伤神而令人善忘,严重时引起心痛。[太阳寒水司天,太阴湿土在泉,]土气之性滋润,水流丰沛蔓延,寒水的客气加临,与湿土之气相合而从阴化,长夏的湿气造成万物发生变化,出现在人体上是为水饮内蓄、腹中胀满、不能饮食等水湿病,以及皮肤麻痹、肌肉不仁、筋脉活动不利的寒气病变,严重时出现身体浮肿和背部生痈。

厥阴风木司天,风之天气由上而下接于地气,脾气应上通于天气,土气丰厚壅盛,湿土之从，而土且隆，黄起，水乃眚，土用革。体重，肌肉萎，食减口爽[3]。风行太虚，云物摇动，目转耳鸣。火纵其暴，地乃暑，大热消烁，赤沃下[4]，蛰虫数见，流水不冰，其发机速。

复气起而反用事，出现土克水的受灾现象，土从木化而受到克制，其功用随之变革。人体受到影响而出现身重、肌肉萎缩、饮食减少、口败无味的脾病。风行于大气之上，云气与万物被吹得动摇不定，人体会出现风阳上扰的目眩、耳鸣等症。[厥阴风木司天，少阳相火在泉，木火相生，]火势横行，地气暑热异常，人体因大热熏蒸而津液消减，利下赤色黏沫，温热的气候使得本该冬眠的虫子不再蛰伏，冬日流水不结冰，而且发病急速。

注释

1 **数欠**：屡次打哈欠。

2 **瘛**（wán）：麻痹。

3 **爽**：此处指差。

4 **赤沃下**：即赤痢。

原文

少阴司天，热气下临，肺气上从，白起金用，草木眚，喘呕寒热，嚏鼽衄鼻窒。大暑流行，甚则疮疡燔灼，金烁石流[1]。地乃燥清，凄沧数至，胁痛善太息，肃杀行，草

译文

少阴君火司天，火热之天气由上而下接于地气，肺脏之气应上通于天气，燥金之复气起而反用事，出现金克木的地上草木受灾减少现象，人体会出现哮喘、呕吐、寒热、喷嚏、流鼻涕、衄血、鼻塞不通等火邪炎上的病症。盛夏火化流行，严重时病发为疮疡、高热，暑热温度极高，能熔化金石。[少阴君火司天，阳明燥金在泉，]地气凉燥清高，严寒之气时时出现，会出现胁痛、好叹息的肝胆疾病，清肃之气行令，

木变。

太阴司天，湿气下临，肾气上从，黑起水变，埃冒[2]云雨，胸中不利，阴痿，气大衰，而不起不用。当其时，反腰脽[3]痛，动转不便也，厥逆。地乃藏阴，大寒且至，蛰虫早附[4]，心下否痛，地裂冰坚，少腹痛，时害于食。乘金则止水[5]增，味乃咸，行水减也。（《素问·五常政大论》）

草木便失去荣华。

太阴湿土司天，湿之天气由上而下接于地气，肾气应上通于天气，寒水之复气起而反用事，出现水克火的湿土之化之受灾现象，尘埃云雨覆盖，人体会出现水气上承的胸中不爽、阴痿、肾气衰于下，而不能振奋而失去作用。当湿土主时，反感腰臀疼痛，转动不便，出现手足厥逆。[太阴寒水司天，太阳寒水在泉，]地气闭藏阴气，严寒而至，冬眠的虫子早已蛰伏，水火之气不相交，造成心下痞塞而痛，寒水变易，出现土地冻裂和冰冻坚硬，下焦寒而小腹痛，水上乘土而影响饮食。水气上乘肺金，水得金化，寒凝更加显著，所以井泉水位升高，水味变咸，此是因为河津流注的水减少了。

注释

1 **金烁石流：**火炎过甚，能熔化金石。

2 **埃冒：**尘埃覆盖。

3 **脽（shuí）：**臀。

4 **早附：**早就贴近土里伏藏。

5 **止水：**井泉。

原文

帝曰：善。天地之气，内淫而病何如？

岐伯曰：岁厥阴在泉，

译文

黄帝道：好！天地之气侵入人体内部而发生疾病，情况是怎样的呢？

岐伯说：厥阴风木在泉之年，风气

风淫所胜，则地气不明，平野昧，草乃早秀。民病洒洒振寒，善伸数欠，心痛支满，两胁里急，饮食不下，鬲咽不通，食则呕，腹胀善噫，得后与气，则快然如衰，身体皆重。

岁少阴在泉，热淫所胜，则焰浮川泽，阴处反明。民病腹中常鸣，气上冲胸，喘不能久立，寒热皮肤痛，目瞑齿痛颐肿，恶寒发热如疟，少腹中痛，腹大，蛰虫不藏。

岁太阴在泉，草乃早荣，湿淫所胜，则埃昏岩谷，黄反见黑，至阴之交。民病饮积，心痛，耳聋，浑浑焞焞[1]，嗌肿喉痹，阴病血见，少腹痛肿，不得小便，病冲头痛，目似脱，项似拔，腰似折，髀不可以回，腘如结，腨如别。

岁少阳在泉，火淫所胜，则焰明郊野，寒热更至。民病注泄赤白，少腹痛溺赤，甚则血便，少阴

淫盛，造成地气昏暗，平坦广阔的原野浑浊不清，草类提前结实。人们患病多洒洒振栗恶寒，常常伸腰、打呵欠，感觉心痛、支撑胀满，两侧胁里拘急不舒，饮食不进，胸膈咽部不通畅，食入就要呕吐，腹胀嗳气，大便或排气后就觉得轻快，好像病情衰减一般，还是身体沉重。

少阴君火在泉之年，热气淫盛，造成山川大泽中火气蒸腾，阴暗处反觉得清明。人们患病多腹中不时鸣响，气逆上冲于胸脘，气喘不能久立，得寒热之病，皮肤疼痛，眼睛模糊，牙齿疼痛，颈项肿痛，恶寒发热如同疟疾，小腹疼痛，腹部胀大，此时的温热使得虫类迟不伏藏。

太阴湿土在泉之年，草木过早华荣，湿气淫盛，岩谷里昏暗浑浊，[因水湿过胜，]黄色之物反见黑色，是与至阴之气色相交合。人们患病多水饮积聚，心痛，耳聋，头脑不清，咽喉肿胀，喉痹，阴病出血，小腹肿痛，小便不利，气逆上冲头痛，眼珠肿得就要脱出，颈项疼得好似拔起，腰疼就像折断一样，大腿不能转动，膝关节滞涩不灵，小腿肚好像撕裂一般。

少阳相火在泉之年，火气淫盛，造成郊区旷野火光四射，寒热之气交替出

同候。

岁阳明在泉，燥淫所胜，则霜雾清瞑。民病喜呕，呕有苦，善太息，心胁痛不能反侧，甚则嗌干面尘，身无膏泽，足外反热。

岁太阳在泉，寒淫所胜，则凝肃惨栗。民病少腹控睾，引腰脊，上冲心痛，血见，嗌痛颔肿。（《素问·至真要大论》）

现。人们患病多泄泻如注，下痢赤白色，小腹疼痛，小便色赤，严重时会便血，其余症候与少阴君火在泉之年相同。

阳明燥金在泉之年，燥气淫盛，造成雾气弥漫而清冷昏暗。人们患病多有呕吐之病，吐出苦水，时常叹息，心胁部疼痛不能转侧，严重时咽喉干燥，面暗如尘土色，身体枯槁而不润泽，足外部反热。

太阳寒水在泉之年，寒气淫盛，造成天地间凝肃惨栗的气象。人们患病多有小腹疼痛，牵引睾丸，腰脊疼痛，气逆上冲心脘作痛，会有出血，咽喉疼痛，下巴肿。

注释

1 **焞焞**（tūn）：星光暗弱貌。

第三十七章

导读

《黄帝内经》认为，邪气性质和致病特点是与人体正气强弱有着密切的关系。正气的强弱不仅决定着疾病的发生，而且疾病的发展和传变也主要取决于正气的盛衰变化。由于正邪相争，从整体来说总不外乎邪正盛衰、阴阳失调、气血失常、气机紊乱等病机变化，是导致人体阴阳、气血、脏腑经络功能失调的主要病机，进而引起人体全身或局部多种多样的病理变化。

原文

黄帝曰：愿闻淫邪泮衍[1]奈何？

岐伯曰：正邪[2]从外袭内，而未有定舍，反淫于藏，不得定处，与营卫俱行，而与魂魄飞扬，使人卧不得安而喜梦。气淫于府，则有余于外，不足于内；气淫于藏，则有余于内，不足于外。

黄帝曰：有余不足有形乎？

岐伯曰：阴气盛则梦涉大水而恐惧，阳气盛则梦大火而燔焫[3]，阴阳俱盛则梦相杀。上盛则梦飞，下盛则梦堕。甚饥则梦取，甚饱则梦予。肝气盛则梦怒，肺气盛则梦恐惧、哭泣、飞扬，心气盛则梦善笑

译文

黄帝问：我想听听奇邪变态恍惚弥漫于人体内，能够引起哪些变化？

岐伯说：奇邪之气从外袭入人体内，没有固定的侵犯处所，及至侵入内脏，且与营卫气俱行，引起魂魄不能安宁，使人睡卧不安定而多梦。若邪气侵淫于腑，就会出现气盛于阳在外，阴气在内不足；若邪气侵淫于脏，就会出现气盛于阴内，阳气在外不足。

黄帝问：人体阴气和阳气的过盛、不足有具体表现在梦境吗？

岐伯答道：阴气盛是以阴制约阳，会梦见涉大河而感到恐惧；阳气盛是以阳制约阴，会梦见身处大火而觉得烧灼；阴阳二气俱盛，会梦见相互格斗、厮杀。人体上部气盛，会梦见身体向上飞翔；人体下部气盛，会梦见身体向下坠落。过于饥饿时，会梦见向人索取食物；过饱时，会梦见给予别人食物。肝气盛时，会梦中忿怒；肺气盛时，会梦中恐惧、哭泣和飞扬腾越；心气盛时，会梦见好喜笑或变动地恐惧畏怯；脾气盛时，会梦见歌唱欢乐或身体沉

恐畏，脾气盛则梦歌乐、身体重不举，肾气盛则梦腰脊两解不属。凡此十二盛者，至而写之，立已。厥气客于心，则梦见丘山烟火。客于肺，则梦飞扬，见金铁之奇物。客于肝，则梦山林树木。客于脾，则梦见丘陵大泽，坏屋风雨。客于肾，则梦临渊，没居水中。客于膀胱，则梦游行。客于胃，则梦饮食。客于大肠，则梦田野。客于小肠，则梦聚邑[4]冲衢[5]。客于胆，则梦斗讼自刳[6]。客于阴器，则梦接内。客于项，则梦斩首。客于胫，则梦行走而不能前，及居深地窌[7]苑中。客于股肱[8]，则梦礼节拜起。客于胞膻[9]，则梦溲便。凡此十五不足者，至而补之立已也。（《灵枢·淫邪发梦》）

重不能举动；肾气盛时，会梦见腰脊分离而不相连属。以上十二种气盛所引起的梦境，可观察邪气所侵淫于脏，分别使用针刺补法治疗，马上可以治愈。正气虚弱而邪气厥逆，侵入于心，[心属火，]就会梦见山丘上烟火弥漫。侵入于肺，[肺主气属金，]就会梦见飞扬腾越或金铁制成的奇形怪状的东西。侵入于肝，[肝属木，]就会梦见山林树木。侵入于脾，[脾属土主湿，]就会梦见丘陵和湖泊，或毁坏房屋的风雨。侵入于肾，[肾属水，]就会梦见身临深渊或浸没于水中。侵入于膀胱，[膀胱经循行于头、项、腰、背、腿、足等处，]就会梦见漂荡流行。侵入于胃，[胃为水谷之海，]就会梦见食物。侵入于大肠，[大肠主津疏布，]就会梦见田野。侵入于小肠，[小肠受盛水谷，]就会梦见众人聚集在城邑或交通要冲。侵入于胆，[胆主决断，其气刚强，]就会梦见与人争斗、打官司或剖腹自杀。侵入到生殖器，就会梦见性交。侵入到项部，就会梦见被杀头。侵入到小腿，就会梦见迈步向前却不能如愿，或居于地下深处的地窖中。侵入到大腿，就会梦见行礼性的跪拜。侵入到尿道和直肠，就会梦见解小便和大便。以上十五种因正气不足而邪气侵入的梦境，分别运用针刺补法治疗，马上可以治愈。

注释

1 **泮衍:** 扩散蔓延。

2 **正邪:** 此处指有害于身心的内外各种刺激,不同于六淫和七情劳逸等发病因素。

3 **燔焫(ruò):** 烧炙灼热。

4 **聚邑:** 人口稠密、货物聚集的地方。

5 **冲衢:** 四通八达的交通要道。

6 **自刳(kū):** 自杀或自残。

7 **窌(jiào):** 地窖。

8 **股肱:** 大腿和肘臂。

9 **胞膻:** 膀胱和直肠。

原文

黄帝曰:人之善忘者,何气使然?

岐伯曰:上气不足,下气有余,肠胃实而心肺虚,虚则营卫留于下,久之不以时上,故善忘也。

黄帝曰:人之善饥而不嗜食者,何气使然?

岐伯曰:精气并于脾,热气留于胃,胃热则消谷,谷消故善饥。胃气逆上,则胃脘塞,故不嗜食也。

黄帝曰:病而不得卧

译文

黄帝问:人健忘是什么气造成的呢?

岐伯说:这是人体上部的脏气不足,下部的脏气有余,出现肠胃气盛充实而心肺气虚不足,由于心肺气不足,使得营卫之气积留于下部,长时间滞留于肠胃之间,不能及时上注而输布全身,[气血虚于上,导致神气失养,]所以健忘。

黄帝问:人经常感觉饥饿,但没有食欲,是什么气造成的呢?

岐伯说:饮食入胃后化生水谷精气,输送于脾,若阳热之气停留于胃,就会使胃热而消化力增强,所以容易饥饿。胃气燥热而失于和降,使得胃气上逆,引起者，何气使然？

岐伯曰：卫气不得入于阴，常留于阳。留于阳则阳气满，阳气满则阳跷盛，不得入于阴则阴气虚，故目不瞑也。

黄帝曰：病目而不得视者，何气使然？

岐伯曰：卫气留于阴，不得行于阳。留于阴则阴气盛，阴气盛则阴跷满，不得入于阳则阳气虚，故目闭也。

黄帝曰：人之多卧者，何气使然？

岐伯曰：此人肠胃大而皮肤湿[1]，而分肉不解[2]焉。肠胃大则卫气留久，皮肤湿则分肉不解，其行迟。夫卫气者，昼日常行于阳，夜行于阴，故阳气尽则卧，阴气尽则寤。故肠

胃脘滞塞不畅，[难以受纳，]所以出现虽感饥饿而不想吃东西。

黄帝问：患病后不能入睡，是什么气引起的呢？

岐伯说：这是卫气在循行中不能入于阴分而常留于阳分循行的缘故。卫气不能入于阴分，而常滞留在阳分。卫气滞留在阳分，阳气就会处于盛满状态，[阳气盛满，]阳跷脉就偏盛。卫气无法进入阴分，[外有余而内不足，]就会出现阴气虚而不能敛阳，所以就难以入睡。

黄帝问：患病后双目闭合而不想视物，是什么气引起的？

岐伯说：这是因为卫气滞留于阴分而不能循行于阳分所造成的。卫气留滞在阴分，使得阴气偏盛，阴气盛实，又使阴跷脉盛满，卫气不能行于阳分，[内有余而外不足，]造成阳气亏虚，所以眼睛闭而不欲视物。

黄帝问：有的人多卧嗜睡，是什么气引起的呢？

岐伯说：这种人的肠胃肥大，皮肤粗涩，肌肉不滑利。肠胃肥大，卫气滞留的时间就较长；皮肤粗涩，肌肉不滑利，卫气受阻而迟缓。卫气白天循行在阳分，夜间循行于阴分。所以卫气随阳分运行已尽，人就想卧睡；卫气随阴分运行已尽，人就会醒来。因此，肠胃较大，卫气滞留的时间较长，皮肤粗涩，肌肉不

胃大，则卫气行留久；皮肤湿，分肉不解则行迟。留于阴也久，其气不清，则欲瞑，故多卧矣。其肠胃小，皮肤滑以缓，分肉解利，卫气之留于阳也久，故少瞑焉。

黄帝曰：其非常经[3]也，卒然多卧者，何气使然？

岐伯曰：邪气留于上焦，上焦闭而不通，已食若饮汤，卫气留久于阴而不行，故卒然多卧焉。

黄帝曰：善。治此诸邪奈何？

岐伯曰：先其藏府，诛[4]其小过[5]，后调其气，盛者写之，虚者补之，必先明知其形志之苦乐，定乃取之。

（《灵枢·大惑论》）

滑利，卫气运行迟缓。卫气在阴分滞留过久，就不会使得精神清爽，就想睡觉，经常会躺卧。肠胃较小，皮肤滑润而弛缓，肌肉通畅滑利，卫气滞留阳分的时间较长，所以想睡眠的时间少。

黄帝问：有人不是经常嗜睡多卧，而是突然间出现多卧嗜睡现象，是什么气引起的呢？

岐伯说：这是因为邪气滞留在上焦，上焦气机闭塞不通，又饱食、汤水过多，卫气滞留于阴分，而不能畅行于阳分，所以会突然使人多卧。

黄帝道：好。如何治疗这些病变呢？

岐伯说：先要诊察脏腑，祛除轻微的邪气，然后再调理营卫之气。邪气盛则用泻法，正气虚则用补法。治疗时，还要首先明晰患者形体与情志的苦或乐，确诊后再进行治疗。

注释

1 **湿：**《甲乙经》《太素》均作"涩"，当从之。据此，本段三处"皮肤湿"，均应作"皮肤涩"

2 **不解：**指湿滞而不滑利。

3 **常经：**经常。

4 **诛：**此处指消除。

5 **小过：**此处指轻微的病邪。

诊断治疗

第八编

《黄帝内经》主要是以直观的方法和联系的观点认识自然界和人体生理病理变化，通过审察人体由内反映于外的各种疾病现象，进行分析、综合、比类等思维活动，以求得对疾病本质的认识，在天人相应、神形相合、表里相关的整体观指导下，进行辨证、辨病、辨体的诊疗活动。在中医看来，疾病变化的病理本质虽然藏之于"内"，但必有一定的症状、体征反映于"外"，局部的表现常可反映出整体的状况，整体的病变能够以多种表现形式得以传达。中医诊疗活动便是基于事物之间存在着相互作用的关系和因果联系，把人体看成既是天人合一又是自身的有机整体，有着内外环境和自身环境双重整体联系的有机构成，通过分析全息理论的局部病变可以反映全身性病理变化的机理，借助司外揣内的方法进行有的放矢的诊疗。

第三十八章

导读

"诊要"是中医在诊病过程中的要领。《黄帝内经》讲究诊疗既要结合四时气候，考虑到天气、地气、人气的密切关联和作用，如六气之胜五脏受邪的脉应关系，又要考虑到六气补泻的先后，还要考虑到脏气本身的虚实症状与针刺情况等。

原文

黄帝问曰：诊要[1]何如？

岐伯对曰：正月二月，天气始方[2]，地气始发，人气在肝；三月四月，天气正方，地气定发，人气在脾；五月六月，天气盛，地气高，人气在头；七月八月，阴气始杀，人气在肺；九月十月，阴气始冰，地气始闭，人气在心；十一月十二月，冰复，

译文

黄帝问：诊病的要领是什么呢？

岐伯回答说：[考虑天、地、人之间的相互关系。]正月、二月，天气正当生发，地气复苏，万物萌生，人气在肝与之对应；三月、四月，天气阳盛发升，地气发生华荣，人气在脾与之对应；五月、六月，天气升极，地气升高，人气在头与之对应；七月、八月，阴气肃杀，人气在肺与之对应；九月、十月，阴气凝结，地气闭藏，人气在心与之对应；十一月、十二月，冰封而阳气伏藏，地气闭合，人气在肾与之对应。

[在天人合一、天人相应的视域中，有着与时偕行的相应刺法。]春气在经脉，其

地气合，人气在肾。

故春刺散俞，及与分理，血出而止，甚者传气，间者环也。夏刺络俞，见血而止，尽气闭环³，痛病必下。秋刺皮肤，循理，上下同法，神变而止⁴。冬刺俞窍于分理，甚者直下，间者散下。春夏秋冬，各有所刺，法其所在。

刺法应刺经脉腧穴，达到分肉腠理，一出血就止针。如病较重的，应久留其针，气得流通后才出针；较轻的可暂留其针，待经气循环一周，就可以出针了。夏气在孙络，其刺法应刺孙络的腧穴，出血便止针，邪气尽散后，用手扪闭针孔，痛病也就消除了。秋气在表皮，其刺法应刺皮肤，顺着肌肉纹理而刺，或浅，或深，观察病人神色转变而止。冬气在骨髓，其刺法应深取腧窍于分肉腠理，病重的可深入直刺，较轻的可左右上下散布其针。春夏秋冬，各有所相应的刺法，须根据气之所在，而确定刺的部位。

注释

1 **诊要：**诊病要领。

2 **方：**同"放"，升发之意。

3 **尽气闭环：**待邪气尽散后，以手扪闭针孔。

4 **神变而止：**指刺时视病人神色较刺前有所改变，可止针。

原文

春刺夏分，脉乱气微，入淫¹骨髓，病不能愈，令人不嗜食，又且少气。春刺秋分，筋挛逆气，环²为咳嗽，病不愈，令人

译文

春天刺了夏天应刺的部位或腧穴，[易伤心气，]造成脉象散乱而心气微弱，反而使得邪气深入，侵入于骨髓之间，疾病很难治愈，[心火微弱，火不生土，]引起脾虚而不思饮食，且伴有气虚无力。春天刺了秋天应刺的部位或者腧穴，[易伤肺气，肺金受伤不能制约肝木，引起肝气旺盛而]发为筋挛，气逆环周于肺而发为咳嗽，疾

时惊,又且哭。春刺冬分,邪气著藏,令人胀,病不愈,又且欲言语。

夏刺春分,病不愈,令人解堕。夏刺秋分,病不愈,令人心中欲无言,惕惕如人将捕之。夏刺冬分,病不愈,令人少气,时欲怒。

秋刺春分,病不已,令人惕然,欲有所为,起而忘之。秋刺夏分,病不已,令人益[3]嗜卧,又且善梦。秋刺冬分,病不已,令人洒洒时寒。

冬刺春分,病不已,令人欲卧不能眠,眠而有见。冬刺夏分,病不愈,气上,发为诸痹。冬刺秋分,病不已,令人善渴。

病很难治愈,[肝气已伤,]会使人惊恐,[肺气已伤,]会使人哭泣。春天刺了冬天应刺的部位或腧穴,[易伤肾气,]邪气深入停留于内脏,引起腹部胀满,疾病很难治愈,[因肾水不涵木,造成肝气失养而日伤,]且容易出现多欲言语。

夏天刺了春天应刺的部位或腧穴,[易伤肝气,]所得疾病很难治愈,反而使人筋脉松弛而倦怠无力。夏天刺了秋天应刺的部位或腧穴,[易伤肺气,]疾病很难治愈,反而使人肺气伤而造成少气难言,[肺金受伤,金不能生水,肾失其母,]引起惕惕不安,好像将被抓捕的样子。夏天刺了冬天应刺的部位或腧穴,[易伤肾气,]疾病很难治愈,反而使肾精不化气而少气,[水虚不能涵木而]易于发怒。

秋天刺了春天应刺的部位或腧穴,[易伤肝气,]疾病很难治愈,[反而使肝气虚,出现]惕然不宁,[肝木不能生心火,心气不能得到滋养,]易于健忘。秋天刺了夏天应刺的部位或腧穴,[易伤心气,]疾病很难治愈,[心气伤,火不生土,心气虚,]反而使人倦怠而嗜卧,[心虚不能藏神,]且多梦。秋天刺了冬天应刺的部位或腧穴,[易伤肾气,]疾病很难治愈,[反使人肾不闭藏,]阴气内散,令人时常发冷。

冬天刺了春天应刺的部位或腧穴,[易伤肝气,]疾病很难治愈,[肝气虚,魂不能潜藏,]人容易困倦而又不得安眠,一旦入眠便见怪异之物。冬天刺了夏天应刺的部位或腧穴,[易伤心凡刺胸腹者，必避五藏。中心者，环死；中脾者，五日死；中肾者，七日死；中肺者，五日死；中鬲者，皆为伤中，其病虽愈，不过一岁必死。刺避五藏者，知逆从也。所谓从者，鬲与脾肾之处，不知者反之。刺胸腹者，必以布憿著之，乃从单布上刺，刺之不愈，复刺。刺针必肃，刺肿摇针，经刺勿摇。此刺之道也。（《素问·诊要经终论》）

气，] 疾病很难治愈，反使气机上逆而邪气闭于脉，出现麻木不仁的痹证。冬天刺了秋天应刺的部位或腧穴，[易伤肺气，] 疾病很难治愈，[肺气受伤，津液化源不足，] 使人常常口渴。

凡于胸腹部位用针，必须注意避免刺伤五脏。若刺伤了心脏，经气环身一周 [即一日] 便会死；若刺伤了脾脏，五日便会死；若刺伤了肾脏，七日便会死；若刺伤了肺脏，五日便会死；若刺伤膈膜，那叫作伤中，暂时病虽然似乎好些，[但由于脏气相乱，] 不出一年也会必死。刺胸腹注意避免中伤五脏，主要是要知道下针的顺逆。所谓顺，就是要明白膈和脾肾等部位的避开；若不知具体部位，无法避开，就容易刺伤五脏，那就是逆。凡刺胸腹部位，应先用布巾缠着胸腹，然后从单布上进刺。如果刺了一次不愈，可以再刺，这样就不会伤了五脏。针刺时，进针应该静肃，以候气之存亡；如刺肿病，可用摇针手法，刺出脓血；如刺经脉病，就不要摇针。这是刺法的要点。

注释

1 淫：犹"侵"意。

2 环：周也。据张景岳说。

3 益：渐渐地。

原文	译文
肝病者，两胁	肝病的患者，两肋骨胁下疼痛，痛引小

下痛引少腹，令人善怒，虚则目䀮䀮无所见，耳无所闻，善恐，如人将捕之，取其经，厥阴与少阳，气逆，则头痛耳聋不聪颊肿，取血者。

心病者，胸中痛，胁支满，胁下痛，膺背肩甲间痛，两臂内痛；虚则胸腹大，胁下与腰相引而痛，取其经，少阴太阳，舌下血者。其变病，刺郄中血者。

脾病者，身重善肌肉痿，足不收行，善瘛，脚下痛；虚则腹满肠鸣，飧泄食不化，取其经，太阴阳明，少阴血者。

肺病者，喘咳逆气，肩背痛，汗出，尻阴股膝髀腨胻足皆痛；虚则少气不能报息，耳聋嗌干，取其经，太阴足太阳之外，

腹，使人情绪急躁、易于发怒[，这是肝气实的症状]；肝气虚者，会出现两目昏花而视物不清，两耳听不到声音，易多恐惧，如同有人去捕捉一般的恐慌。[治疗时，]应取厥阴肝经和少阳胆经上的穴位。如果肝气上逆，就会出现头痛、耳聋而听不清楚、面颊肿痛，应刺厥阴、少阳经脉穴位出血。

心病的患者，会出现胸口中间疼痛，胁部撑胀满闷，胁下疼痛，疼痛可窜及胸膺、肩背、胛间以及两臂内侧[，这是心实的症状]；心气虚者，会出现胸腹部胀大，胁下和腰背部牵引作痛。[治疗时，]应取少阴心经和太阳小肠经的穴位，并刺舌下静脉出血。如果病情发生变化，应刺委中穴出血。

脾病的患者，会出现身体沉重，消谷善饥，肌肉痿软无力，两足行走时抬不起脚，肌肉容易抽搐，脚底疼痛[，这是脾实的症状]；如果脾虚，腹部胀满，肠蠕动有声，泄下完谷不化。[治疗时，]应刺太阴脾经、阳明胃经和少阴肾经的穴位出血。

肺病的患者，会出现喘咳气逆，肩背疼痛，皮肤出汗，尻、阴、股、膝、髀骨、腨肠、胻、足等部皆疼痛[，这是肺实的症状]；如果肺虚，就出现少气，虚喘而不能连续呼吸，引起听力功能障碍，咽部失于濡养而嗌干。[治疗时，]应刺太阴肺经的经穴，更刺足太阳经的外侧及足厥阴经内侧的足少阴肾经的穴位

厥阴内血者。

肾病者，腹大胫肿，喘咳身重，寝汗出，憎风；虚则胸中痛，大腹小腹痛，清厥意不乐，取其经，少阴太阳血者。（《素问·藏气法时论》）

帝曰：善。六气之胜，何以候之？

岐伯曰：乘其至也。清气大来，燥之胜也，风木受邪，肝病生焉。热气大来，火之胜也，金燥受邪，肺病生焉。寒气大来，水之胜也，火热受邪，心病生焉。湿气大来，土之胜也，寒水受邪，肾病生焉。风气大来，木之胜也，土湿受邪，脾病生焉。所谓感邪而生病也。乘年之虚，则邪甚也；失时之和，亦邪甚也；遇月之空，亦邪甚也。重感于邪，则病危矣。有胜之气，其必来复也。

帝曰：其脉至何如？

岐伯曰：厥阴之至，

出血。

肾病的患者，表现是腹部胀大，小腿浮肿，气喘咳嗽，身体沉重，睡中出汗，恶风［，这是肾实的症状］；如果肾虚，就出现胸中疼痛，大腹和小腹疼痛，清冷气逆，常心中不乐。［治疗时，］应刺足少阴肾经和足太阳膀胱经的穴位出血。

黄帝说：讲得好！六气的胜气该如何诊察呢？

岐伯答：要乘势六气到来时节进行观察。清肃之气逐渐增长，是燥气流行，燥气流行则风木受邪，肝病就易于发生。热气逐渐增长，是火气流行，火气偏流行则金燥受邪，肺病就易于发生。寒气逐渐增长，是水气流行，水气偏流行则火热受邪，心病就易于发生。湿气逐渐增长，是土气流行，土气偏流行则寒水受邪，肾病就易于发生。风气逐渐增长，是木气流行，木气流行则土湿受邪，脾病就易于发生。这些都是因感受邪气而生病的。如果正当岁气不足之年，则邪气更甚；如果主时之气不和，也会使邪气更甚；如果逢遇月廓空，也会使邪气更甚。如果再感受邪气，病就很危险了。凡是有了流行之气，紧随而来的必定是报复之气。

黄帝问：六气到来时的脉象如何？

岐伯说：厥阴风木之气流行，脉象

其脉弦；少阴之至，其脉钩；太阴之至，其脉沉；少阳之至，大而浮；阳明之至，短而涩；太阳之至，大而长。至而和则平，至而甚则病，至而反者病，至而不至者病，未至而至者病，阴阳易者危。（《素问·至真要大论》）

黄帝问于岐伯曰：余欲无视色持脉，独调其尺[1]，以言其病，从外知内，为之奈何？

岐伯曰：审其尺之缓急、小大、滑涩，肉之坚脆，而病形定矣。视人之目窠上微痈[2]，如新卧起状，其颈脉动，时咳，按其手足上，窅而不起者，风水肤胀也。尺肤滑，其淖泽[3]者，风也。尺肉弱者，解㑊[4]，安卧脱肉者，寒热不治。尺肤滑而泽脂者，风也。尺

应表现为弦；少阴君火之气流行，脉象应表现为钩；太阴湿土之气流行，脉象应表现为沉；少阳相火之气流行，脉象应表现为大而浮；阳明燥金之气流行，脉象应表现为短而涩；太阳寒水之气流行，脉象应表现为大而长。六气到来时，脉象与之相合的，是正常的；六气到来时，脉象太盛的，是为病；六气到来时，脉象与之相反的，是为病；六气到来时，脉象却不能随之到来，是为病；六气到来时，脉象却提前到来，是为病；阴阳之气变易时，脉象又交错的，人就很危险了。

黄帝问岐伯道：我想不经望色和切脉的诊法，只诊察患者的尺肤，就能说出所患之病，从外表推测内在的变化，应该怎样才能达到这一目的呢？

岐伯说：诊察尺肤的缓急、厚薄、滑涩，以及肌肉的坚实或脆弱，就可以确定属于哪种疾病了。看到病人眼睑有轻微浮肿，好像睡醒刚起的样子，颈部人迎脉搏动明显，并时时咳嗽，若用手按压病人的手足，被按之处凹陷不能随即平复，这是风水肤胀的症候。尺部皮肤滑而润泽的，是风病。尺部肌肉消瘦、柔弱，身体懈怠乏力的，为"解㑊"病，嗜睡而消瘦，这是寒热虚劳的病人，不易治愈。尺肤滑润如膏脂的，是风病；尺肤涩滞而不滑润的，为风痹病。尺肤粗糙不

肤涩者，风痹也。尺肤粗如枯鱼之鳞者，水泆饮[5]也。尺肤热甚，脉盛躁者，病温也，其脉盛而滑者，汗且出也。尺肤寒，其脉小者，泄、少气。尺肤炬然[6]，先热后寒者，寒热也。尺肤先寒，久持之而热者，亦寒热也。肘所独热者，腰以上热；手所独热者，腰以下热；肘前独热者，膺前热；肘后独热者，肩背热；臂中独热者，腰腹热；肘后粗以下三四寸热者，肠中有虫；掌中热者，腹中热；掌中寒者，腹中寒；鱼上白肉有青血脉者，胃中有寒。尺炬然热，人迎大者，当夺血。尺坚大，脉小甚，少气，悗有加，立死。（《灵枢·论疾诊尺》）

润像干枯鱼鳞的，是脾土虚衰、水饮不化，为"痰饮"病。尺肤灼热，脉盛大而躁动的，是温病；若脉显盛大但不躁动而滑利的，是病邪将被驱出的痊愈之象。尺肤寒冷而脉细小的，是泄泻与气虚的病。尺肤高热灼手，且先发热后发冷的，属寒热病。尺肤先觉寒冷，等待较长时间后感觉发热的，也是寒热病。肘部皮肤单独发热的，主腰以上发热；手腕部皮肤单独发热的，主腰以下发热；肘前部单独发热的，主肩背部发热；肘后部单独发热的，主肩背发热；臂之中部单独发热的，主腰腹部发热；肘后缘以下三四寸的部位发热的，主肠中有虫；手掌心发热的，主腹中发热；手掌心发凉的，主腹中发凉；手鱼际白肉有青色脉络的，主胃中有寒。尺肤高热炙手，项部人迎脉盛大，属热盛，[阳盛伤阴，]主失血。尺肤坚实而脉反见非常细小的，是形有余而正气衰少，若加有烦闷现象，[症状逐渐加剧，就会造成形气离绝，]会立即死亡。

注释

1 **尺：**指尺肤，即自腕横纹至肘部的皮肤。

2 **痈：**同"壅"。

3 **淖泽：**润滑。

4 **解㑊**(yì)：肌肉消瘦，体倦懈怠，疲乏无力的样子。

5 **水泆饮**：水溢肌肤的溢饮病。泆，通"溢"。

6 **炬然**：高热灼手。

第三十九章

导读

　　色脉是中医诊疗的重要环节。《黄帝内经》指出了把握色诊与脉诊的重要性，便有了"知其要"的说法。在辨证过程中，中医把脉象和病色的变化进行互相参照，进而综合分析，能够推断病情，并做进一步的治疗。不仅如此，色脉与气血运行有关，而经络是气血运行的通路，故而气血运行又与经络密切相关。通过分析络脉的分布和络脉所反映的色诊内容及其之间的关系，可以体悟人体的循环系统和微循环系统，以便进行广视角的诊断和治疗。

原文

　　五藏之气。故色见青如草兹[1]者死，黄如枳实者死，黑如炲[2]者死，赤如衃血者死，白如枯骨者死，此五色之见死也。

　　青如翠羽者生，

译文

　　五脏之气都有征象表现于外。若表现出的青色像死草一样，是死征；若表现出的黄色像枳实一样，是死征；若表现出的黑色像煤炭一样，是死征；若表现出的红色像败血凝结一样，是死征；若表现出的白色像枯骨一样，是死征。这是从五种色泽来判断死亡的情况。

赤如鸡冠者生，黄如蟹腹者生，白如豕膏者生，黑如乌羽者生，此五色之见生也。

生于心，如以缟裹朱；生于肺，如以缟裹红；生于肝，如以缟裹绀；生于脾，如以缟裹栝楼实；生于肾，如以缟裹紫，此五藏所生之外荣也。

色味当五藏：白当肺、辛，赤当心、苦，青当肝、酸，黄当脾、甘，黑当肾、咸。故白当皮，赤当脉，青当筋，黄当肉，黑当骨。（《素问·五藏生成》）

如果青得像翠鸟的羽毛一样，是生色；红得像鸡冠一样，是生色；黄得像螃蟹的肚皮一样，是生色；白得像猪脂一样，是生色；黑得像乌鸦的羽毛一样，是生色。这是从五种色泽来判断生气的情况。

心脏有生气的色泽，就像白里包着大红色；肺脏有生气的色泽，就像白里包着红色；肝脏有生气的色泽，就像白里包着绛色；脾脏有生气的色泽，就像白里包着红黄色；肾脏有生气的色泽，就像白里包着紫色。这是五脏有生气，色泽表现于外的征象。

五色、五味与五脏相合的关系：白色合于辛味与肺，红色合于苦味与心，青色合于酸味与肝，黄色合于甜味与脾，黑色合于咸味与肾。所以，白色与皮毛相合，红色与血脉相合，青色与筋相合，黄色与肌肉相合，黑色与骨相合。

注释

1 兹：同"滋"，比喻草初生之青色。
2 炲（tái）：指黑色。

原文

帝曰：善。余欲临病人，观死生，决嫌疑，欲知其要，如

译文

黄帝道：很好！我希望临诊病人时，能够观察疾病的轻重，决断疾病的疑似，想要掌握诊疗疾病的要领，心中如同有日月之光一样

日月光, 可得闻乎?

岐伯曰: 色脉者, 上帝之所贵也, 先师之所传也。上古使僦贷季, 理色脉而通神明, 合之金木水火土四时八风六合, 不离其常, 变化相移, 以观其妙, 以知其要。欲知其要, 则色脉是矣。色以应日, 脉以应月, 常求其要, 则其要也。夫色之变化, 以应四时之脉, 此上帝之所贵, 以合于神明也, 所以远死而近生。生道以长, 命曰圣王。中古之治病, 至而治之, 汤液十日, 以去八风五痹之病, 十日不已, 治以草苏草荄之枝, 本末为助, 标本已得, 邪气乃服。暮世之治病也则不然, 治不本四时, 不知日月, 不审逆从, 病形已成, 乃欲微针治其外, 汤液治其内, 粗工凶凶, 以为可攻, 故病

的豁然, 这样的诊法可以获取吗?

岐伯说: 色和脉的诊察方法, 是上古帝王所器重, 先师所传授的。上古时期有位名医叫贷季, 探究色和脉的道理, 通晓天地阴阳变化的规律, 能利用金木水火土以及四时、八风、六合, 不脱离色脉诊法的正常规律, 并从相互动态变化中观察色脉奥妙, 从而知道诊病的要领。所以若想了解这些要领, 就在于研究色与脉。气色就像太阳一样有阴晴, 脉息就像月亮一样有盈亏, 时时注意气色明晦和脉息虚实的变化, 视为得其要领了, 这是诊病的关键。所以, 气色的变化是与四时的脉息相应, 这一道理上古帝王都十分重视, 因为它合于神明之理, 所以知道避开死亡而趋于生命的安全, 延长生命质量, 人们将称颂其为"圣王"了。中古时期的医生治病, 病发初期就能及时治疗, 先用汤液十天祛除"八风""五痹"的病邪, 如果十天病不愈, 再用草药治疗。医生还要以病情为源泉, 处理好治本与治标相配合, 这样病邪才会被驱除。后世医生治病就不这样了, 治病不能根据四时的变化, 不了解色脉的重要, 不辨别病情的顺逆, 等到疾病已经形成, 才用微针治其外, 以汤液治其内。医术浅薄且大吹大擂的医生, 自认为可以治愈, 以致原来的疾病没有治愈, 又添了新

未已,新病复起。

帝曰:愿闻要道。

岐伯曰:治之要极,无失色脉,用之不惑,治之大则。逆从到行,标本不得,亡神失国[1]。去故就新,乃得真人。

帝曰:余闻其要于夫子矣,夫子言不离色脉,此余之所知也。

岐伯曰:治之极于一。

帝曰:何谓一?

岐伯曰:一者,因得之。

帝曰:奈何?

岐伯曰:闭户塞牖,系之病者,数问其情,以从其意,得神者昌,失神者亡。

帝曰:善。(《素问·移精变气论》)

的疾病。

黄帝道:我想听听色脉诊疗方面的要点。

岐伯说:诊治的关键点在于不要脱离色诊与脉诊,丝毫无有疑惑地运用这样的诊法,这是诊治的最大原则。假如对病情的顺逆理解颠倒了,处理病情时又不能得到病人的配合,这是医生的认识不能与病情发展相一致,治理国家一样,病人精神的损害如同管理破坏致使国家灭亡。所以治病,一定先去掉旧病,然后再治新病,才算是得到了真正的医者的传授。

黄帝道:我听您讲的诊疗法则,主要精神是不离色与脉,我已经知道了。

岐伯说:诊治疾病的关键就是基于一点。

黄帝问:什么样的一个关键点?

岐伯说:这个关键点是通过问诊获得病情。

黄帝问:怎样做呢?

岐伯说:[选择一个舒适幽静的处所,]关闭门窗,单独与病人相处,详细耐心地询问病情,使病人无芥蒂之心,而尽情倾诉病情,合乎人愿,并观察精神意识活动。人体生命盛衰在于色脉的表现,面色光华和脉息和平意味着神气足,是为"得神";否则,面色无华和脉逆四时意味着神气不足,是为"失神"。

黄帝说:讲得好。

1 **失国：** 王冰在"失国"前加注"如使辅君"四字，此说较妥。

原文

黄帝问曰：诊法何如？

岐伯对曰：诊法常以平旦，阴气未动，阳气未散，饮食未进，经脉未盛，络脉调匀，气血未乱，故乃可诊有过之脉。切脉动静而视精明，察五色，观五藏有余不足，六府强弱，形之盛衰，以此参伍[1]，决死生之分。

夫脉者，血之府也。长则气治[2]，短则气病，数则烦心，大则病进，上盛则气高，下盛则气胀，代则气衰，细则气少，涩则心痛。浑浑[3]革[4]至如涌泉，病进而色弊[5]，绵绵其去如弦绝，死。

夫精明五色者，

译文

黄帝问：诊断方法如何呢？

岐伯回答说：诊断应当以太阳刚刚升到地平线时进行，平旦时人体的阴气还未被扰动，阳气也没有耗散，没有吃喝东西，经脉之气尚未充盛，络脉之气调和匀静，气血也未被扰乱，所以可以诊断出异常的脉象。切脉时，要注意脉搏动静变化，观察两目瞳神，察看面部色泽，以便审察五脏之气的过盛或不足，六腑之气的强或弱，身形的壮或衰，将这些情况相互参证比较，来判断疾病的吉凶转归。

脉是血液汇聚之处。长脉表现为血气和调不乱，是气治无病；短脉表现为气血不足，是气病；脉象频数表现为热，热则心烦不安；脉象满而大，是为体内有邪气方张；寸口脉近腕处的脉搏过盛，是为气逆于上的喘满；寸口脉远腕处的脉搏过盛，是为气滞于下的腹胀；脉象为代脉，是为元气已衰弱；脉象纤细，是为气虚不足；脉象涩滞，是为气滞血瘀的心痛。脉象如泉水上涌，是为病势正在快速发展，病色呈现衰弊；脉象隐约细微地如同弓弦断掉，是为生机已尽，预示死亡。

精明和面色是体内精气表现出来的光

气之华也。赤欲如白裹朱，不欲如赭；白欲如鹅羽，不欲如盐；青欲如苍璧之泽，不欲如蓝；黄欲如罗裹雄黄，不欲如黄土；黑欲如重漆色，不欲如地苍。五色精微象见矣，其寿不久也。夫精明者，所以视万物，别白黑，审短长。以长为短，以白为黑，如是则精衰矣。（《素问·脉要精微论》）

华。面色赤色就像用白绢裹着朱砂为健康，面色像代赭的紫红色为有病；面色白皙就像鹅的羽毛一样光泽为健康，面色像盐白带灰暗色为有病；面色中青就像青色的美玉一样润泽为健康，像兰草那样的青而沉暗为有病；面色中黄的就像用绫罗裹着雄黄一样明润为健康，像黄土的枯暗无华为有病；面色中黑的就像重漆一样光彩而润为健康，像土地的黑色一样晦暗为有病。一旦赤、青、白、黄、黑五脏真色全部外露于外，是败象已显，寿命就不会长久。目之精明是用来观察万物、辨别黑白、审度长短的。如果把长看作短，把白色看作黑色，这是精气衰竭的现象。

注释

1 **参伍**：相参互证。

2 **长则气治**：指脉长则气旺。

3 **浑浑**：比喻脉来洪盛状。

4 **革**：急速之意。

5 **弊**：隐匿不见之意。

原文

黄帝问于岐伯曰：余闻之，见其色，知其病，命曰明；按其脉，知其病，命曰神；问其

译文

黄帝问岐伯道：我听说，观察病人的气色，便能知道病情，称之为明；切按病人的脉象，便能知道病情，称之为神；询问病人的病情，便知道病在哪里，称之为工。我希

病,知其处,命曰工。余愿闻见而知之,按而得之,问而极之,为之奈何?

岐伯答曰:夫色脉与尺之相应也,如桴[1]鼓影响之相应也,不得相失也;此亦本末根叶之出候也,故根死则叶枯矣。色脉形肉[2]不得相失也,故知一则为工,知二则为神,知三则神且明矣。

黄帝曰:愿卒闻之。

岐伯答曰:色青者,其脉弦也;赤者,其脉钩[3]也;黄者,其脉代[4]也;白者,其脉毛[5];黑者,其脉石[6]。见其色而不得其脉,反得其相胜之脉[7],则死矣;得其相生之脉[8],则病已矣。(《灵枢·邪气藏府病形》)

望听听,通过望诊就知道病情,按脉就知道病况,问诊就知道病所,是如何做到的呢?

岐伯回答说:气色、脉象与尺肤互相呼应,如同木槌击鼓发出响声一样,有着一定的相应关系,不能相互分离;这又好似树木的根与叶之间关系,如果树根死了,叶就必然枯萎。气色、脉象以及形体肌肉的变化有着相应的关系,在疾病的反映上也是相关的。因此,[对于辨别气色、脉象和尺肤三方面,]掌握其中一种关系工夫的就可以称为工,掌握其中两者关系工夫的就可以称为神,能够完全掌握三种关系工夫并参合运用的,就可以称为神明的医生。

黄帝道:[关于面色脉象方面的诊断问题,]希望详尽地听听你的见解。

岐伯回答说:面色是青色的,相应的脉象应为弦脉;红色的,相应的脉象应为钩脉;黄色的,相应的脉象应为代脉;白色的,相应的脉象应为毛脉;黑色的,相应的脉象应为石脉。面色与脉象不相应,反而是相克的话,病人就会死亡;诊到与其色相生的脉象,即使有病也会痊愈。

注释

1 桴:击鼓的槌子叫桴。

2 **形肉：**此处指前臂靠近手腕处的皮肤，即尺部的皮肤。

3 **脉钩：**脉来盛去衰称钩脉，即洪脉，为心脉。

4 **脉代：**即代脉。

5 **脉毛：**轻虚以浮脉称毛，即浮脉，为肺脉。

6 **脉石：**即沉脉，重按始得的脉。

7 **相胜之脉：**比如，面色青，得弦脉，同应于肝，乃属色脉相符；如果色青却得毛脉，毛脉为肺脉，属金，此为金克木，则毛脉即为弦脉的相胜之脉。余可类推。相胜，就是相克的意思。

8 **相生之脉：**比如色青而得石脉，石脉为肾脉，属水，此为水生木，则石脉即为弦脉的相生之脉。余可类推。生，就是生扶的意思。

第四十章

导读

《黄帝内经》运用逆从、上下、内外、寒热、阴阳等相对性的概念对人体生理病理进行辨析，进而实施针对性治疗，包括正治、反治的应用。如：治热以寒，温以行之；治寒以热，凉以行之，为反佐法。"治寒以热，治热以寒"是治疗实寒、实热的常法，为正治的法则。但对因阳气不足而无以配阴的虚寒证，或阴气不足而无以制阳的虚热证，若仅治其相对偏盛的阴盛或阳亢，则会使得本来不足的阴阳之气加深，从而导致阴更盛或阳更亢，故而有"诸寒之而热者取之阴，热之而寒者取之阳"的治则。

原文

形不足者,温之以气;精不足者,补之以味。其高者,因而越之;其下者,引而竭之;中满者,写之于内;其有邪者,渍形以为汗;其在皮者,汗而发之;其慓悍者,按而收之;其实者,散而写之。审其阴阳,以别柔刚:阳病治阴,阴病治阳。定其血气,各守其乡,血实宜决[1]之,气虚宜掣[2]引之。(《素问·阴阳应象大论》)

译文

形体羸弱,应以味厚滋养的补益药;精气不足,应以甘温的温补药。病位在人体上部,应以涌吐之法;病位在人体下部,应以疏导之法;胸腹胀满,用以消导理气法;感受风寒邪气,用以汤液或熏蒸浸渍取汁发汗法;邪气在表,用以发汗、解肌达到汗出的发汗法;邪气急猛,用以遏其势、缓其急的抑收法;实证的病,包括阳实宜散之、阴实宜泻之的散泻法。观察辨别疾病的阴阳属性,来决定用药的柔刚:阳热亢盛的病,治以滋阴法;阴寒偏盛的病,治以温阳法。辨明气血的阴阳关系,分辨而行,各守其道。血壅实的,用以放血针法;气虚的,用以掣引针法。

注释

1 **决:** 决破其气。
2 **掣:** 导引。

原文

帝曰:夫子言用寒远寒,用热远热,余未知其然也,愿闻何谓远?

岐伯曰:热无犯热,寒无犯寒。从者

译文

黄帝问:先生说过,用寒药应该避开寒气主令之时,用热药应该避开热气主令之时,我不知道具体的做法,希望听听怎样才能避开?

岐伯回答说:热的时令不要犯了主时的热气而随便使用热药,寒的时令不要犯了和，逆者病，不可不敬畏而远之，所谓时与六位也。

帝曰：温凉何如？

岐伯曰：司气以热，用热无犯；司气以寒，用寒无犯；司气以凉，用凉无犯；司气以温，用温无犯；间气同其主无犯；异其主则小犯之。是谓四畏[1]，必谨察之。

帝曰：善。其犯者何如？

岐伯曰：天气反时，则可依时，及胜其主则可犯，以平为期，而不可过，是谓邪气反胜者。故曰：无失天信[2]，无逆气宜[3]，无翼其胜，无赞其复，是谓至治。（《素问·六元正纪大论》）

主时的寒气而随便使用寒药。遵循这一规则，人体就调和；违背这一规则，身体就生疾病。[所以在治疗时，]需谨慎地加以避开，这就是所说的主气与客气的道理。

黄帝问：温凉之性怎样呢？

岐伯说：主司岁运的气是热时，不要用热药触犯了主时的热；主司岁运的气是寒时，不要用寒药触犯了主时的寒；主司岁运的气是凉时，不要用凉药触犯了主时的凉；主司岁运的气是温时，不要用温药触犯了主时的温；左右四间的客气与主气相同时，用药时不要触犯二气；左右四间的客气与主气不同时，用药时可以稍有违逆。这就是所说的"四畏"，临证时必须慎重考察。

黄帝说：讲得好！触犯时气有哪些表现呢？

岐伯说：客气与主气相反时，以主气为准则，客气胜过主气时，就可以触犯，旨在达到平衡协调的目的，但不可太过，这是邪气胜过主气而言的。所以说，不要违反了自然时令，不要违逆了六气所宜，不助长胜气，也不要赞助复气，这就是最好的治疗原则。

注释

1 **四畏：**指寒、热、温、凉。

2 **天信：**客主气运，至必应时，谓之天信。

3 **气宜：**指寒、热、温、凉用之必当。

原文

帝曰：何谓逆从？

岐伯曰：逆者正治，从者反治，从少从多，观其事也。

帝曰：反治何谓？

岐伯曰：热因寒用，寒因热用，塞因塞用，通因通用。必伏其所主，而先其所因。其始则同，其终则异，可使破积，可使溃坚，可使气和，可使必已。

帝曰：善。气调而得者何如？

岐伯曰：逆之从之，逆而从之，从而逆之，疏气令调，则其道也。

帝曰：善。病之中外何如？

岐伯曰：从内之外者调其内；从外之内者治其外；从内之外而盛于外者，先调其内而后

译文

黄帝道：什么是逆治和从治？

岐伯说：逆治就是正治，从治就是反治，治病时用药的多与少，要视具体病情而定。

黄帝道：反治如何呢？

岐伯说：用温热药治疗寒证，是治寒以热；用寒凉药治疗热证，是治热以寒；用补益药治疗闭塞不通的虚证，是以补开塞；用通利药治疗泄泻的实证，是以通治通。要制伏病的主要症状，必先找出致病的主因。反治时用药，药性与病情之寒热基本相同，但是后期用药与病情可能不尽相似，[不论用药之性或温热或寒凉，其目的在于，]治疗后可以破除积滞和消散坚块，旨在调和气血，使得疾病痊愈。

黄帝道：讲得好！与六气变化相合的疾病怎样治？

岐伯说：或逆治，或从治，或逆治为主而从治为辅，或从治为主而逆治为辅，[无论是哪一种治法，其治法目的在于，]以疏通气机，使身体调和，这是治疗的大道。

黄帝道：讲得好！疾病的内证与外证怎样治疗？

岐伯说：病由体内发展为体外，[内证

治其外；从外之内而盛于内者，先治其外，而后调其内；中外不相及，则治主病。

帝曰：善。火热复，恶寒发热，有如疟状，或一日发，或间数日发，其故何也？

岐伯曰：胜复之气，会遇之时有多少也。阴气多而阳气少，则其发日远；阳气多而阴气少，则其发日近。此胜复相薄，盛衰之节，疟亦同法。

帝曰：论言治寒以热，治热以寒，而方士不能废绳墨而更其道也。有病热者寒之而热，有病寒者热之而寒，二者皆在，新病复起，奈何治？

岐伯曰：诸寒之而热者取之阴，热之而寒者取之阳，所谓求其属也。

帝曰：善。服寒而

是发病之本，] 应先调治体内病证；病由体外发展为体内，[外证是发病之本，] 应先调治体外病证；病由体内发展为体外而偏重于外的，先调治内，而后治于外；病由体外发展为体内而偏重于内的，先调治外而后调治内；既不由内生又不由外生的病，治疗主要病证。

黄帝道：讲得好！火热之气为复气，恶寒发热如同疟疾，或一日发作一次，或间隔数日发作一次，这是什么原因？

岐伯说：胜复之气相遇时，阴阳之气的多少是形成这种现象的原因。阴气多而阳气少，症状发作间隔天数就长；阳气多而阴气少，症状发作间隔天数就少。这是胜气与复气相互搏击，阴阳之气盛衰不同而互为节制。疟疾的发作也是这个原理。

黄帝道：医论中曾说，治疗寒性疾病用热药，治疗热性疾病用寒药，医生不能摒弃这个原理而变更治疗方法。有些病表现出热象，服寒药治疗而发热加重；有些病表现出寒象，服热药治疗而寒上加寒。于是出现寒热两种病象不仅同时存在，而且又引起新病，那怎么治呢？

岐伯说：凡是用寒药治疗后反而发热更重的，应该滋阴；用热药治疗后反而寒上加寒的，应该补阳。这就是求之以本的治疗之法。

反热,服热而反寒,其故何也?

岐伯曰:治其王气[1],是以反也。

帝曰:不治王而然者何也?

岐伯曰:悉乎哉问也!不治五味属也。夫五味入胃,各归所喜,故酸先入肝,苦先入心,甘先入脾,辛先入肺,咸先入肾,久而增气,物化之常也。气增而久,夭之由也。

帝曰:善。方制君臣何谓也?

岐伯曰:主病之谓君,佐君之谓臣,应臣之谓使,非上下三品之谓也。

帝曰:三品何谓?

岐伯曰:所以明善恶之殊贯也。

帝曰:善。病之中外何如?

岐伯曰:调气之方,必别阴阳,定其中

黄帝道:讲得好!服寒药反而更热,服热药反而更寒,这是为什么?

岐伯说:仅仅盯着偏亢之气的治疗,[不知调和阴阳等治疗大法,]所以出现相反的结果。

黄帝道:有的不是治了偏亢之气,同样会出现相反结果的原因是什么?

岐伯说:您问得真细致啊!尽管诊断无误,却治疗效果不佳,是对药物五味喜好归属缺乏研究。药物以五味形式入胃后,各归其所喜的脏腑而发挥作用,酸味药物先入肝,苦味药物先入心,甘味药物先入脾,辛味药物先入肺,咸味药物先入肾,服用时间长了,便能增加各属脏的气,这是五味气化作用机理的一般规律。若长时间增补某一脏气,便会增长该脏气,使之偏胜,这是致病的缘由。

黄帝道:讲得好!制方之中的君、臣分别是什么呢?

岐伯说:治疗疾病的主要药物是君,辅佐君药的药物是臣,应和臣药的是使,不是指药物的上、中、下三品。

黄帝道:三品是指什么?

岐伯说:三品是用来区分药物有无毒性、毒性大小的。

黄帝道:讲得好!疾病的内与外如何区分?

外，各守其乡。内者内治，外者外治，微者调之，其次平之，盛者夺之，汗之下之，寒热温凉，衰之以属，随其攸利，谨道如法，万举万全，气血正平，长有天命。

帝曰：善。（《素问·至真要大论》）

岐伯说：治病贵在调气方略，分辨疾病的阴阳属性，确定内与外的病位所属，按照病性的不同进行辨证论治。内证从内治，外证从外治，病情轻微便调理，病情较重便平定，病情急盛便快速泻邪，或用发汗法，或用攻下法，依据病邪的寒、热、温、凉，选用对病邪消退有益的药物，谨慎地运用这些法则，讲究万治万全，使气血运行平和，达到天命的寿数。

黄帝说：讲得好。

原文

诊不知阴阳逆从之理，此治之一失矣。

受师不卒，妄作杂术，谬言为道，更名自功，妄用砭石，后遗身咎，此治之二失也。

不适[1]贫富贵贱之居，坐之薄厚，形之寒温，不适饮食之宜，不别人之勇怯，不知比类，足以自乱，不足以自明，此治之三失也。

译文

诊治疾病而不知道阴阳、逆从的道理，这是治病的第一个过失。

随师学习尚未达到精通程度就从业，盲目地乱用杂术，夸言为至道之理，窃取他人成果以为己功，治疗时乱施砭石，给自己遗留过错，这是治病的第二个过失。

不了解病人贫富贵贱的生活情况、居处环境的好坏、形体的寒温，不了解饮食的喜好，不区别性情的勇怯，不懂得用比类异同的方法，这足以扰乱自己的头脑，却不能使自己清醒明了，是治病的第三个过失。

诊病不问其始，忧患饮食之失节，起居之过度，或伤于毒，不先言此，卒[2]持寸口，何病能中？妄言作名，为粗所穷，此治之四失也。（《素问·徵四失论》）

诊治疾病时不问病人初始发病的情况，精神是否曾有过忧患等刺激，饮食是否失于节制，生活起居是否越出常规，或者有没有伤于中毒，如果不先询问清楚这些情况，便贸然去诊察脉息，怎能诊断出病情呢？信口妄言，杜撰病名，就会因粗疏而使自己陷于困境，这是治病的第四个过失。

注释

1 **不适**：此处指不理解。

2 **卒**：同"猝"，突然。

第四十一章

导读

《黄帝内经》尤其强调根据病的标本治疗，指出病在本而刺其标，病在标而刺其本，谓之逆；病在本而刺其本，病在标而刺其标，谓之从。标本是蕴含于识病之中的基本概念，先病为本，后病为标；原发病为本，继发病为标。所以说，依据病的标本产生出逆治和从治的不同针刺方法和治疗路径。

原文

黄帝问曰：病有标本，

译文

黄帝问道：疾病有标与本的区别，

刺有逆从，奈何？

岐伯对曰：凡刺之方，必别阴阳，前后相应，逆从得施，标本相移。故曰：有其在标而求之于标[1]，有其在本而求之于本[2]，有其在本而求之于标，有其在标而求之于本。故治有取标而得者，有取本而得者，有逆取而得者，有从取而得者。故知逆与从，正行无问；知标本者，万举万当；不知标本，是谓妄行。夫阴阳逆从，标本之为道也，小而大，言一而知百病之害。少而多，浅而博，可以言一而知百也。以浅而知深，察近而知远。言标与本，易而勿及。治反为逆，治得为从。先病而后逆者，治其本；先逆而后病者，治其本。先寒而后生病者，治其本；先病而后生寒者，治其

刺法有逆与从的不同，怎么辨别？

岐伯回答说：大凡针刺的法则，必须辨别病情的阴阳，联系治疗过程的前后关系，逆治和从治要运用恰当，根据标和本决定治疗是治本还是治标，互相移易。所以说，有些疾病在标就治标，有些疾病在本就治本，有些疾病在本却治标，有些疾病在标却治本。因此在治疗方法上，有治标而奏效的，有治本而奏效的，有逆治而奏效的，有从治而奏效的。所以把握了逆治和从治的法则，便能有正确的治疗规律而不会出差错；知道了治标和治本的法则，治疗时就能万无一失；如果不知治标和治本法则，那就是不顾法则的盲目行事。对于阴阳、逆从、标本中的道理，可以对疾病的认识由小到大，从某个点上可以了解各种疾病的要害，由少推知多，由浅简推知博繁，从一种疾病可以推知各种疾病。由浅显可以推知深微，体察近象可以获知远景。标和本的道理虽然容易理解，可是运用起来就不那么容易。依据相反而治的方法为逆治，依据相顺而治的方法为从治。若先患上某种疾病，之后发生气血不和的，应从病源上治理；先气血不和，之后生病的，应从根本病源上治理。先患寒病，之后生其他病的，应从病源上治理；先患病而后寒变的，应从病源上治理。先患热病而后生其他病的，应从病源上治理；先患热病

本。先热而后生病者，治其本；先热而后生中满者，治其标。先病而后泄者，治其本；先泄而后生他病者，治其本。必且调之，乃治其他病。先病而后生中满者，治其标；先中满而后烦心者，治其本。人有客气[3]，有同气[4]。小大不利，治其标；小大利，治其本。病发而有余，本而标之，先治其本，后治其标；病发而不足，标而本之，先治其标，后治其本。谨察间甚，以意调之[5]。间者并行，甚者独行。先小大不利而后生病者，治其本。（《素问·标本病传论》）

而后生中满腹胀的，应从表面病征上治理。先患病而后发生泄泻的，应从病源上治理；先有泄泻而后发生其他疾病的，应从病源上治理，必须把泄泻调治好，才能治疗其他发生的病。先患病而后发生中满腹胀的，应从表面病征上治理；先患中满腹胀而后出现心情烦闷的，应从病源上治理。新感受的风寒与体内原有的邪气发生作用、相互搏结。大小便不利，就要先通利大小便，治其标病；大小便通畅，再治其本病。疾病发作时，正气有余，就用由本而标的治疗方法，即先祛邪气以治疗本病，待正气恢复后再治疗标病；疾病发作时，正气不足，就用由标而本的治疗方法，即先固护正气以防虚脱而治疗标病，待祛除邪气后再治疗本病。总之，要谨慎地观察疾病的轻重缓急，根据具体情况用心治疗和适当调理。病情处于较轻的缓解期间，可以采取标本同治的方法；病势处于较重的发作期间，应采取有针对性的治本或治标的方法。如果先有大小便不利，后并发其他疾病，要先治疗本病。

注释

1 **标：** 由"本"引发出来的其他事物。
2 **本：** 事物的根本。这里指疾病的根本、源头。
3 **客气：** 邪气，这里可理解为实证。
4 **同气：** 正气，这里可理解为虚证。

5 **以意调之：** 其意在于先治标还是先治本要根据具体病情来定，常规是急则治其标，缓则治其本。

原文	译文

原文

先病而后逆[1]者，治其本；先逆而后病者，治其本。先寒而后生病者，治其本；先病而后生寒者，治其本。先热而后生病者，治其本；先病而后生热者，治其本。先病后泄者，治其本；先泄而后生他病者，治其本。必且调之，乃治其他病。先病而后中满者，治其标；先中满而后烦心者，治其本。

有客气，有固气。大小便不利，治其标；大小便利，治其本。病发而有余，本而标之，先治其本，后治其标；病发而不足，标而本之，先治其标，后治其本。谨详察间甚，以意调之，间者并行，甚者

译文

先患上某种疾病，之后发生气血不和的，应从病源上治理；先气血不和，之后生病的，应从病源上治理。先患寒病，之后生其他病的，应从病源上治理；先患病而后寒变的，应从病源上治理。先患热病而后生其他病的，应从病源上治理；先患热病而后生中满腹胀的，应从表面病征上治理。先患病而后发生泄泻的，应从病源上治理；先有泄泻而后发生其他疾病的，应从病源上治理，必须把泄泻调治好，才能治疗其他发生的病。先患病而后发生中满腹胀的，应从表面病征上治理；先患中满腹胀而后出现心情烦闷的，应从病源上治理。

新感受的风寒与体内原有的邪气发生作用、相互搏结。大小便不利，就要先通利大小便，治其标病；大小便通畅，再治其本病。疾病发作时，正气有余，就用由本而标的治疗方法，即先祛邪气以治疗本病，待正气恢复后再治疗标病；疾病发作时，正气不足，就用由标而本的治疗方法，即先固护正气以防虚脱而治疗标病，待祛除邪气后再治疗本病。总之，要谨慎地观察疾病的轻重缓急，根据具体情况用心治疗和适当调理。病

独行。先小大便不利而后生他病者,治其本也。(《灵枢·病本》)

情处于较轻的缓解期间,可以采取标本同治的方法;病势处于较重的发作期间,应采取有针对性的治本或治标的方法。如果先有大小便不利,后并发其他疾病,要先治疗本病。

注释

1 **逆:** 厥逆,即手足逆冷。

第四十二章

导读

《黄帝内经》十分重视根据体质分类、脏腑经络虚实变化进行诊疗。在体质与诊断的关系上,诊病最为重要的是观察人体强弱、骨肉和皮肤形态,从而了解病情,这是诊断上的大法。进而,根据经络脏腑的虚实补泻原理,讲究补其不足,泻其有余,调其虚实,实施因人制宜,这种强调个性化治疗是中医治病的重要原则。

原文

帝曰:决死生奈何?

岐伯曰:形盛脉细,少气不足以息者危。形瘦脉大,胸中多气者死。形气相得者生,参伍不调

译文

黄帝问:测定死生之法如何呢?

岐伯说:体形盛实而脉象细小,气短,呼吸不畅,就会危险。体形消瘦而脉象盛大,胸中胀满多气,就会死亡。形体与脉象相符合,是为健康;脉象参差不调

者病。三部九候，皆相失者死。上下左右之脉相应如参舂者，病甚。上下左右相失不可数者，死。中部之候，虽独调，与众藏相失者死。中部之候相减者死。目内陷者死。（《素问·三部九候论》）

诊病之道，观人勇怯骨肉皮肤，能知其情，以为诊法也。（《素问·经脉别论》）

黄帝问曰：愿闻九针之解，虚实之道。

岐伯对曰：刺虚则实之者，针下热也，气实乃热也；满而泄之者，针下寒也，气虚乃寒也。菀陈则除之者，出恶血也。邪胜则虚之者，出针勿按。徐而疾则实者，徐出针而疾按之；疾而徐则虚者，疾出针而徐按之。言实与虚者，寒温气多少也。若无若有者，疾不可知也。察后与先者，知病先后也。为虚与实者，工勿失

和，就会生病。三部九候之脉都失却常度，就会死亡。上下左右的脉象，相应鼓指如在石臼里捣谷一样参差不齐，就会病情严重。上下左右的脉象都不相应，且息数错乱不可数，就会死亡。中部脉象虽然独自调匀，但却与其他众脏的脉象不相协调，就会死亡。中部脉象衰减，与其他各部不相协调，就会死亡。眼睛内陷，[表明正气衰竭，]也会死亡。

诊察疾病的原理，观察人的勇敢与怯懦、骨骼与肌肉、皮肤形态，便能了解病情，是为诊病的方法。

黄帝问：希望听听您对九种针法的解释，以及虚实补泻的道理。

岐伯回答说：针刺虚证要用补的方法，就是通过调节经气运行来确保针下有热感，以补益人体的正气来达到针下发热；邪气盛实要用泻的方法，就是通过针下有凉感的方式调节经气来泻实证，以祛邪气来达到针下发凉。瘀血积聚日久的邪气，要用针刺的方法来消除恶血。邪气盛实，要用泻法针刺治疗，就是出针后不要急于用手按闭针眼[，以保持邪气外泄通畅]。针刺虚证，要用补法徐缓出针治疗，就是在出针后立即按闭针眼[，以保持正气充实不泄]。针刺实证，要用泻法快速出针治疗，就是在

其法。若得若失者，离其法也。虚实之要，九针最妙者，为其各有所宜也。补写之时者，与气开阖相合也。九针之名，各不同形者，针穷其所当补写也。

刺实须其虚者，留针阴气隆至，针下寒，乃去针也；刺虚须其实者，阳气隆至，针下热，乃去针也。经气已至，慎守勿失者，勿变更也。深浅在志者，知病之内外也；近远如一[1]者，深浅其候等也。如临深渊者，不敢堕也。手如握虎者，欲其壮也。神无营于众物者，静志观病人，无左右视也。义无邪下者，欲端以正也。必正其神[2]者，欲瞻病人目，制其神，令气易行也。（《素

出针后不要立即按闭针眼，等待片刻后再按之 [, 以保持邪气外泄通畅]。所谓实与虚，就是针刺时经气运行下的凉感与热感，即寒气与温气的多少。所谓若有若无，就是针刺时经气运行迅速而难以感知。诊察疾病先后，就是指辨别疾病变化的先与后。辨别疾病的虚实而用补法还是泻法，医生不要偏离这个治疗大法。如果医生不能准确地使用补法还是泻法，就会偏离正确的治疗法则。对于虚证、实证的补泻关键，运用九针方法最为玄妙，在于九针各有其适宜的病。针刺时补泻的时间，应与经气的开阖相应合。九针的名称决定着形状各有不同，根据针刺补泻的作用治疗相应的病症。

针刺实证要用泻法，进针后应留针到寒凉之感时，才可以出针；针刺虚证要达到补气的目的，进针后要待有温热之感时，才可以出针。经气已到来时，应谨慎地持守不变，不随意变更手法。针刺深浅，就是要明晰疾病的内外的部位，选取远近不同的穴位针刺，虽有深浅的不同，但循经候气之法是相同的。行针时，如同面临深渊，不敢有丝毫的怠惰。持针时，如同握虎之势，要坚定有力。精神不被外界事物纷扰，神志宁静观察病人，不左顾右盼。针刺要有正确的手法，进针端正直下，不可歪斜。治疗时，要引导和调控病人的精神活动，注意观察病人的眼睛，确保病人经气的

问·针解》）

运行通畅。

注释

1 **如一：**指候气的法则一样。

2 **正其神：**即控制病人的精神活动。正，端正，引申为控制。

原文

黄帝问于伯高曰：夫邪气之客人也，或令人目不瞑不卧出者，何气使然？

伯高曰：五谷入于胃也，其糟粕、津液、宗气分为三隧[1]。故宗气积于胸中，出于喉咙，以贯心脉，而行呼吸焉。营气者，泌其津液，注之于脉，化以为血，以荣四末，内注五藏六府，以应刻数[2]焉。卫气者，出其悍气之剽疾，而先行于四末分肉皮肤之间而不休者也，昼行于阳，夜行于阴，常从足少阴之分[3]间，行于五藏六府。今厥气[4]客于五藏六府，则卫气独卫其外，行于阳，不得入于阴。

译文

黄帝问伯高道：邪气侵犯人体，有时会使人不能闭目入睡，是什么气造成这样的呢？

伯高说：五谷进入到胃中，经过消化后形成糟粕、津液、宗气的三条循行通道。其中，水谷精微化生的宗气积聚在胸中，上出于喉咙而交换气息，横贯于心脉而行气血，共同推动肺的呼吸。水谷精气化生营气，营气分泌津液，渗注于经脉之中，化为血液，在外以荣养四肢，在内灌注五脏六腑，每日在体内运行五十周，与一昼夜分为百刻的时刻数相应。卫气是一种剽悍、浮盛而滑利的水谷之气，首先运行在四肢末端，以及分肉、皮肤之间，永无休止；白天行于阳分，夜间入于阴分，常规是以足少阴肾经为起点，依次循行于五脏六腑。逆乱之气侵入滞留于五脏六腑时，卫气只能发挥卫外的作用，循行于属阳的体表，而不能循行进入属阴的脏腑。卫气行于阳则阳气盛，阳气盛则阳跷陷；不得入于阴，阴虚，故目不瞑。

循行于属阳的体表，造成阳气充盛，阳气充盛使得阳跷脉脉气充塞；卫气不得循行于阴分，导致阴虚，所以眼睛就不能闭合，难以入睡了。

注释

1 **三隧：**指糟粕、津液、宗气分行于下焦、中焦、上焦三隧。隧，地下暗道，这里指通道。

2 **以应刻数：**古代用铜壶滴漏计时，一昼夜分为一百刻。营气一昼夜运行人身五十周，每周用时两刻。

3 **常从足少阴之分：**卫气昼行于阳，夜行于阴各五十周，每周均交汇于足少阴肾经，所以说常从足少阴之分。

4 **厥气：**逆气。

原文

黄帝曰：善。治之奈何？

伯高曰：补其不足，写其有余，调其虚实，以通其道[1]而去其邪，饮以半夏汤一剂，阴阳已通，其卧立至。

黄帝曰：善。此所谓决渎壅塞，经络大通，阴阳和得者也。愿闻其方。

伯高曰：其汤方以流水千里以外者八升，扬之

译文

黄帝说：好！如何治疗呢？

伯高说：用针刺补阴气的不足，泻阳气的有余，调和阴阳虚实，以使卫气行于阴分的道路通畅而去除逆乱的邪气，再服以半夏汤一剂，待内外阴阳之气通利无阻，便能够安卧入睡。

黄帝说：好。这种针药同用方法就是所谓的决而泄之、排除壅塞，使得经络大通，阴阳得以和调的疗法。我想再听听半夏汤的方剂是如何调配的。

伯高说：该方子的制作是用流行千里以上的流水八升，用勺舀取扬水达万

万遍[2]，取其清五升煮之，炊以苇薪火，沸置秫米[3]一升，治半夏[4]五合，徐炊，令竭为一升半，去其滓，饮汁一小杯，日三稍益，以知为度。故其病新发者，复杯则卧，汗出则已矣。久者，三饮而已也。（《灵枢·邪客》）

次，待水澄清后，取足上面的清澈水五升，用苇薪火煮，等水沸后，放入秫米一升和炮制过的半夏五合，慢慢续煎，待水蒸发使之浓缩成一升半时，滤去药渣，每次服药汁一小杯，每日三次，每次稍加一点药，以达到见效为度。对于新发的疾病，服药后就会立刻感觉瞌睡，汗出以后就好了。若病程较久，连服三剂后就会痊愈。

注释

1 **以通其道：** 沟通阴阳交会的意思。
2 **扬之万遍：** 又称甘澜水，指流水多次上扬。
3 **秫（shú）米：** 指黄黏米。
4 **治半夏：** 即制半夏。

第四十三章

导读

　　《黄帝内经》强调依据人们所居不同地理位置、运气变化、社会地位改变，进行"三因制宜"的诊疗活动。具体言之，东南西北中五方的地理环境各异、自然气候的差别以及生活习惯的不同，都对人体生理活动和疾病发生带来极为明显的影响。如地之高下，疆域之不同，制约着阴阳分布、寒热温凉差异，造成身体及其疾病的相应变化，从而影响着诊疗；气候变化也直接作用于人体健康和疾病，根据"五运"与"司天""在泉"之气的异同，能够指导诊疗疾病；不同社会地位和经济状况的人，包括那些经历过"尝贵后贱""尝富后贫""暴乐暴苦，始乐后苦"等社会生活环境改变的人，都会对体质造成一定的影响。如果不懂五运六气的阴阳盛衰、地理高下的变化以及生活环境的改变，就不能通晓病情变化机理，也就无法明晰病情的本末，更无法有精准的判断。因此，医生临床上必须全面掌握诊疗大法，结合具体情况，因地、因时、因人地把握病情，进行有的放矢的诊断治疗。

原文

帝曰：善。其病也，治之奈何？

岐伯曰：西北之气散而寒之，东南之气收而温之，所谓同病异治也。故曰：气寒气凉，治以寒凉，行水渍之[1]；气温气热，治以温热，强其内守。必同其气，可使平也，假者反之。

帝曰：善。一州之气生化寿夭不同，其故何也？

岐伯曰：高下之理，地势使然也。崇

译文

黄帝说：好！病变应怎样治疗？

岐伯说：西北区域天气寒冷，[病多外寒而里热，]应发散外寒而清解里热，东南区域天气温热，[病多外温而内寒，]应收敛外泄阳气而温煦内寒，这就是所谓的"同病异治"。所以说，天气寒凉，[多生内热，]可治宜寒凉药，并可用热汤浸渍以驱寒；天气温热，[多生内寒，]可治宜温热药，加强体内阳气的固守。治法必须与该地的气候相一致，才能使人体之气平调，但须具备认清病性相反的治疗方法[，如有假热的寒病，有假寒的热病，又当用相反的方法治疗]。

黄帝说：好。生活在一个地区的气候条件下，却存在着生化寿夭的不同，是什么原因？

岐伯道：这是处于地势高下不同的缘故。地势高的地方，阴气很盛；地势低的地方，阳气高则阴气治之，污下则阳气治之，阳胜者先天，阴胜者后天，此地理之常，生化之道也。

帝曰：其有寿夭乎？

岐伯曰：高者其气寿，下者其气夭。地之小大异也，小者小异，大者大异。故治病者，必明天道地理，阴阳更胜，气之先后，人之寿夭，生化之期，乃可以知人之形气矣。（《素问·五常政大论》）

很盛。阳气盛的地方，气候比较温热，四时气化来得早；阴气盛的地方，气候比较寒冷，四时气化来得晚。这是地理形势差异的一般规律，也是影响万物生化迟早的规律。

黄帝道：这与寿和夭有关系吗？

岐伯说：地势高的地方，气寒易凝固阴气而守住元气，所以居于此地方的人多长寿；地势低下的地方，气热多泄阳气而损耗元气，所以居于此地方的人多短命。地域的大小差异与寿夭的关系在于：地域相差小的，寿夭差别也小；地域相差大的，寿夭差别也大。所以治病必须懂得天道之行和地理之势、阴阳的相胜、气候的先后、人的寿命长短、生化的时间，然后才能了解人体形体和气机变化。

注释

1 **行水渍之：** 指用热汤浸渍以散寒。

原文

帝曰：善，治之奈何？

岐伯曰：诸气在泉，风淫于内，治以辛凉，佐以苦，以甘缓之，以辛散之。热淫于内，治以咸寒，佐以

译文

黄帝道：好！如何治疗呢？

岐伯说：六气在泉致病，风气太过而伤及体内，主治用辛凉的药，辅佐用苦味的药，用甘味药缓解，用辛味药来驱散风邪。热气太过而伤及体内，用咸寒的药主治，用甘苦的药辅佐，用酸味药收敛阴气，用苦味药来发散热邪。湿气太过而伤及体内，用苦热的

甘苦，以酸收之，以苦发之。湿淫于内，治以苦热，佐以酸淡，以苦燥之，以淡泄之。火淫于内，治以咸冷，佐以苦辛，以酸收之，以苦发之。燥淫于内，治以苦温，佐以甘辛，以苦下之。寒淫于内，治以甘热，佐以苦辛，以咸写之，以辛润之，以苦坚之。

（《素问·至真要大论》）

帝曰：善，治之奈何？

岐伯曰：厥阴之复，治以酸寒，佐以甘辛，以酸写之，以甘缓之。少阴之复，治以咸寒，佐以苦辛，以甘写之，以酸收之，辛苦发之，以咸软之。太阴之复，治以苦热，佐以酸辛，以苦写之，燥之，泄之。少阳之复，治以咸冷，佐以苦辛，以咸软之，以酸收之，辛苦发之，发不远热，无犯温凉，少阴同法。阳明之复，治以辛温，佐以苦甘，以苦泄之，以苦下之，以酸补之。太阳

药主治，用酸淡的药辅佐，用苦味药来燥湿，用淡味药来泄湿邪。火气太过而伤及体内，用咸冷的药主治，用苦辛的药辅佐，用酸味药收敛阴气，用苦味药来发散火邪。燥气太过而伤及体内，用苦温的药主治，用甘辛的药辅佐，用苦味药泄热。寒气太过而伤及体内，用甘热的药主治，用苦辛的药辅佐，用咸味药来泄泻，用辛味药来温润，用苦味药来坚阴。

黄帝道：好！如何治疗呢？

岐伯说：厥阴为复气时致病，用酸寒药主治，用甘辛药辅佐，用酸味药泻邪，用甘味药缓急。少阴为复气时致病，用咸寒药主治，用苦辛药辅佐，用甘味药泻邪，用酸味药收敛，用辛苦药发散，用咸味药软坚。太阴为复气时致病，用苦热药主治，用酸辛的药辅佐，用苦药泻邪、燥湿、渗泻。少阳为复气时致病，用咸冷药主治，用苦辛药辅佐，用咸味药软坚，用酸味药收敛，用辛味药发散，不必避开热气主时，但禁用温凉的药，与少阴为复气时用药方法相同。阳明为复气时致病，用辛温药主治，用苦甘药辅佐，用苦味药渗泄，用苦药通下，用酸味药补益。太阳为复气时致病，用咸热药主治，用甘辛药辅佐，

之复，治以咸热，佐以甘辛，以苦坚之。治诸胜复，寒者热之，热者寒之，温者清之，清者温之，散者收之，抑者散之，燥者润之，急者缓之，坚者耎之，脆者坚之，衰者补之，强者写之，各安其气，必清必静，则病气衰去，归其所宗。此治之大体也。(《素问·至真要大论》)

帝曰：善。治之奈何？

岐伯曰：高者抑之，下者举之，有余折之，不足补之，佐以所利，和以所宜，必安其主客，适其寒温，同者逆之，异者从之。

帝曰：治寒以热，治热以寒，气相得者逆之，不相得者从之，余已知之矣。其于正味[1]何如？

岐伯曰：木位之

用苦味药坚固正气。治疗六气胜复致病，寒气病用热药，热气病用寒药，温气病用清凉药，凉气病用温性药，气散的病用收敛药，气郁的病用疏散药，气燥的病用滋润药，气急的病用缓和药，气结坚实的病用软坚药，气脆虚弱的病用固本药，气衰不足的病用补药，气强亢盛的病用泻药，旨在使五脏各安其气，达到清静无扰状态，病气就会衰退，人体正气各归自己的寓所，以常态运行。这就是治疗上的大体原则。

黄帝道：好！如何治疗呢？

岐伯说：气上逆的用抑制降逆法，气下陷的用举陷升提法，气有余的用折减法，气不足的用补益法，再以有利于病机的辅助药物为佐药，调和所宜之药，平定主客之气的和谐，适宜于寒温变化。若客气与主气相同时，是为胜气，可用逆治法；若客气与主气不相同时，可用顺从调和法。

黄帝道：治疗寒性病用热药，治疗热性病用寒药，主气与客气相合的用逆治，不相合的用从治，我已经了解。如何运用五行气化补泻的五味药物呢？

岐伯说：厥阴风木主气致病，就用酸味药泻邪，用辛味药补益；少阴君火与少阳相火致病，就用甘味药泻邪，用咸味药补益；太阴湿土主气致病，就用苦味药泻邪，用甘味药补益；阳明燥金主气致病，就用辛味药主，其写以酸，其补以辛。火位之主，其写以甘，其补以咸。土位之主，其写以苦，其补以甘。金位之主，其写以辛，其补以酸。水位之主，其写以咸，其补以苦。厥阴之客，以辛补之，以酸写之，以甘缓之。少阴之客，以咸补之，以甘写之，以咸收之。太阴之客，以甘补之，以苦写之，以甘缓之。少阳之客，以咸补之，以甘写之，以咸软之。阳明之客，以酸补之，以辛写之，以苦泄之。太阳之客，以苦补之，以咸写之，以苦坚之，以辛润之。开发腠理，致津液通气也。（《素问·至真要大论》）

帝曰：夫子言春秋气始于前，冬夏气始于后，余已知之矣。然六气往复，主岁不常也，其补写奈何？

岐伯曰：上下所主，随其攸利，正其味，则其要也，左右同法。《大要》曰：少阳之主，先甘后咸；阳明之

泻邪，用酸味药补益；太阳寒水主气致病，就用咸味药泻邪，用苦味药补益。厥阴风木客气致病，用辛味药补益，用酸味药泻邪，用甘味药缓急；少阴君火客气致病，用咸味药补益，用甘味药泻邪，用咸味药收敛；太阴湿土客气致病，用甘味药补益，用苦味药泻邪，用甘味药缓急；少阳相火客气致病，用咸味药补益，用甘味药泻邪，用咸味药软坚；阳明燥金客气致病，用酸味药补益，用辛味药泻邪，用苦味药泄下；太阳寒水客气致病，用苦味药补益，用咸味药泻邪，用苦味药软坚，用辛味药温润，这些旨在疏通腠理、引致津液和宣通气机。

黄帝道：您说春分、秋分之气行于交节前，冬至、夏至之气行于交节后，这我已经知道了。但六气往来，主岁之气是变化无常，如何进行补泻？

岐伯说：司天临上与在泉居下是各有所主，随其性而用补泻药治疗，以药物之性应和于天地之性，就是把握治疗的要点。左右间气的用药法则与此相同。《大要》中说：少阳相火主令，先用甘味药而后用咸味药；阳明燥金主令，先用辛味药而后用酸味

主，先辛后酸；太阳之主，先咸后苦；厥阴之主，先酸后辛；少阴之主，先甘后咸；太阴之主，先苦后甘。佐以所利，资以所生，是谓得气。（《素问·至真要大论》）

药；太阳寒水主令，先用咸味药而后用苦味药；厥阴风木主令，先用酸味药而后用辛味药；少阴君火主令，先用甘味药而后用咸味药；太阴湿土主令，先用苦味药而后用甘味药。辅以适宜的药物，资助人体气机化生，这是领略气化至理了。

注释

1 **正味：** 指五行气化补泻之味各有专主。

原文

凡未诊病者，必问尝贵后贱，虽不中邪，病从内生，名曰脱营。尝富后贫，名曰失精。五气留连，病有所并。医工诊之，不在藏府，不变躯形，诊之而疑，不知病名。身体日减，气虚无精，病深无气，洒洒然时惊，病深者，以其外耗于卫，内夺于荣。良工所失，不知病情，此亦治之一过也。

译文

凡是在未给病人诊治之前，[必须询问病人生活环境或社会经历等，]如果之前曾政治（社会）地位高而后失势（失落），虽然不感受外邪，疾病也会由体内生成，这种病叫"脱营"。如果之前曾富裕而后破产，因贫困发病叫"失精"。这些都是由于五脏之气留连，病势兼并郁结而发病。医生诊察病时，病位若不在脏腑，躯体形态也没有明显变化，容易产生疑惑，不能确定为何病。但病人的身体日渐瘦削，气虚无力而精气衰竭，病势深重而真气耗散，洒洒然恶寒而时时怯惊，病势日趋深重，是因情志郁结而外耗卫气和内劫营血。若遇到这些疾病，即便是医术高明的医生，若不问明病情和病因，也无法治愈疾病，这是临床诊治疾病的第一个过失。

凡欲诊病者，必问饮食居处，暴乐暴苦，始乐后苦，皆伤精气，精气竭绝，形体毁沮[1]。暴怒伤阴，暴喜伤阳，厥气上行，满脉去形。愚医治之，不知补写，不知病情，精华日脱，邪气乃并，此治之二过也。

善为脉者，必以比类奇恒，从容知之，为工而不知道，此诊之不足贵，此治之三过也。

诊有三常，必问贵贱，封君败伤，及欲侯王。故贵脱势，虽不中邪，精神内伤，身必败亡。始富后贫，虽不伤邪，皮焦筋屈，痿躄[2]为挛。医不能严，不能动神，外为柔弱，乱至失常，病不能移，则医事不

凡欲诊治疾病，必须先询问饮食起居，以及情志上是否有突然的欢乐和痛苦，或先欢乐而后痛苦，这些都能耗伤精气，使精气衰竭或绝竭，甚至造成形体败坏。暴怒会伤阴气，暴喜会伤阳气，阴阳有伤，会出现气厥逆而上行，经脉胀满，形体羸瘦。学识浅薄的医生诊治疾病时，就不会恰当地运用补泻法，也不了解病情，致使五脏的精气日渐耗损，邪气愈加盛实，这是临床诊治疾病的第二个过失。

善于诊脉的医生，必然能够别异比类，从容分析奇恒之脉，通过分析脉象变化而得知病情。作为医生不懂得这个道理，其诊治技术就没有什么值得称许之处，这是临床诊治疾病的第三个过失。

诊治疾病时要注意贫贱、富贵、苦乐三种情况，即必须询问社会地位贵贱，或有无削爵失势的变迁现象，以及升官进爵的欲望。所以之前曾经高官显爵，一旦失势败落之后，[这种人情志大都抑郁不伸，]虽然未被外邪所伤，但由于已有情志内伤，身体必定会败衰，甚至死亡。之前曾经富贵而后贫贱的病人，尽管未伤于外邪侵袭，也会发生皮肤枯焦，筋脉拘屈，下肢肌肉萎缩、拘挛而不能行走。对于这类病人，医生如果不能认真地进行对待，不能用尽办法来改变病人的精神面貌，只是一味地对病人外在征象潦草处理，就会把握不住至道而乱了尺寸，致使病情不能有所好转，医治工作徒

行,此治之四过也。

劳无功,这是临床诊治疾病的第四个过失。

注释

1 **沮**:败坏。

2 **躄**:足痿弱不能行走。

原文

凡诊者,必知终始,有知余绪,切脉问名,当合男女。离绝菀结,忧恐喜怒,五藏空虚,血气离守,工不能知,何术之语。尝富大伤,斩筋绝脉,身体复行,令泽不息,故伤败结,留薄归阳,脓积寒炅。粗工治之,亟刺阴阳,身体解散,四支转筋,死日有期,医不能明,不问所发,惟言死日,亦为粗工,此治之五过也。

凡此五者,皆受术不通,人事不明也。故曰:圣人之治病也,必知天地阴阳,四时经纪,五藏六府,雌雄

译文

凡诊治疾病,既要知道病的本末,又要知道病情的相关小细节,切脉问诊应参合病人的男女生理特点和病理差异。因亲人分离而怀念不绝,会造成情志郁结难解,出现忧恐喜怒等情志变化,这些都可使五脏空虚,血气分离,阴阳不相固守,医生倘若不知这些道理,还谈什么诊治技术。曾经富裕的人,一旦失去财势,必大伤其心神,导致筋脉严重损伤,形体虽然能够行动,但津液不断消耗,故而身体因旧伤而衰败,致使血气留聚不散,郁而从阳化热,久则肌肉腐烂而成脓,[脓血蓄积,]成为寒热病。粗疏的医生治疗这种病,[由于他不了解病情的劳伤脓积,]多次针刺阴阳经脉,[使得气血紊乱虚损,]出现身体懈散、四肢拘挛转筋,这样病人死期便不远了,医生对此不能明辨,又不问病因,只是说病已危重,此为粗疏的医生的表现,这是临床诊治疾病的第五个过失。

上述的五种过失,都是由于医术不精

表里，刺灸砭石，毒药所主，从容人事[1]，以明经道[2]，贵贱贫富，各异品理[3]，问年少长，勇怯之理，审于分部，知病本始，八正九候，诊必副[4]矣。（《素问·疏五过论》）

通，人情事理不明所造成的。所以说，医术境界高的医生诊治疾病，必知天地阴阳的变化，四时寒暑的规律，五脏六腑的相互关系，经脉的阴阳表里，刺灸、砭石、毒药适宜治疗病症，从容于人情事理以明诊治常道，理解贵贱贫富的种种差异现象，询问年龄长幼，分析性情勇怯的根据，审察疾病的所属部位，了解疾病的根本原因，并参合四时八风正气及三部九候脉象，诊治就能精通了。

注释

1 **从容人事：**指对病人应以人情事理，做到因变而施。

2 **经道：**即常道。

3 **各异品理：**指贵贱贫富有不同的区分。

4 **诊必副：**指诊治与病机、病情相合。

古 典 名 著 普 及 文 库

周易	荀子	浮生六记
尚书	韩非子	幼学琼林
诗经	鬼谷子	三字经·百家姓·千字文
礼记	商君书	增广贤文（附 弟子规·孝经）
左传	吕氏春秋	楚辞
论语	孙子兵法·孙膑兵法	文选
大学·中庸	山海经	文心雕龙
孟子	黄帝内经	古文辞类纂
春秋繁露	潜夫论	古文观止
国语	人物志	千家诗
史记	搜神记	唐诗三百首
汉书	世说新语	宋词三百首
吴越春秋	了凡四训	元曲三百首
战国策	颜氏家训	曹操集
晏子春秋	近思录	嵇康集
贞观政要	传习录	阮籍集
资治通鉴	明夷待访录	陶渊明集
孔子家语	坛经·心经·金刚经	苏轼集
老子	聊斋志异	欧阳修集
庄子	阅微草堂笔记	柳宗元集
列子	子不语	鸣原堂论文